LECTURE	
1	物理療法の歴史・展望
2	リスク管理
3	温熱療法（1） ―温熱の生理的反応と伝導熱 　（ホットパック）
4	温熱療法（2） ―伝導熱（パラフィン浴）と 　輻射熱（赤外線療法）
5	温熱療法（3） ―エネルギー変換熱 　（超短波療法，極超短波療法）
6	超音波療法
7	光線療法
8	寒冷療法
9	水治療法
10	電気刺激療法（1） ―総論
11	電気刺激療法（2） ―神経筋電気刺激，経皮的電気神経刺 　激，微弱電流刺激，筋電誘発電気刺激
12	電気刺激療法（3） ―機能的電気刺激療法， 　バイオフィードバック療法
13	牽引療法
14	マッサージ療法
15	新規の物理療法

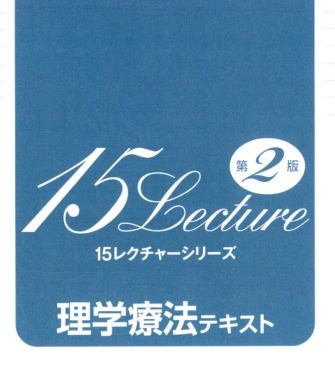

物理療法学・実習

総編集
石川 朗

責任編集
藤野英己

中山書店

総編集	石川　　朗	神戸大学生命・医学系保健学域
編集委員（五十音順）	木村　雅彦	杏林大学保健学部リハビリテーション学科理学療法学専攻
	小林　麻衣	晴陵リハビリテーション学院理学療法学科
	仙石　泰仁	札幌医科大学保健医療学部作業療法学科
	玉木　　彰	兵庫医科大学リハビリテーション学部理学療法学科
責任編集	藤野　英己	神戸大学生命・医学系保健学域
執筆（五十音順）	田中　雅侑	岡山医療専門職大学健康科学部理学療法学科
	田中　　稔	大阪保健医療大学保健医療学部リハビリテーション学科理学療法学専攻
	平賀　　篤	帝京科学大学医療科学部理学療法学科
	藤田　直人	広島大学大学院医系科学研究科
	藤野　英己	神戸大学生命・医学系保健学域

15レクチャーシリーズ
理学療法テキスト

刊行のことば

　本15レクチャーシリーズは，医療専門職を目指す学生と，その学生に教授する教員に向けて企画された教科書である．

　理学療法士，作業療法士，言語聴覚士，看護師などの医療専門職となるための教育システムには，養成期間として4年制と3年制課程，養成形態として大学，短期大学，専門学校が存在しており，混合型となっている．どのような教育システムにおいても，卒業時に一定水準の知識と技術を修得していることは不可欠であるが，それを実現するための環境や条件は必ずしも十分に整備されているとはいえない．

　これらの現状をふまえて15レクチャーシリーズでは，医療専門職を目指す学生が授業で使用する本を，医学書ではなく教科書として明確に位置づけた．

　学生諸君に対しては，各教科の基礎的な知識が，後に教授される応用的な知識へどのように関わっているのか理解しやすいよう，また臨床実習や医療専門職に就いた暁には，それらの知識と技術を活用し，さらに発展させていくことができるよう内容・構成を吟味した．一方，教員に対しては，オムニバスによる講義でも重複と漏れがないよう，さらに専門外の講義を担当する場合においても，一定水準以上の内容を教授できるように工夫を重ねた．

　具体的に本書の特徴として，以下の点をあげる．

- 各教科の冒頭に，「学習主題」「学習目標」「学習項目」を明記したシラバスを掲載する．
- 1科目を90分15コマと想定し，90分の授業で効率的に質の高い学習ができるよう1コマの情報量を吟味する．
- 各レクチャーの冒頭に，「到達目標」「講義を理解するためのチェック項目とポイント」「講義終了後の確認事項」を記載する．
- 各教科の最後には定期試験にも応用できる，模擬試験問題を掲載する．試験問題は国家試験に対応でき，さらに応用力も確認できる内容としている．

　15レクチャーシリーズが，医療専門職を目指す学生とその学生たちに教授する教員に活用され，わが国における理学療法の一層の発展にわずかながらでも寄与することができたら，このうえない喜びである．

2010年9月

総編集　石川　朗

15レクチャーシリーズ
理学療法テキスト
物理療法学・実習

序　文（第2版）

　物理療法学は，理学療法士の専門的知識と技能を支える重要な柱の一つであり，科学的根拠に基づいた治療を提供する上で欠かせない学問領域です．本書は，理学療法士を目指す学生やスポーツトレーナーを目指す学生が物理療法学を体系的に学び，実践的な応用能力を養うための標準的な教科書として企画されました．

　本書の特長として，物理療法学の研究成果を盛り込み，エビデンスに基づいた解説を充実させています．学生が実際の臨床現場で必要とされる判断力を養うことを目指し，治療効果や適応症例の選定方法についても解説しています．さらに学びを深められるよう，本改訂にあたりカラー印刷の導入などにより豊富なイラストや写真を掲載し，視覚的にも理解しやすい構成を心掛けました．

　現代の医療環境において，物理療法はその適用範囲を広げ，多岐にわたる疾患や障害に対して効果的な治療手段を提供しています．温熱療法，電気刺激療法，光線療法，超音波療法，そして最近活用されているパルス磁気刺激や軽度高気圧酸素療法など，物理療法の各技術はそれぞれ独自の理論的背景と臨床的適用法を持っています．新しい理論や技術を背景に開発が進められていて，日々，物理療法機器が誕生しています．従来の教科書では記載されていなかった新規物理療法も医療・介護やスポーツの現場で導入が進められている現状であるため，新たに新規の物理療法として学習主題項目を作成し，基礎知識を得られるようにレクチャーを設定しました．本書では，これらの物理療法の技術を基礎から学べるように，各レクチャーを通じて理論と実践をバランスよく構成しました．

　物理療法学を学ぶ上でのもう一つの重要な側面は，安全性の確保です．本書では，物理療法の適用に伴うリスクや禁忌事項についても詳細に記載し，対象者の安全を最優先とした治療が行えるよう配慮しています．これにより，学生が将来，理学療法士として責任を持って物理療法を実施できる基盤を築くことができることを祈念しています．

　本書により，学生の皆さんが物理療法学を深く理解し，将来の臨床現場で活躍するための一助となることを心より願っています．また，本書を使用する教育者の皆さまにも，本書が教育活動を支援する有用なツールとなることを期待しております．

　本書の編集にあたり，経験豊富な理学療法士であり，教育者・研究者の協力を得ました．それぞれの専門分野の知識と経験を活かし，最新の知見を網羅した内容となるよう努めました．この場を借りて，執筆者および協力者の皆さまに深く感謝申し上げます．

　最後に，本書を通じて物理療法学のさらなる発展とQOL向上に貢献できることを祈念し，序文とさせていただきます．

2025年1月

責任編集　藤野英己

**15レクチャーシリーズ
理学療法テキスト
物理療法学・実習**

序　文

　物理療法は，運動療法と並んで理学療法の両輪をなす治療手段です．そのうえ，物理療法は副作用が少ない治療法であり，運動療法に比べて即時効果を発揮することができる有用な治療法です．しかしながら，運動療法が主体とされ，脇役に追いやられてしまっている感も否めない状況があります．

　そもそも，物理療法は，組織に直接刺激を加えることで人間が有する治癒力にアプローチできる，大きな可能性をもつ治療法です．残念ながら，実際には，それぞれの患者の状態に応じて条件設定を変更することなく，物理療法機器のスイッチを入れるだけになっているケースも少なからず見かけます．この背景には，物理療法を効果的に用いるために必要な知識を十分にもつことができていないことがうかがえます．その一方で，より大きな治療効果をもたらす物理療法の適応法についても研究が進められています．そのような研究成果を活かし，効果的な物理療法を実施できるためにも，それぞれのモダリティの基礎をしっかりと修得することが大切です．

　本書は，他の15レクチャーシリーズとは異なり，講義と実習の両面において活用できることを念頭において構成されています．これは，「講義」については15レクチャーシリーズの特徴の一つである1レクチャーを90分の授業の中に納まるように構成するとともに，実習においても，常に座学内容を確認しながら，それぞれのテーマについて取り組むことを意識したためです．そして「実習」では，それぞれの機器を使用して自ら経験することだけでなく，実際の治療現場を意識して患者への説明および物理療法の実施ができるようにまとめてあります．実習時間以外にも自主的に繰り返し取り組み，学生同士で完璧に実施できるレベルまで自己研鑽を積んでいただきたいと思います．

　Lecture 1では物理療法の基礎を，Lecture 2から4では温熱療法について，Lecture 5では光線療法，Lecture 6では寒冷療法，Lecture 7では水治療法，Lecture 8では超音波療法，Lecture 9から12では電気刺激療法，Lecture 13と14では力学的手段を用いる牽引療法とマッサージ療法を取り上げています．さらに，最後のLecture 15ではリスク管理について学びます．

　本書を通じて学んだ学生が，物理療法を理学療法の一治療手段として活用し，将来，より多くの患者の治療に貢献できることを願ってやみません．

2014年1月

責任編集を代表して　日髙正巳

15レクチャーシリーズ
理学療法テキスト／物理療法学・実習　第2版

目次

執筆者一覧　ii
刊行のことば　iii
序文（第2版）　iv
序文（初版）　v

LECTURE 1 物理療法の歴史・展望　藤野英己　1

1. 物理療法の定義　2
2. 物理療法の分類と種類　3
3. 物理療法の歴史　3
4. 物理療法の現状　5
5. 物理療法の診療報酬　6
6. 物理療法の治療の流れ　7
   1) 障害の評価　8
   2) 治療目的の組織の決定　8
   3) 物理療法手段の選択　8
   4) 治療の実施　8
   5) 運動療法との併用　8
7. 物理療法の研究と機器開発の動向　8
8. 物理療法の展望　9

Step up ｜ 物理療法の分類と種類　10

LECTURE 2 リスク管理　田中雅侑　11

1. リスク管理とは　12
2. 医療事故とその発生要因　12
   1) 理学療法士側のリスク管理　12
      絶対禁忌と相対禁忌／手順の確認
   2) 患者側のリスク管理　12
      問診／バイタルサイン／皮膚の状態／疼痛，神経症状
   3) 物理療法機器のリスク管理　13
      医療機器と家庭用治療機器／ホットパックによる熱傷／低出力レーザーによる発火，燃焼／電気刺激治療器による火傷／極超短波治療器による心臓ペースメーカの誤作動
   4) 物理療法機器の管理と点検の必要性　15
      EMC 規格／医療機器のクラス分類

vi

3. リスクマネジメントのプロセス …………………………………………………………………… 16
1）医療事故（アクシデント）　16
2）医療過誤（医療ミス）　16
3）インシデント（ヒヤリ・ハット）　16
4）ハインリッヒの法則　16
5）報告　16
6）医療事故の分析方法　17
　　P-mSHELL モデル／4M5E 分析
7）現場対処　18

4. 機器の点検の方法 ……………………………………………………………………………………… 18
1）日常点検　18
　　始業時の点検項目／使用時（治療中）の確認／終業時の点検項目／電源周囲の確認
2）定期点検　20
　　出力表示と実効出力との誤差の確認／機器の性能の確認
3）随時点検　21

5. 危険予知トレーニング（KYT） ……………………………………………………………………… 21

実習
1. 点検マニュアルの作成 ……………………………………………………………………………… 22
実習目的／準備物品／手順・リスク管理／実習課題 1
2. 非常時の行動マニュアルの作成 …………………………………………………………………… 22
実習目的／準備物品／手順・リスク管理／実習課題 2
3. トラブルシューティングの検討 …………………………………………………………………… 22
実習目的／実習課題 3

Step up
1. 物理療法における禁忌事項を取りまとめたレビュー論文 ……………………………………… 23
1）物理療法におけるリスクとベネフィット　23
2）物理療法における禁忌と注意事項　23
3）治療時に考慮すべき点　23

2. リハビリテーション医療における安全管理・推進のためのガイドライン ………………… 23

LECTURE 3
温熱療法（1）
温熱の生理的反応と伝導熱（ホットパック）
藤野英己　25

1. 温熱療法とは ……………………………………………………………………………………………… 26

2. 熱エネルギーの基礎 …………………………………………………………………………………… 26
1）熱エネルギー　26
2）比熱（比熱容量）と熱伝導率　26
3）熱の移動　27
　　伝導／対流／輻射（放射）

3. 温熱に対する生理的反応 ……………………………………………………………………………… 28
1）皮膚の構造と機能　28
　　感覚受容器としての機能／体温調節としての機能／防御と免疫機能／活性ビタミン D_3 の産生
2）温熱に対する生体制御　31
　　皮膚の血管による熱移動の制御／骨格筋の血管による血流量の調整／軸索反射／反応性充血
3）温熱に対する生理的反応　32
　　温熱に対する局所的な生理的反応／温熱に対する全身的な生体反応

4．ホットパック 33
　1）ホットパックとは　33
　2）作用機序　33
　3）生理的作用　34
　4）適応と禁忌　34
　　　適応／禁忌
　5）利点と欠点　35
　6）手順と実施上の注意事項　35
　　　ハイドロコレータの調整／ホットパックの選択／患者の準備／ホットパックの準備／実施手順／後処理／
　　　適応時間と回数

実習　　**ホットパック（湿熱，乾熱）** 38
　　　実習目的／準備物品／手順・リスク管理／実習課題

Step up　**温熱に対する生理的反応** 39
　1）温熱に対する局所的な生理的反応　39
　　　血管の拡張，血流の増加／新陳代謝の亢進／疼痛の軽減／筋緊張の低下／
　　　軟部組織の柔軟性の向上／熱ショック蛋白質の発現
　2）温熱に対する全身的な生理的反応　40
　　　体温調節／呼吸・循環調節／排泄調節

LECTURE 4　温熱療法（2）
伝導熱（パラフィン浴）と輻射熱（赤外線療法）　　藤野英己　41

1．パラフィン浴 42
　1）パラフィン浴とは　42
　2）作用機序　42
　3）生理的作用　42
　4）パラフィン浴の種類と手順　42
　　　グローブ法／間欠液浸法（持続法）／持続液浸法／塗布法／パラフィンパック
　5）適応と禁忌　43
　6）利点と欠点　43
　　　利点／欠点
　7）実施上の注意事項　44

2．光エネルギーの特性：照射距離と照射角度 44
　1）逆二乗の法則　44
　2）ランバートの余弦則　44

3．赤外線療法 44
　1）赤外線と輻射熱　44
　2）赤外線の反射と照射強度　45
　3）赤外線の作用機序，生理的作用　45
　4）赤外線治療器　46
　　　赤外線温熱治療器／発光性スポット赤外線治療器／直線偏光近赤外線治療器／キセノン光治療器
　5）適応と禁忌　47
　　　適応／禁忌
　6）利点と欠点　47
　　　利点／欠点
　7）手順と実施上の注意事項　47
　　　赤外線温熱治療器／直線偏光近赤外線治療器

実習	**1. パラフィン浴**	49
	実習目的／準備物品／手順・リスク管理／実習課題1	
	2. 赤外線療法	49
	実習目的／準備物品／手順・リスク管理／実習課題2	
	3. 直線偏光近赤外線照射	50
	実習目的／準備物品／手順・リスク管理／実習課題3	
Step up	**1. 光線と光エネルギーの特性**	51
	2. 皮膚の構造と血管	51

LECTURE 5 温熱療法（3）
エネルギー変換熱（超短波療法，極超短波療法）
藤野英己　53

1. エネルギー変換熱　54
1) 高周波によるエネルギー変換熱の特性　54
2) エネルギー変換による熱の発生　54
3) 誘電率と比吸収率　54
4) エネルギー変換熱の生理的作用　55
   温熱効果／非温熱効果
5) エネルギー変換熱を利用した物理療法　56
6) 高周波アプリケータ　56
   容量板アプリケータ／誘導コイルアプリケータ／マグネトロン

2. 超短波療法（超短波ジアテルミー）　57
1) 超短波療法とは　57
   コンデンサー電界法／らせん電界法／パンケーキ法（らせん電界放射法）
2) 適応と禁忌　58
   適応／禁忌
3) 利点と欠点　58
4) 手順と実施上の注意事項　59
   患者の準備／実施上の注意事項／後処理／適応時間と回数

3. 極超短波療法（マイクロウェーブジアテルミー）　59
1) 極超短波療法とは　59
2) ホットスポット（熱点）　59
3) 適応と禁忌　59
4) 利点と欠点　60
   利点／欠点
5) 手順と実施上の注意事項　61
   患者の準備／実施上の注意事項／後処理／適応時間と回数

実習	**1. 超短波療法**	62
	実習目的／準備物品／手順・リスク管理／実習課題1	
	2. 極超短波療法	62
	実習目的／準備物品／手順・リスク管理／実習課題2	
Step up	**1. マグネトロンの特性**	64
	2. ハイパーサーミア	64

超音波療法

平賀 篤 65

1. 超音波の基礎 66
1）超音波とは　66
2）超音波の発生原理と特性　66
　逆圧電効果（逆ピエゾ効果）／超音波の伝播（反射, 屈折, 吸収）／キャビテーション／超音波の活用
3）超音波の生理的作用　68
　温熱効果／非温熱効果

2. 超音波療法 69
1）概要　69
2）特性　69
　有効照射面積（ERA）／ビーム不均等率（BNR）／媒介物質（カップリング剤）と伝導率／深達度／減衰率
3）適応　70
4）禁忌と注意事項　70
5）設定条件（パラメータ）　70
　周波数／照射時間率・強度／導子のサイズと操作法／照射時間
6）手順　72
　患者の準備／照射法の設定／本照射／終了後の操作

3. 応用的な超音波治療 73
1）フォノフォレーシス　73
2）低出力超音波パルス療法（LIPUS）　73
　患者の準備／実施上の注意事項／後処理／適応時間と回数

実習
1. 超音波導子のビーム不均等率（BNR） 74
　実習目的／準備物品／手順・リスク管理／実習課題1
2. 超音波照射による関節角度の変化 74
　実習目的／準備物品／手順・リスク管理／実習課題2

Step up
1. 超音波療法と運動療法の併用 76
2. 広範囲の超音波照射 76

光線療法

平賀 篤 77

1. 光線の基礎 78
1）光線とは　78
2）光線による刺激量の基本法則　78
　アルント-シュルツの法則／ゴルディロックスの原理
3）光線の生理的作用　78
　温熱作用／光化学作用
4）光線療法の分類　79

2. 赤外線療法 79

3. 紫外線療法 79
1）紫外線とは　79
2）紫外線による生理的反応　80
　紅斑／色素沈着／殺菌, 細胞傷害／ビタミンDの産生／免疫抑制／表皮の過形成／発がん作用
3）紫外線療法の概要　81
4）適応　81
5）禁忌　81

6）手順　81
      患者の準備／本照射
   7）実施上の注意事項　82
      眼球保護／照射角度，距離の設定

4. レーザー療法　82
   1）レーザーとは　82
      単色性／指向性（直進性）／可干渉性（コヒーレンス）／収束性（高輝度性）
   2）レーザーの分類　82
   3）レーザーによる生理的反応　83
      温熱効果，循環の改善／消炎，疼痛の緩和／筋緊張の低下／創傷治癒の促進
   4）レーザー療法の概要　83
   5）適応　83
   6）禁忌　84
   7）手順　84
      患者の準備／照射法の設定／照射時間，強度の設定／本照射
   8）実施上の注意事項　84
      眼球保護／全身状態，皮膚状態の確認

実習

1. 最小紅斑量（MED）テスト　85
実習目的／準備物品／手順・リスク管理／実習課題1

2. レーザー照射による圧痛の変化　85
実習目的／準備物品／手順・リスク管理／実習課題2

Step up

1. 光線に関与するウィーン変位則とキルヒホッフの法則　86
   1）ウィーン変位則　86
   2）キルヒホッフ（Kiechhoff）の法則　86

2. 赤外線による生理的反応　86

LECTURE 8 寒冷療法
藤田直人　87

1. 寒冷療法とは　88
2. 寒冷療法の種類　88
   1）アイスパック　88
   2）コールドパック　88
   3）アイスマッサージ　88
      氷／クリッカー
   4）冷水浴　89
   5）コールドスプレー　89
   6）持続的冷却装置　89
   7）極低温刺激装置　89

3. 寒冷療法の生理的作用　90
   1）血管系への作用　90
      冷却時間と皮膚温の関係／冷却時間と筋温の関係
   2）神経・筋機能への影響　91
      皮膚の冷却温度と神経伝導速度の関係

4. 適応と禁忌　91
   1）急性の筋骨格の損傷や外傷における二次損傷の軽減　92
   2）運動（トレーニング，競技）後における機能回復　92
   3）疼痛の軽減　92

4）異常な筋緊張亢進や痙縮の軽減　92
　　　5）禁忌　92

実習　　**1. 冷却に伴う皮膚色の変化** ———————————————— 93
　　　　実習目的／準備物品／手順／リスク管理／実習課題1

　　　2. 冷却に伴う皮膚温と感覚の変化 ———————————————— 93
　　　　実習目的／準備物品／手順1（皮膚温の確認）／手順2（皮膚温の確認）／
　　　　手順3（皮膚温の確認）／手順4（感覚の確認）／リスク管理／実習課題2

　　　3. 冷却に伴う運動機能の変化, 運動パフォーマンスの変化 ———————— 94
　　　　実習目的／準備物品／手順1（運動機能）／手順2（運動パフォーマンス）／リスク管理／
　　　　実習課題3

Step up　　**1. 運動後に行う寒冷療法は機能回復を遅延させるか** —————————— 95
　　　2. 筋損傷後に行う寒冷療法は筋再生を遅延させるか —————————— 96

LECTURE 9　水治療法
　　　　　　　　　　　　　　　　　　　　　　　　　　　　　　　　　　　藤田直人　97

1. 水治療法とは ———————————————————————————— 98
2. 水の物理的特性 ———————————————————————————— 98
　1）浮力　98
　2）抵抗, 粘性　98
　3）静水圧, 動水圧　99
　4）水温　100

3. 水治療法の種類 ———————————————————————————— 100
　1）渦流浴, 気泡浴　100
　　手順
　2）交代浴　100
　　手順
　3）人工炭酸泉浴　101
　　手順
　4）運動用プール　101
　5）ハバードタンク　101
　　手順

4. 生理的作用 ———————————————————————————— 102
　1）循環器系への影響　102
　2）呼吸器系への影響　102
　3）泌尿器系への影響　103
　4）体性感覚器への影響　103
　5）心理面への影響　103

5. 適応と禁忌 ———————————————————————————— 103
　1）渦流浴, 気泡浴　103
　2）交代浴　103
　3）人工炭酸泉浴　103
　4）運動用プール　104
　5）ハバードタンク　104

実習	**1. 渦流浴，気泡浴に伴う皮膚温の変化**	105
	実習目的／準備物品／手順1／手順2／手順3／リスク管理／実習課題1	
	2. 交代浴に伴う皮膚温の変化	105
	実習目的／準備物品／手順1／手順2／リスク管理／実習課題2	
	3. 人工炭酸泉浴に伴う皮膚温の変化	106
	実習目的／準備物品／手順1／手順2／手順3／リスク管理／実習課題3	
Step up	水中運動時における筋活動の評価	107

10 電気刺激療法（1）
総論
田中 稔　109

1. 総論：電気刺激療法　110
1）電気刺激療法とは　110
2）治療組織・目的　110
3）電気刺激療法の分類　110

2. 生理学的知識の基礎　111
1）静止電位と活動電位　111
2）神経線維の種類と機能　111

3. 電気の基礎　112
1）直流と交流　112
2）パルス波　112

4. 電気刺激の設定条件（パラメータ）　112
1）波形　113
2）刺激強度（電流強度，電圧強度）　113
3）パルス持続時間（パルス幅）　113
　刺激量と強さ-時間曲線（SD曲線）
4）周波数　114
5）時間的変化率　114
6）極性　115
7）刺激間隔　115
8）電極　115
　単極法と双極法／電極の位置／電極の距離と深さ
9）変調　117

5. 禁忌と注意事項　117

実習	**1. 強さ-時間曲線（SD曲線）**	118
	実習目的／準備物品／手順・リスク管理／実習課題1	
	2. 通電設定の違い	118
	実習目的／準備物品／手順・リスク管理／実習課題2	
	3. 電極の位置	119
	実習目的／準備物品／手順・リスク管理／実習課題3	
	4. 電極の面積の違い	119
	実習目的／準備物品／手順・リスク管理／実習課題4	

| Step up | コンビネーション治療 | 120 |

1) 筋力増強を目的とした電気刺激と等尺性収縮または遠心性収縮との組み合わせ治療　120
2) 電気刺激療法と超音波療法のコンビネーション治療　120
3) 電気刺激による筋収縮を利用した相反抑制と運動療法の組み合わせ治療　120

LECTURE 11 電気刺激療法（2）
神経筋電気刺激，経皮的電気神経刺激，微弱電流刺激，筋電誘発電気刺激　田中 稔　121

1. 神経筋電気刺激（NMES） … 122
1) 神経筋電気刺激（NMES）とは　122
2) 筋力増強のための設定条件（パラメータ）　122
   電極の位置／波形／刺激強度，パルス接続時間（パルス幅）／ランプアップ時間とランプダウン時間／周波数／刺激間隔／治療時間・期間
3) 脱神経筋に対する設定条件　123
   損傷神経の再生促進／脱神経筋の萎縮予防／神経が再生した筋の強化
4) 痙縮筋に対する作用と設定条件　124
5) 適応　124
6) 禁忌　124

2. 経皮的電気神経刺激（TENS） … 124
1) 経皮的電気神経刺激（TENS）とは　124
2) 疼痛軽減の作用機序　124
   ゲートコントロール理論／内因性オピオイドの放出／下行性疼痛抑制機構
3) 経皮的電気神経刺激（TENS）の分類　126
4) 設定条件（パラメータ）　126
   電極／波形／周波数／刺激強度，パルス持続時間（パルス幅）／治療時間
5) 適応　128
6) 禁忌　128

3. 微弱電流刺激（MES） … 128
1) 微弱電流刺激（MES）とは　128
2) 作用機序　128
3) 設定条件（パラメータ）　128
4) 適応と禁忌　129

4. 筋電誘発電気刺激（ETMS） … 129

| 実習 | 1. 神経筋電気刺激（NMES）による筋収縮 | 130 |
実習目的／準備物品／手順・リスク管理／実習課題1

2. 神経筋電気刺激（NMES）と運動療法との組み合わせによる筋収縮　130
実習目的／準備物品／手順・リスク管理／実習課題2

3. 経皮的電気神経刺激（TENS）　131
実習目的／準備物品／手順・リスク管理／実習課題3

| Step up | イオントフォレーシス（イオン導入法） | 132 |

1) 原理　132
2) 使用薬剤　132
3) 使用する電極と副作用への対応　132

LECTURE 12 電気刺激療法（3）
機能的電気刺激療法，バイオフィードバック療法　田中 稔　133

- **1. 機能的電気刺激療法**　134
  - 1）機能的電気刺激（FES）とは　134
  - 2）原理と作用　134
  - 3）適応　135
  - 4）治療機器　136
  - 5）設定条件（パラメータ）　136
    電極／波形／パルス持続時間（パルス幅），周波数／刺激強度／トリガー刺激
  - 6）上肢機能の再建　137
  - 7）下肢機能の再建　137
- **2. バイオフィードバック療法**　138
  - 1）筋電図バイオフィードバック療法　138
    治療目的／方法
  - 2）関節角度計バイオフィードバック療法　139
  - 3）圧バイオフィードバック療法　139
  - 4）超音波エコーによるバイオフィードバック療法　139

実習
- **1. 機能的電気刺激（FES）**　140
  実習目的／準備物品／手順・リスク管理／実習課題1
- **2. 圧バイオフィードバック療法**　140
  実習目的／準備物品／手順・リスク管理／実習課題2
- **3. 超音波エコーによるバイオフィードバック療法**　141
  実習目的／準備物品／手順・リスク管理／実習課題3

Step up　筋電誘発電気刺激療法（ETMS）　142

LECTURE 13 牽引療法　田中雅侑　143

- **1. 牽引療法とは**　144
  - 1）伝達方法による分類（直達牽引，介達牽引）　144
  - 2）連続性による分類（持続牽引，間欠牽引）　144
  - 3）力源による分類（電動牽引，重錘牽引，自重牽引）　144
  - 4）部位による分類（頸椎牽引，腰椎牽引）　144
- **2. 治療効果・目的**　144
  - 1）椎間関節の離開　144
  - 2）軟部組織の伸張　144
  - 3）椎体間の離開　145
  - 4）筋の弛緩　145
  - 5）関節モビライゼーション　145
- **3. 実施方法**　146
  - 1）牽引の肢位と方向　146
    頸椎牽引／腰椎牽引
  - 2）牽引力　147
    頸椎牽引／腰椎牽引／牽引力設定の留意点
  - 3）牽引時間と休止時間　148
  - 4）治療効果の確認と検討　148

4. リスク管理 ... 148
5. 適応と禁忌 ... 148
1）適応　148
2）禁忌　148
6. 手順 ... 149
1）頸椎間欠牽引　149
2）腰椎間欠牽引　149
7. 実施上の注意事項 ... 150

実習
1. 腰椎牽引 ... 151
実習目的／準備物品／手順・リスク管理／実習課題 1
2. 頸椎牽引 ... 151
実習目的／準備物品／手順・リスク管理／実習課題 2
3. 自重牽引と徒手牽引の比較 ... 152
実習目的／準備物品／手順・リスク管理／実習課題 3
4. 牽引療法施行前後の疼痛評価 ... 152
実習目的／準備物品／手順・リスク管理／実習課題 4

Step up
1. 腰椎椎間板ヘルニアに対する牽引療法の実践 ... 153
2. 腰椎疾患治療に関する診療ガイドライン ... 153
1）腰椎椎間板ヘルニア診療ガイドライン　153
2）腰痛診療ガイドライン　154

14 マッサージ療法
藤田直人　155

1. マッサージ療法とは ... 156
2. 適応 ... 156
1）浮腫　156
動脈と静脈，平滑筋の構造／縦走平滑筋の収縮と筋ポンプ作用／毛細血管の血圧／リンパのはたらきと浮腫
2）遅発性筋痛　158
3. 手技の種類 ... 158
1）軽擦法　158
2）揉捻法（揉捏法）　158
3）強擦法　159
4）叩打法　159
5）振戦法　159
6）圧迫法　159
4. 効果 ... 160
1）徒手的マッサージ　160
2）自動的マッサージ　160
バイブレーションマッサージ／ウォータージェット付き水中マッサージ／間欠的圧迫ポンプによる圧迫マッサージ
5. 手順 ... 161
1）バイブレーションマッサージ　161
ハンディタイプのマッサージ機の場合／全身振動装置の場合
2）ウォータージェット付き水中マッサージ　162
3）間欠的圧迫ポンプによる圧迫マッサージ　162

6. 適応と禁忌 — 162
1）適応　162
2）禁忌　162

実習

1. 圧迫マッサージによる浮腫の軽減 — 163
実習目的／準備物品／手順／リスク管理／実習課題1

2. バイブレーションマッサージによる遅発性筋痛の軽減 — 163
実習目的／準備物品／手順1／手順2／手順3／リスク管理／実習課題2

3. 全身振動装置を用いたバイブレーションマッサージが運動パフォーマンスの回復に及ぼす効果 — 164
実習目的／準備物品／手順1／手順2／手順3／リスク管理／実習課題3

Step up　マッサージでやせることは可能か？ — 166

15 新規の物理療法
田中雅侑　167

1. 新規の物理療法の概要 — 168
2. パルス磁気刺激 — 168
1）パルス磁気刺激とは　168
2）反復末梢性磁気刺激（rPMS）　168
　生理的効果／神経筋電気刺激（NMES）との比較
3）適応　169
　運動器疾患／内部障害／神経疾患／嚥下障害
4）禁忌と注意事項　170

3. 高気圧酸素 — 170
1）高気圧酸素とは　170
2）分類　170
　高気圧酸素治療（HBO）／軽度高気圧酸素処置（mHBO）
3）効果　171
　高気圧酸素の原理／高気圧酸素による生理的作用
4）適応　172
5）禁忌と注意事項　172
　禁忌／副作用／実施上の注意事項

4. 低酸素刺激 — 173
1）低酸素刺激とは　173
2）生体への影響　173
　赤血球，ヘモグロビンの増加／毛細血管の新生／食欲の低下／運動効果の増強
3）低酸素刺激を利用したトレーニング　174
　高地トレーニング／血流制限トレーニング／低酸素室トレーニング
4）今後の展望　175

5. 体外衝撃波療法（ESWT） — 175
1）体外衝撃波療法（ESWT）とは　175
2）分類　175
3）効果　176
4）適応　176
5）禁忌と注意事項　176

6. ロボットを用いた治療 — 177
1）リハビリテーションロボットとは　177

2）リハビリテーションロボットの分類　177
3）リハビリテーションロボットを用いた理学療法介入　177
リハビリテーションにおけるロボットの活用／歩行練習における支援ロボットの活用

Step up 炭酸ガス経皮吸収療法 ……………………………………………………………………… 179
1）概要　179
2）生理的機序　179
ボーア効果による酸素供給の増加／血管の拡張と血流量の増加
3）効果　180
4）今後の展望　180

試験

藤野英己　181

索引　195

15レクチャーシリーズ　理学療法テキスト
物理療法学・実習　第2版
シラバス

一般目標	物理療法は，物理的エネルギー（熱・水・光線・電気・機械刺激など）を身体外部から障害部位に適用し，疼痛緩和，血液循環の改善，自然治癒の促進，リラクセーションをはかるなど，さまざまな目的で行われる治療法である．各種の物理的エネルギーの生体への適用は，治療としては有効である反面，ときとして危険な場合もある．このために治療手段の適応と同時に禁忌を理解することを目標とする．また，治療の対象となる部位は病的状態にあり，その病態生理が十分に把握できていることが物理療法を施行する前提である．物理療法学のめざすところは，物理学的知識・病理学的知識を踏まえ，物理的エネルギーが各種の病態に対して有効に作用する生理学的根拠に関する理解を深めていくことにある．

回数	学習主題	学習目標	学習項目
1	物理療法の歴史・展望	物理療法全般の概要と歴史や現状の問題を理解する．将来の展望について理解を深める	物理療法の定義，物理療法の種類，物理療法の歴史，物理療法の現状，物理療法の診療報酬，物理療法の治療の流れ，物理療法の研究と機器開発の動向，物理療法の展望
2	リスク管理	講義 物理療法では医療機器を使用するうえで，患者への適切な指導と機器の安全管理ができる 実習 点検マニュアル，非常時の行動マニュアルを作成する．トラブルシューティングの検討をする	リスク管理の重要性，医療事故とその発生要因，リスクマネジメントのプロセス，機器の点検の方法，危険予知トレーニング（KYT）
3	温熱療法（1） ―温熱の生理的反応と伝導熱（ホットパック）	講義 温熱の深達度，温熱・寒冷の生理作用や臨床効果を理解し，患者に適切な治療手段を選択できる．温熱の生理的反応と伝導熱（ホットパック）を理解し，適切な治療ができる． 実習 ホットパックを実施し，その効果や身体の変化を確認する	熱エネルギー，比熱容量，熱伝導率，熱の移動形態（伝導，対流，輻射），温熱に対する生理的反応，ホットパックの基礎と実際（実施手順）
4	温熱療法（2） ―伝導熱（パラフィン浴）と輻射熱（赤外線療法）	講義 伝導熱（パラフィン浴）と輻射熱（赤外線療法）を理解し，適切な治療ができる 実習 パラフィン浴，赤外線温熱照射，直線偏光近赤外線照射を実施し，その効果や身体の変化を確認する	パラフィン浴の基礎と実際（実施手順），光エネルギーの特性（照射距離と照射角度），逆二乗の法則，ランバートの余弦則，赤外線療法の基礎と実際（実施手順）
5	温熱療法（3） ―エネルギー変換熱（超短波療法，極超短波療法）	講義 エネルギー変換熱（超短波療法，極超短波療法）を理解し，適切な治療ができる 実習 超短波療法，極超短波療法を実施し，その効果や身体の変化を確認する	エネルギー変換熱，誘電率と比吸収率，エネルギー変換熱の生理的作用，高周波アプリケータ，超短波療法（超短波ジアテルミー）の基礎と実際（実施手順），極超短波療法（マイクロウェーブジアテルミー）の基礎と実際
6	超音波療法	講義 超音波の特性を理解し，適切な治療ができる 実習 超音波導子のビーム不均等率（BMR）を確認する．超音波療法を実施し，その効果や身体の変化を確認する	超音波の基礎（発生原理と特性，生理的作用），超音波療法の実際（実施手順），応用的な超音波治療
7	光線療法	講義 紫外線療法，レーザー療法，標的組織への作用と治療効果について理解し，適切な治療手段を選択できる 実習 MEDを判定する．レーザー療法を実施し，その効果や身体の変化を確認する	光線の基礎（刺激量の基本法則，生理的作用），紫外線療法の基礎と実際（実施手順），レーザー療法の種類，基礎と実際（実施手順）
8	寒冷療法	講義 寒冷療法を理解し，適切な治療ができる．アイスパック，コールドパック，アイスマッサージ，冷水浴などを理解し，適切な治療ができる 実習 冷却に対する過敏性を確認する．寒冷療法を実施し，冷却に対する効果や身体の変化を確認する	寒冷療法の概要，種類（アイスパック，コールドパック，アイスマッサージ，冷水浴，コールドスプレー，持続的冷却装置，極低温刺激装置），生理的作用（血管系への作用，神経・筋機能への影響），基礎と実際（実施手順）
9	水治療法	講義 水治療法の治療効果を理解し，適切な治療手段を選択できる 渦流浴療法，交代浴療法，水中運動療法などを理解し，適切な治療ができる 実習 渦流浴，気泡浴，交代浴，人工炭酸泉浴を実施し，その効果や身体の変化を確認する	水の物理的特性（浮力，抵抗・粘性，静水圧・動水圧，水温），種類（渦流浴，気泡浴，交代浴，人工炭酸泉浴，運動用プール，ハバードタンク），生理的作用，水治療法の基礎と実際（実施手順）

回数	学習主題	学習目標	学習項目
10	電気刺激療法(1) ―総論	講義 電気刺激療法の刺激条件による標的組織と作用機序について理解し，適切な治療手段を選択できる． 実習 SD曲線を描いてみる．電気刺激療法を実施し，通電設定，電極の位置・面積の違いよる効果や身体の変化を確認する	電気刺激療法の概要，分類，生理学的知識の基礎(静止電位と活動電位，神経線維の種類と機能)，電気の基礎(直流と交流，パルス波)，電気刺激の設定条件(パラメータ)，禁忌と注意事項
11	電気刺激療法(2) ―神経筋電気刺激，経皮的電気神経刺激，微弱電流刺激，筋電誘発電気刺激	講義 神経筋電気刺激(NMES)，経皮的電気神経刺激(TENS)，微弱電流刺激(MES)，筋電誘発電気刺激(ETMS)を理解し，適切な治療ができる 実習 NMES, TENSを実施し，その効果や身体の変化を確認する	神経筋電気刺激，経皮的電気神経刺激，微弱電流刺激，筋電誘発電気刺激の基礎と実際(実施手順)
12	電気刺激療法(3) ―機能的電気刺激療法，バイオフィードバック療法	講義 機能的電気刺激法(FES)，バイオフィードバック療法を理解し，適切な治療ができる 実習 FES，バイオフィードバック療法を実施し，その効果や身体の変化を確認する	機能的電気刺激法の基礎と実際(実施手順)，バイオフィードバック療法(筋電図バイオフィードバック療法，関節角度計バイオフィードバック療法，圧バイオフィードバック療法，超音波エコーによるバイオフィードバック療法)の基礎と実際(実施手順)
13	牽引療法	講義 牽引療法(頸椎・腰椎牽引法)の治療効果を理解し，治療条件を設定できる 実習 腰椎牽引，頸椎牽引を実施し，その効果や身体の変化を確認する	牽引療法の概要，種類(直達牽引と介達牽引など)，基礎と実際(実施手順)
14	マッサージ療法	講義 マッサージ療法の治療効果を理解し，適応を選択できる 実習 マッサージを実施し，その効果や身体の変化を確認する	マッサージ療法の基礎と実際(実施手順)
15	新規の物理療法	新規の物理療法機器の作用機序と治療効果について理解する	新規の物理療法の概要，パルス磁気刺激，高気圧酸素，低酸素刺激，体外衝撃波療法(ESWT)，ロボットを用いた治療の基礎と実際(実施手順)

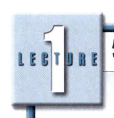

物理療法の歴史・展望

到達目標

- 物理療法全般の概要と歴史や現状の問題を理解する．
- 物理療法の分類と種類の知識を深める．
- 物理療法の将来の展望について理解を深める．

この講義を理解するために

　理学療法は，運動療法と物理療法に大別され，機能回復や ADL（日常生活活動）の改善を図ることを目的に実施されます．物理療法は理学療法の一つを構成している重要な治療法であり，その位置づけを理解しておきましょう．

　物理療法の歴史は古く，古代では太陽や水への信仰から始まり，ヒポクラテスの思想は現在の物理療法の発展に大きな影響を与えました．物理療法は，生体に対して物理的エネルギーによる刺激を用いた治療です．その原理には物理的な特性を利用しているので，物理学の知識も必要になります．

　また，技術の発展とともに新たな物理療法機器が開発され現代に至ります．物理療法は物理的な刺激を生体に応用しているため，生理学の基礎的な知識も理解しておきましょう．

　この講義を学ぶにあたり，以下の項目を学習しておきましょう．

　　□ 新しい物理療法について調べておく．

講義を終えて確認すること

　　□ 理学療法のなかでの物理療法の位置づけが理解できた．
　　□ 物理療法の歴史から，さまざまな物理的な刺激が生体の刺激に応用されるようになったことが理解できた．
　　□ 物理療法の現状について理解できた．
　　□ 物理療法の技術開発と将来の展望について理解できた．

LECTURE 1 講義

物理療法 (physical therapy, physiotherapy)

1. 物理療法の定義

　自然界には多くの物理的現象が存在し，身体にさまざまな効果や影響を及ぼしている．太陽光はさまざまな波長の色を含んでいるため，太陽光に当たると赤外線で温かく感じ，紫外線では光化学作用を生じ日焼けをする．また，日本人に馴染みがある温泉は温熱療法や水治療法の一つであり，温熱や水の特性である静止圧などを利用し，生体反応を引き出している．このように，物理療法は自然の物理的な現象を活用して治療をするものである．

　物理療法の始まりは古代にさかのぼり，古代エジプト人は紀元前2600年頃から温水浴や温泉を用いた治療を行い，古代ギリシアのヒポクラテスは黄疸やリウマチの治療に入浴が有力であると推奨していた．18世紀以降，さまざまな生理的反応が科学的に解明され，物理療法が治療として活用されるようになった．現代では，物理的現象を装置で作り出し，時間や場所に制約されることなく，治療部位や全身の治療を行っている．

　このように，物理療法は自然にある現象を利用して治療に活用する治療であり，「物理的なエネルギー（電気，温寒熱，水，光線，力など）を生体に応用することによって，その機能の活性化と恒常性の維持改善などを図ること」[1]と定義されている．すなわち，物理療法は物理的なエネルギーを生体に与えることにより，生体機能の正常化，平衡の維持，変調作用や代償作用などを期待し，治療や予防に用いる医学的な手段である．また，服部の定義[2]では，物理療法のなかにマッサージや徒手矯正を含めている．物理療法は，生体のフィードバック機構を発動させて，恒常性の維持作用を賦活させる．

　物理療法に用いられる刺激の強度は，気持ちよいと感じる適度な刺激とされている．弱い刺激は生体に刺激を与え，生理機能を活性化する．中程度の刺激は生理機能を促進し，生体に有益な効果を与える．強い刺激はこれを抑制する．非常に強い刺激は生理機能を停止するというアルント・シュルツの法則（**表1**）に基づく．この法則

MEMO
太陽光のスペクトル
連続的であり，可視光線だけでなく，紫外線や赤外線も含む．大気中での散乱や吸収により地球表面に届くのは可視光線が主体である．
- **紫外線 (ultraviolet ray：UV)**
波長が約10〜400 nm（ナノメートル）の電磁波で，UVA（320〜400 nm），UVB（280〜320 nm），UVC（10〜280 nm）の3つの主要な部分に分かれる．UVCはオゾン層により吸収される．
- **可視光線 (visible ray)**
波長が約400〜760 nmの電磁波で，人間の目に見え，多種の色を構成している．
- **赤外線 (infrared ray：IR)**
波長が760 nm〜1 mmの電磁波で，目に見えないが，熱エネルギーとして感知される．

アルント・シュルツ (Arndt-Schulz) の法則

表1 アルント・シュルツの法則

刺激強度	作用
弱い	生体に刺激を与え，生理機能を活性化する
中程度	生理機能を促進し，生体に有益な効果を与える
強い	生理機能を抑制する
非常に強い	生理機能を停止する

表2 物理療法の体系

物理療法の分類	種類
温熱療法	ホットパック，パラフィン浴，鉱泥浴，温泉療法，サウナ浴，電光浴，灸
光線療法	赤外線・紫外線療法，日光療法，レーザー療法
寒冷療法	アイスマッサージ，クリッカー，アイスパック，コールドパック，冷水浴，コールドスプレー，持続的冷却装置，携帯用急冷パック，極低温療法
水治療法	各種浴療法，運動浴，圧注療法
電気療法	平流電気療法（持続平流・断続平流），感伝電気療法，超短波療法，極超短波療法，イオントフォレーシス，電気水浴，超音波療法
メカノセラピー	牽引療法，マッサージ（筋肉マッサージ，結合織マッサージ，骨膜マッサージ），マニピュレーション，矯正療法，治療体操，鍼
その他	軽度高気圧酸素療法，低圧低酸素療法，空気浴，気候療法，各種変調療法，リラクセーション，音楽療法，色彩療法

（森 和ほか：物理療法の実際．第6版．南山堂；1985[3] をもとに作成）

は生理学的な原理に基づいており，19世紀に独自の研究を行ったドイツの生理学者アルントとシュルツによって提唱されたものである．

2. 物理療法の分類と種類

物理療法はさまざまな分類があるが，森らが分類した物理療法の体系を表2[3)]に示す．各物理療法の概略は，以下のとおりである．

- **温熱療法**：温熱刺激を生体に与えることで組織や全身の温度を上昇させ，血流の増加，代謝亢進，疼痛の軽減，筋緊張の緩和，軟部組織の柔軟性向上などを目的に行う治療法．
- **超音波療法**：超音波の特性である深部への温熱効果を用いた治療法．
- **光線療法**：光化学作用による生理的効果を利用する治療法．
- **寒冷療法**：氷，冷水などの寒冷刺激を局所または全身に与えることで，治療部位の症状を軽減する治療法．
- **水治療法**：水の物理的特性を利用した治療法．
- **電気刺激療法**：電気エネルギーを利用して生体に影響を与える治療法．
- **メカノセラピー**：生体の力学的環境をコントロールする治療．牽引療法やマッサージ療法がある．
- **その他**：上記以外にも，さまざまな物理的現象を利用した治療法がある．他にも治療目的による分類などがある．

3. 物理療法の歴史（表3～7)[3)]

古くから太陽光，水，温泉，地熱は身体の不調に効果があることが知られており，けがや病気の治療に利用されてきた．その起源は，紀元前数千年前までさかのぼることができ，古代文明でも物理療法が用いられていた．

古代エジプトでは紀元前2600年頃から温水浴や温泉を用いた温熱療法が行われ，筋緊張の緩和や疼痛軽減のために利用されていた．古代ギリシャの医師ヒポクラテスも，温熱療法，マッサージなどの物理療法を疾患の治療に活用した．

古代ローマにおいては温浴と冷水浴が健康の維持に役立つと考えられ，公共の温浴施設が作られた．ローマ帝国では浴場が広く利用され，熱水浴やマッサージが提供されていた．

また，人工的な温熱を治療に応用した最古の記録として，中国の医学書である『黄帝内経』の「素問」のなかの「異法方宜論篇」に，うっ血による疾病に対して

表3 電気療法の歴史

年	内容
BC 600年	タレス（ギリシャ）：こはくの摩擦により電気を発生させる
1600年	ギルバート（イギリス）：こはくの摩擦による電気発生を電気と名づける
1745年	クラッツェンスタイン（ドイツ）：世界最初の電気治療の著書
1771年	ガルヴァーニ（イタリア）：カエルの足が金属片に触れると収縮することを見つける
1780年	ウェスリイ（イギリス）：電気治療の本を出版する
1786年	ガルバーニ（イタリア）：生体組織で電気が発生することを発見する
1888年	ケロッグ（アメリカ）：正弦波電流を筋の刺激に応用する
1891年	テスラ（クロアチア）：高周波電流を発見する
1892年	ダルソンヴァル（フランス）：高周波電流を治療に応用する
19世紀	ジャラベール（フランス）：電気刺激が筋収縮に有効であることを主張し，電気療法の研究と実践に貢献する
1917年	ランジュバン（フランス）：超音波を用いた実験を報告する
1927年	ウッドとルーミス（アメリカ），ポールマン（1939年，アメリカ）：超音波の医学的応用の可能性を唱導する
1939年	ティスデル（イギリス）：マグネトロンを完成させる

（森 和ほか：物理療法の実際．第6版．南山堂；1985[3)]をもとに作成）

アルント（Arndt R）
シュルツ（Schulz J）

温熱療法
▶ Lecture 3～5 参照．
超音波療法
▶ Lecture 6 参照．
光線療法
▶ Lecture 7 参照．
寒冷療法
▶ Lecture 8 参照．
水治療法
▶ Lecture 9 参照．
電気刺激療法
▶ Lecture 10～12 参照．
牽引療法
▶ Lecture 13 参照．
マッサージ療法
▶ Lecture 14 参照．

調べてみよう
治療目的による分類を調べてみよう．

MEMO
古代エジプトの医療
宗教的な要素と結びついており，神聖な場所や神殿で治療が行われることもあった．自然療法や植物療法も広く用いられ，ハーブや植物の特性を利用した治療を行っていた．

MEMO
古代ギリシャの温熱療法
ヒポクラテスら医師によって発展し，温熱療法が医学的な治療手段として一部行われていた．四体液説を提唱し，温熱療法はバランスを取り戻し，病気を治療する手段と考えられていた．

MEMO
（ヒポクラテス）四体液説
体内には4つの体液（血液，粘液，胆汁，黒胆汁）があり，これらのバランスが崩れると病気になるとする説である．温熱療法は，体液のバランスを調整するために使用されていた．

MEMO
古代ローマの温熱療法
ローマ帝国は，ギリシャの医学的伝統に，実践的なアプローチを取り入れた．公共浴場（テルマエ）を重要視し，これらの浴場は社交の場であると同時に健康維持や治療のために利用されていた．

MEMO
『黄帝内経』
中国最古の医学書で，中医学（traditional Chinese medicine）の基本的な原則や理論を含んでいる．人体の生理や病理を説く「素問」と鍼灸など治療を説く「霊枢」の2つがある．「素問」には陰陽説と五行説といった古代中国の哲学的な概念が組み込まれている．

MEMO
塩化銀
化学式は，AgCl．硝酸銀溶液に塩酸を加えると沈殿する白色の微細な結晶．感光性があり，光を当てると銀に還元，遊離して黒化する．この性質を利用して，写真の感光剤として利用されている．また，電位の安定性と再現性があるため電極の材料としても用いられる．

MEMO
フィンゼンの人工光線
フィンゼン（Finsen NR）は，炭素電極間のアーク放電により太陽と同質の光を放射するカーボンアーク灯（フィンゼン灯）を考案した．この人工光線を用いて皮膚結核（尋常性狼瘡）の治療に成功し，ノーベル医学・生理学賞を受賞した．

MEMO
パラフィン
炭化水素化合物の一種で，炭素原子の数が20以上のアルカン（メタン系炭化水素）の総称．石ロウともよばれる．パラフィンは熱伝導率が低く比熱が高いため，加温し溶解して温熱療法に利用される．

ヴォルタ（Volta A）

エジソン（Edison TA）

フローヤー（Floyer J）
ゴールドシェイダー
（Goldscheider KAE）
ライデン（Leyden V）
プリースニッツ（Priessnitz V）
ブラント（Blount WP）

ギルバート（Gilbert W）
ジャラベール（Jallabert E）

表4 光線療法の歴史

BC 1400年	古代エジプト：アメノフィス4世の日光浴の壁画
BC 500年	ヘロドトス（古代ギリシャ）：日光浴をするエジプト人の頭蓋骨が硬いことを記録する
BC 400年	アンティリウス（古代ギリシャ）：肥満や傷の治療に使用する
BC 1～AD 2世紀	ガレノス（古代ギリシャ），セルスス（古代ローマ）：日光療法について記述する
1666年	ニュートン（イギリス）：可視光線スペクトラムを発見する
1774年	フォール，ル・ペイル，ル・コント（フランス）：傷口を太陽光で治療する
1777年	シェーレ（スウェーデン）：塩化銀が太陽光で黒化することを発見する
1800年	ハーシェル（イギリス）：太陽光の赤外線を発見する
1801年	リッター（ドイツ）：紫外線を発見する
1799年～1815年	ベルトラン，レェーベル（ドイツ）：日光療法の研究を発表する
1835年～1845年	ローゼンバウム，ボネット（フランス）：疾病に対して日光療法を実施する
1855年	リクリ（スイス）：日光療養所を設立する
1877年	デーベレアイネル，ブラント（イギリス）：日光療法の科学的根拠
1889年	ウィドマーク（スウェーデン）：紫外線が紅斑や色素沈着を起こすことを実証する
1860年～1904年	フィンゼン（デンマーク）：人工光線を開発する
1891年	ミニン（ソビエト，現ロシア）：青色の電気白熱灯を治療に用いる
1892年	アロンス（メキシコ）：真空の水銀蒸気に通電すると紫外線に富んだ光を発することを発見する
1901年	クーパー・ヒュウイット（アメリカ）：水銀石英燈を作製する
1925年～1926年	ヒューム，スミス，ヘス（アメリカ），ウィンダウス（ドイツ）：ビタミンD生成機序を究明する
1960年	メイマン（アメリカ）：レーザー光を発明する
1960年代後半	レーザー光が治療に応用される

（森 和ほか：物理療法の実際．第6版．南山堂；1985[3]）をもとに作成）

表5 温熱療法の歴史

古代	治療に用いていたが，温熱療法の起源を明らかにするのは困難である
BC 3000年	古代エジプト：熱灼法や太陽で焼けた砂，温泉を治療に用いた
BC 460年頃	ヒポクラテス（古代ギリシャ）：焼灼を推奨し，治療に用いる
BC 2世紀頃	『黄帝内経』に灸痏（熱刺激による療法）について記載される
	熱い空気，温泉，温かい石，湯たんぽ，カイロ，温かい油，ワックスなどが広く治療に適用される
	中世ヨーロッパ：温熱療法が修道院などで行われる．暖炉で温めた石を布で包んで患部に適用
1800年	ヴォルタ（イタリア）：電池を発明する
1879年	エジソン（アメリカ）：電球の発明，電光浴として治療に応用する
19世紀	温熱療法が科学的に研究され，医療の現場で広く採用される
20世紀初頭	パラフィン浴が行われる
20世紀	電気熱風浴，電気温熱器具，マイクロ波などが導入される．ホットパックの技術が進化する

（森 和ほか：物理療法の実際．第6版．南山堂；1985[3]）をもとに作成）

灸療法が用いられたことが記載されている．一方，中世に入り，ヨーロッパでは一部の修道院で物理療法が行われていたが，医療としては一時衰退した．

近代になり，18世紀以降，物理的刺激の生理的反応が科学的に解明され，物理療法は再び注目され，発展した．温熱療法，水治療法，電気療法，光線療法などが治療医学の一部として確立された．

電気学の先駆者の一人であるヴォルタが電池を発明したことで熱源として電気が使用されるようになり，エジソンの電球の発明は電光浴として治療に応用された．

パラフィンは，フランスにおいて創傷の洗浄剤として使用されるようになり浴方式に変化して広まった．イギリスの医師フローヤーは，水治療法に関する研究で水治療法についての包括的な論考を提供した．ゴールドシェイダーやライデンの水中運動療法の提唱や，プリースニッツによる渦流浴槽の考案，ブラントによるハバードタンク（後述）の開発に至った．

また，ギリシャのタレスが，こはくを摩擦することにより電気が発生することを発見し，イギリスの医師ギルバートはこれを電気と名づけた．フランスのジャラベール

表6　水治療法の歴史

古代	温熱療法とともに行われていた
BC 3000 年	古代エジプト，アラビア：鉱泉を治療に用いた
BC 460 年頃	ヒポクラテス（古代ギリシャ）：筋や関節疾患の治療に水を用いた
BC 2 世紀頃	『黄帝内経』に潰水法について記載される
	古代ローマ：公立の浴場が14施設，市民浴場が856施設作られる（冷水浴，温水浴，蒸気浴のエリアがあった）
1697 年	フローヤー（イギリス）：水治療法に関する論文を発表する
1702 年	フローヤー（イギリス）：水治療法や気候療法に関する『エンケリディス・メディカ (Enchiridion Medicum)』を出版する
1747 年	ウェスリー（イギリス）：『Primitive Physic（原初の生理学）』を出版する（水治療法に関する記述）
19 世紀初頭	プリースニッツ（ドイツ）：罨法，水治療法の科学的根拠に貢献する
1852 年	フレーリー（フランス）：水治療法の実施法および理論を出版する
1898 年	ライデン，ゴールドシュナイダー（ドイツ）：水中運動療法を提唱する
20 世紀初頭	サーリンバーガー（アメリカ）：水中運動療法の先駆的な研究を行う
1910 年代	フライシュハイン（スイス）：渦流浴槽を考案する
1928 年	ブラント（アメリカ）：ハバードタンクを開発する

（森 和ほか：物理療法の実際．第6版．南山堂：1985[3]）をもとに作成）

表7　メカノセラピーの歴史

古代	古代から使用されていた自然療法で，起源は明らかでない
BC 4, 5 世紀頃	ヒポクラテス（古代ギリシャ）：マッサージの重要性を説く
	アスクレピアデス（古代ギリシャ）：マッサージの効果を推奨，器械的療法を実施する
数千年前	中国：『黄帝内経』の素問のなかの異法方宜論篇，霊枢の官能篇に按摩が鍼灸，導引とともに活用される
中世頃	マッサージが衰退する，民間療法としてわずかに残る
1575 年	パレー（フランス）：マッサージの術式や治療効果を発表する
18～19 世紀	リンク（スウェーデン）：マッサージの著書を発表する
20 世紀初頭	メッツゲル（オランダ）：体操とマッサージの効果を学問的に明らかにし，メカノセラピーを提唱する
以降	スポーツマッサージ，リフレックスマッサージ，結合織マッサージ，骨膜マッサージなどが開発される

（森 和ほか：物理療法の実際．第6版．南山堂：1985[3]）をもとに作成）

は筋収縮の目的で初めて電気発生装置を使用し，ドイツの医師クラッツェンスタインは電気治療に関する著書を発刊した．イタリアの解剖学者ガルヴァーニは，カエルの足が金属片に触れるたびに収縮することを見つけ，金属片とカエルの組織との間に発生する電気の力であることを明らかにした．一方，ケロッグは正弦波電流を筋の刺激に応用し，テスラが高周波電流を発見し，ダルソンヴァルによって高周波電流の治療適用が樹立された．その後，超短波，極超短波，超音波による高周波が応用され，物理療法として使用されるに至った．

ニュートンにより可視光線のスペクトルが発見されて以降，ハーシェルが赤外線を，リッターが紫外線を発見した．アインシュタインはレーザーの理論的な基盤を提唱し，メイマンが最初の実用的なレーザー装置を開発したことで，レーザー技術が発展し，新たな光線療法の礎となった．

20世紀に入ると，物理療法は科学的な根拠をもち，新しい技術や機器が導入されるようになった．現代の物理療法は，医療の一環として幅広い領域で使用され，傷害や慢性疾患の回復，スポーツ傷害の治療，障害者の機能の代償や支援などに広く貢献している．

4. 物理療法の現状

「理学療法士及び作業療法士法」第2条第1項で，理学療法とは，「身体に障害のある者に対し，主としてその基本的動作能力の回復を図るため，治療体操その他の運動を行なわせ，及び電気刺激，マッサージ，温熱その他の物理的手段を加えることをい

MEMO
罨法（あんぽう）
鎮痛・消炎効果を目的として，治療部位に温熱や寒冷刺激を与える方法．

クラッツェンスタイン (Kratzenstein CG)
ガルヴァーニ (Galvain L)

ケロッグ (Kellog JH)
テスラ (Tesla N)
ダルソンヴァル (d'Arsonval JA)

ニュートン (Newton I)
ハーシェル (Herschel FW)
リッター (Ritter JW)
アインシュタイン (Einstein A)
メイマン (Maiman TH)

MEMO
診療補助行為は，原則として看護師，准看護師の独占業務であるが，その例外措置として，理学療法士，作業療法士が診療の補助として理学療法または作業療法を行うことを業とすることができる旨を規定した条文が，「理学療法士及び作業療法士法」の第15条第1項「理学療法士又は作業療法士は，保健師助産師看護師法（昭和23年法律第203号）第31条第1項及び第32条の規定にかかわらず，診療の補助として理学療法又は作業療法を行なうことを業とすることができる」である．

う」と定義されており，理学療法では運動療法と物理療法は表裏一体の治療手段である．このように，物理療法は理学療法分野において運動療法とともに大きな位置を占めている．また，現在の理学療法の中心となっている運動療法も，物理的刺激を生体に適用することで治療を行っているため，広義に解釈すれば，運動療法も物理療法の一つの領域と位置づけることもできる．海外では，理学療法士に限らず，作業療法士が電気刺激装置を携帯し，治療に活用し，物理療法も重要な治療として位置づけられている．

一方，日本における理学療法は，運動療法を中心に発展してきたため，物理療法は脇役的存在になっている．日本で理学療法士が誕生して，業務などが安定してきた1982年に，日本理学療法士協会が実施した実態調査においても，理学療法士が実施している業務のなかで物理療法は15％にすぎなかった[4]．また，物理療法に関する研究発表が少なく，理学療法士の物理療法への期待が小さいことや関心が低いことを示している．しかし，整形外科クリニックやリハビリテーション施設を対象とした物理療法に関する調査によると，開業医のクリニックにおいては1日あたり多くの患者に物理療法が実施され，その実施者は理学療法士ではなく，看護師や按摩・マッサージ師が主体であることが明らかとなった[4]．

昨今の医療工学や医療機器の進歩，発展に伴い，多くの物理療法機器が開発・導入されている．理学療法士には，より高度の専門的知識や技術が要求されるようになった．物理療法は，副作用による影響が少ないという優れた治療法であるが，安全性を担保し確実に効果を出すためには，理学療法士が物理療法にかかわり，その発展を牽引する必要がある．また，その手技や知識のなかには経験のみに依存し，科学的な裏づけがないものもある．これらの現状を見据え，日本リハビリテーション医学会のリハビリテーション機器委員会物理療法機器検討小委員会，日本理学療法学会連合日本物理療法研究会，日本物理療法学会が発足した．物理療法の研究が進められ，今後，科学的な機序解明や新しい機器開発，さらには臨床での広い活用へ寄与するものと期待されている．

5．物理療法の診療報酬

1922年に「健康保険法」が公布され，戦後の1956年の『厚生白書』には，1,000万人近くの低所得者層が復興の背後に取り残されていると記されている．当時，国民のおよそ1/3にあたる約3,000万人が公的医療保険に未加入であったことから1958年に「国民健康保険法」が制定され，1961年に国民皆保険制度が導入された．国民皆保険制度化では，診療報酬制度によって各診療に対して細かく診療報酬が決められ，各々，算定のルールがある．物理療法においても診療報酬が**表8**[5]のように定められている．

物理療法に最も関連するのは「消炎鎮痛等処置」である．消炎鎮痛等処置には，①マッサージ等の手技による療法，②器具等による療法，③湿布処置があり，①〜③までの療法を行った場合には療法の種類，回数または部位数にかかわらず1日に1回のみ算定できる．同一の患者につき同一日に①〜③までの療法のうち2つ以上の療法を行った場合は，主たる療法の所定点数のみにより算定するというルールになっている．また，同一日に運動療法によるリハビリテーションを実施した場合は，主たるもののいずれかの所定点数を1つだけ算定するとされ，このなかにリハビリテーション料が含まれるため，最も診療報酬が高いリハビリテーション料のみ算定するルールになっていることに注意しなければならない．

直接，理学療法領域の物理療法に関連するものとして，介達牽引，低出力レーザー

MEMO
消炎鎮痛等処置
①マッサージ等の手技による療法：手技による療法でマッサージなど治療者の手によって炎症を抑え，痛みを和らげる方法．
②器具等による療法：ホットパックなどの温熱療法，電気療法，赤外線治療，超音波療法などの器具を使って炎症を抑え，痛みを和らげる治療で，多くの物理療法が該当する．
③湿布処置：消炎鎮痛を目的とする外用薬を用いた処置などが含まれる．

表8 物理療法に関連する主な診療報酬

コード	診療報酬名		コード	診療報酬名	
J119	消炎鎮痛等処置（1日につき）		J118	介達牽引（1日につき）	（35点）
	1 マッサージ等の手技による療法	（35点）		注 消炎鎮痛等処置を併せて行った場合は，主たるもののいずれかの所定点数のみにより算定する	
	2 器具等による療法	（35点）	J119-3	低出力レーザー照射（1日につき）	（35点）
	3 湿布処置	（35点）		皮膚科光線療法（1日につき）	
	注1 1から3までの療法を行った場合に，療法の種類，回数又は部位数にかかわらず，本区分により算定する			1 赤外線又は紫外線療法	（45点）
				注 入院中の患者以外の患者についてのみ算定する	
	注2 同一の患者につき同一日において，1から3までの療法のうち2以上の療法を行った場合は，主たる療法の所定点数のみにより算定する		J054	2 長波紫外線又は中波紫外線療法（概ね290ナノメートル以上315ナノメートル以下 のもの）（150点）	
				3 中波紫外線療法（308ナノメートル以上313ナノメートル以下に限定したもの）（340点）	
	注3 3については，診療所において，入院中の患者以外の患者に対し，半肢の大部又は頭部，頸部及び顔面の大部以上にわたる範囲の湿布処置が行われた場合に算定できる			歩行運動処置（ロボットスーツによるもの）（1日につき）（1,100点）	
	注4 区分番号C109に掲げる在宅寝たきり患者処置指導管理料を算定している患者に対して行った消炎鎮痛等処置の費用は算定しない		J118-4	注 別に厚生労働大臣が定める施設基準に適合するものとして地方厚生局長等に届け出た保険医療機関において行われる場合に限り算定する	

（厚生労働省：医科診療報酬点数表[5]をもとに作成）

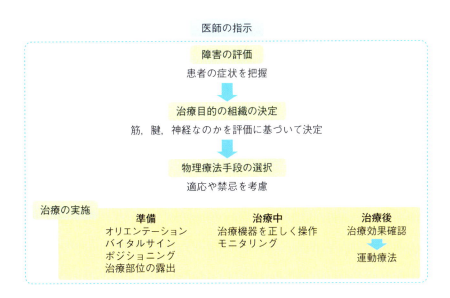

図1 物理療法の治療の流れ

照射，皮膚科光線療法（赤外線または紫外線療法），歩行運動処置（ロボットスーツによるもの）などがある．その他，在宅自己疼痛管理指導管理料，在宅振戦等刺激装置治療指導管理料，在宅迷走神経電気刺激治療指導管理料，局所陰圧閉鎖処置，干渉低周波による膀胱等刺激法，超音波骨折治療法，難治性骨折超音波治療法，難治性骨折電磁波電気治療法も物理療法に関連する診療報酬である．なお，診療報酬は2年ごとに見直され，改定される．

6. 物理療法の治療の流れ（図1）

運動療法と同様，医師の指示のもと，物理療法は実施される．障害を評価し，治療目標および治療仮説を設定し，治療の実施後に治療効果を検証するという流れで実施する．

MEMO

● 振戦等刺激装置
振戦等の除去のため脳深部に電気刺激を与える植込型脳・脊髄刺激装置．

● 迷走神経電気刺激治療
てんかん発作緩和のため植込型迷走神経電気刺激装置を植え込む治療．

● 局所陰圧閉鎖処置
創傷を密閉・陰圧にすることにより創傷治癒を促す物理療法．

● 干渉低周波による膀胱等刺激法
膀胱周辺の排尿筋や骨盤底筋を干渉低周波電流で刺激する頻尿，尿失禁の治療．

消炎鎮痛
炎症を抑えながら痛みを和らげる作用をもつ治療方法や薬剤を示す．消炎作用は炎症の抑制（炎症性サイトカインの産生を減少させる），血管透過性の低下（腫れや浮腫を軽減），白血球の活動抑制（過剰な免疫反応を抑制）である．鎮痛作用は神経の興奮抑制（末梢神経や中枢神経の痛覚信号を弱める），エンドルフィンの分泌促進（脳内で自然な鎮痛効果），血流改善（代謝産物の除去を助け，痛みを和らげる）により効果を示す．

適応と禁忌
適応とは，特定の治療や方法が適切で有効である条件や状況を指す．禁忌とは，特定の治療や方法が危険または無効である条件や状況を指す．患者に不利益をもたらす可能性がある場合は「禁忌」と判断される．

アメリカ理学療法士協会
(American Physical Therapy Association：APTA)

1）障害の評価
患者の症状を把握する．消炎鎮痛を目的とする場合は，炎症や痛みの部位，範囲，性状，程度，疼痛を発生する要因などを評価する．

2）治療目的の組織の決定
治療対象となる組織が，筋，腱，神経なのかを評価に基づいて決定する．

3）物理療法手段の選択
適応や禁忌を考慮して，適切な物理療法を選択する．

4）治療の実施
①オリエンテーションを行い，バイタルサインをチェックする．
- 治療目的を簡単に説明し，どこに，何を，どのくらい行うのか説明する．
- 脈拍や血圧，顔色などの状態を把握する．
- 禁忌事項を確認する．

②ポジショニングを設定する．
- 治療部位の安静や安楽姿勢がとれるように工夫する．
- リラックスした状態を保持できるようにクッションやタオルで固定する．

③治療部位を露出する．
- 治療部位露出などの協力を得る．必要に応じて皮膚の状態や感覚（温覚）を確認する．
- 治療部位以外の部位は保温に努める．特に治療部位より末梢側の保温を考慮する．

④治療機器を正しく操作する．
- 電気を使用する装置については，アース線が接続されているか確認する（延長コードは使用しない）．
- 温度設定が必要な装置は，温度と機器の設定を確認する．

⑤治療中は患者の状態を常にモニタリングする．
⑥治療仮説として考えた治療効果が得られているか確認する．
⑦治療部位や皮膚の状態を観察し，異常な所見がみられないか確認する．
⑧露出部分を確認して，服をもとに戻す．すぐに動き始めず，しばらく安静にした後，終了する．
⑨継続的実施の可否を判断する．

5）運動療法との併用
物理療法は炎症や疼痛を軽減させるため，運動療法の前処置として有効である．また，物理療法による機能改善や機能代償のサポートは，運動療法を効果的に実施するための有効な手段である．アメリカ理学療法士協会は，物理療法の単独使用を推奨しておらず，理学療法として認められないとの声明を出している．物理療法は，運動療法との併用により適切な理学療法サービスが提供できるものと考えられている．

7．物理療法の研究と機器開発の動向

生体は，外界からの物理的刺激に対して機能的あるいは器質的な変化を示すことが多くの研究で明らかにされてきた．新たな発見や詳細な機序の解明は，科学に支えられた研究が基盤をなす．これらの研究によって物理的な刺激の機序解明や新たな効果が発見され，新規の機器の開発へとつながっている．物理療法にかかわる治療は，経験によるものが多く，十分な作用機序が解明されているとは言いがたい．最新の科学技術に則した観点からの研究が必須であり，物理療法が及ぼす生体反応を客観的に分析する必要がある．今後，細胞や動物による基礎研究から臨床基礎研究や臨床研究に至るまで，幅広く多くの研究が進められることが期待される．

表9 物理療法に関連する新規の機器開発

物理療法	関連する新規医療機器	物理療法	関連する新規医療機器
水治療法	● ウォータージェット ● 高圧療法	光線療法	● 各種レーザー光源 　（紫外線，可視光線，近赤外線，遠赤外線レーザー） ● ファイバー導光技術 ● 光化学作用増感物質
牽引療法	● 弾性ゴム製アクチュエータ		
温熱療法，寒冷療法	● マイクロ波ハイパーサーミア ● 遠赤外線加温技術 ● サーモグラフィ ● 電子冷却クライオサージェリー	電気療法	● 慢性神経刺激用電極材料 ● 自動除細動装置 ● 磁気刺激 ● 心臓マッサージ
高周波療法，超音波療法	● RF波ハイパーサーミア ● 超音波ハイパーサーミア ● 深部温度計測技術	その他	● 超音波刺激 ● 衝撃波 ● 軽度高気圧酸素，低圧低酸素

（リハビリテーション機器委員会物理療法機器検討小委員会：リハ医 1994；31〈3〉：159-64[4]）をもとに作成）

研究成果としてさまざまな物理療法機器が開発されている（**表9**）[4]．また，物理療法は装置（医療機器）を使用した治療が多い．医療機器は人体に与えるリスクに応じて，一般医療機器，管理医療機器，高度管理医療機器の3つに分類され，物理療法で用いられる機器は管理医療機器（クラスⅡ）に分類されている．

医療機器のクラス分類
▶ Lecture 2・表1参照．

8. 物理療法の展望

物理療法は，古くから自然現象を治療に用いてきた．また，時代とともに科学技術に支えられ，新しい物理療法機器が開発されてきた歴史がある．今後も，科学の進歩により新しい概念や理論が構築され，新規の物理療法機器が開発されていくものと考えられる．

水治療法においては，水が治療として使用された歴史は古く，エジプトなどの古代にさかのぼることができる．特に，古代ローマでは多くの温泉療養地が作られた．1928年にはアメリカの医師ブラント，ヘンリーらの考案によるハバードタンクが製作された．ハバードタンクでは，ポリオ後遺症に対する治療が行われた．1980年代には，温水プールの建設に伴って，健常者や障害者を対象として水中運動療法が普及した．リハビリテーション施設では，プールを設置することが困難であったため水中トレッドミルが開発され，利用された．このように，物理療法機器は歴史とともに変遷している．

ブラント（Blount WP）
ヘンリー（Henry W）
ハバードタンク（Hubbard tank）
▶ Lecture 9・図11参照．

1968年に開催されたメキシコオリンピックは，海抜2,240 mに位置するメキシコシティが開催地となった．高地であるために，持久性を要求される長距離走のアスリートは高地トレーニングを実施し，良い成績をもたらした．その後，多くの研究が行われ，現在では血液学的効果や骨格筋の機能向上などの効果も解明された．近年に至っては，低圧低酸素装置も開発されて，高地に行かなくても高地トレーニングが実施できるようになった．さらに，創傷治癒などにも利用できる可能性が示唆されており，物理療法機器として，新たな展開が期待できる．このように，科学の進歩とともに物理療法機器は開発され，理学療法士が活躍できる分野である．

MEMO
高地トレーニング
長距離種目などで，心肺持久力を高めるために行う標高2,000〜3,000 mの高地でのトレーニングをいう．肺への換気量や最大酸素摂取量を高める効果がある．マラソンや水泳では高地トレーニングが必須になっており，その他，サッカーなどにおいても利用されている．
▶ Lecture 15・図11参照．

■引用文献

1) 千住秀明監：物理療法　第2版．神陵文庫；2009．p.1．
2) 服部一郎：リハビリテーション技術全書．第2版．医学書院；1984．p.91-7．
3) 森　和，高橋暁正：物理療法の実際．第6版．南山堂；1985．p.1-20．
4) リハビリテーション機器委員会物理療法機器検討小委員会：物理療法の現状―その問題点と今後の対策．リハ医 1994；31（3）：159-64．
5) 厚生労働省：医科診療報酬点数表．第9部 処置 通則．https://www.mhlw.go.jp/content/12400000/000603760.pdf

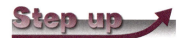

物理療法の分類と種類

　講義で取り上げた森らの分類（講義・表2[1]参照）は治療方法別であるが，他にも物理療法にはさまざまな分類がある．治療効果別に分類すると，その特徴や目的を理解しやすい．そこで，治療効果別に，その代表的な物理療法の種類をまとめる（表1）．

表1　物理療法の治療効果別の分類

1．疼痛の緩和（鎮痛効果）	
温熱療法	ホットパック，パラフィン浴，高周波療法（超短波，極超短波）
寒冷療法	アイスパック，アイスマッサージ，クライオセラピー
電気刺激療法	経皮的電気神経刺激法（TENS），干渉波電流（IFC）
超音波療法	連続波で照射強度を 1 W/cm^2 以上に設定することで，深部組織への振動エネルギーにより熱が発生する
レーザー療法	低出力レーザー治療（LLLT）は，温熱作用は主目的ではないが，近赤外線領域（760 nm～15 μm）のレーザーでは温熱作用がみられる
水治療法	渦流浴，温浴，温泉療法，アクアセラピー
衝撃波療法	体外衝撃波療法（ESWT）
2．血流の改善（循環促進効果）	
温熱療法	血管拡張により血流を促進する
電気刺激療法	低周波により筋のポンプ作用を促進する
圧力療法	エアマッサージ，マッサージ療法，圧迫療法（下肢静脈瘤やリンパ浮腫に使用）
軽度高気圧酸素療法	副交感神経活動を活性化して，末梢の血流量を増加する
3．炎症の抑制（抗炎症効果），創傷の治癒促進	
寒冷療法	急性炎症や外傷後の腫脹を軽減する
超音波療法	炎症の抑制と深部組織の創傷治癒を促進する
レーザー療法	細胞修復を促進する
電気刺激療法	微弱電流刺激（MES）は，細胞修復を促進する
軽度高気圧酸素療法，低酸素刺激	炎症の抑制と組織修復を促進する
4．筋力の増強（筋機能改善効果）	
電気刺激療法	中周波電気刺激（ロシアン電流）で筋収縮を誘発する
機械的振動療法	全身振動療法（whole body vibration：WBV）や局所振動により筋伸長を促進する
磁気療法	パルス電磁場療法（pulsed electromagnetic field：PEMF）
5．神経機能の回復・調整	
電気刺激療法	低周波療法，干渉波電流（IFC）
磁気療法	電磁場療法
超音波療法	神経組織の修復を助ける
6．リラクセーションとストレス緩和	
温熱療法	温浴，赤外線療法
振動療法	緊張緩和
水治療法	温泉療法，アクアセラピー
7．リンパ液の循環促進	
圧迫療法	リンパドレナージ
電気刺激療法	筋ポンプ効果を促進する
水治療法	水圧を利用して循環を改善する
8．機能の再建	
電気刺激療法	機能的電気刺激（FES），干渉波により骨盤底筋を刺激する
リハビリテーションロボット（ロボットを用いた理学療法介入）	固有受容器を刺激して，運動機能を回復させる
9．機械的負荷と負荷軽減	
牽引療法	体幹に対する介達牽引
マッサージ療法	マッサージ，マニピュレーション

■引用文献

1）森　和，高橋晄正：物理療法の実際．第6版．南山堂；1985．

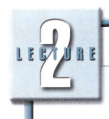

リスク管理

到達目標

- 物理療法機器の危険性を理解する．
- ヒヤリ・ハット報告などの事故対応を理解する．
- EMC 規格についての知識を習得する．
- 医療事故の分析方法を学ぶ．
- 物理療法機器の日常・定期・随時の点検項目を理解する．
- 点検マニュアルと非常時の行動マニュアルを作成する（実習）．

この講義を理解するために

　物理療法で使用される機器の多くは，「医薬品，医療機器等の品質，有効性及び安全性の確保等に関する法律」のクラスⅡ（管理医療機器）に分類されます．これらの機器は，人体へのリスクが低いとされ，臨床で使用されていますが，使用方法によっては疼痛の悪化や熱傷などのリスクを伴います．したがって，物理的刺激を正確に理解し，患者の状態を考慮したうえで，目的を明確にし，適切に使用することが求められます．リスク管理の基本は，物理療法機器の禁忌を理解し，安全な治療を目指すことです．

　この講義を学ぶにあたり，以下の項目を学習しておきましょう．

- □ それぞれの物理療法がどのような物理的刺激を生体に加えているのか確認しておく．
- □ それぞれの物理療法の絶対禁忌と相対禁忌を調べておく．
- □ 現代社会における電磁波の問題について調べておく．

講義を終えて確認すること

- □ 物理療法機器が有する危険性について，機器ごとに理解できた．
- □ インシデント・アクシデントレポートの記載内容について理解できた．
- □ EMC 規格とは何かが理解できた．
- □ P-mSHELL モデルと 4M5E 分析が理解できた．
- □ 物理療法機器の点検項目について理解できた．
- □ 点検マニュアル，非常時の行動マニュアルを作成できた．

講義

1. リスク管理とは

　安全な治療は患者の基本的な権利であり，医療者にとっては提供する責務である．しかし，医療機器には故障のリスクがあり，人間は過ちをおかす可能性が常に存在する．

　リスク管理は，もともとは産業界で，事故の防止や発生時の迅速な対応を目指して危機対策として取り入れられた．「リハビリテーション医療における安全管理・推進のためのガイドライン」においても，患者の安全を最優先にしながら最良の治療を提供する方針が示され，質の高い医療サービスの提供へとつながる要素である．理学療法士は，さまざまな状況下でリスク管理が求められ，特に医療機器を使用する物理療法の際は，その要求はより厳格である．

　リスク管理の過程で，正しい医療機器の使用方法の遵守は必須である．また，理学療法士だけでなく，場面に応じては患者の協力も不可欠である．

2. 医療事故とその発生要因

1) 理学療法士側のリスク管理

　物理療法は，正しく行うことでベネフィット（有益性）を得ることができるが，禁忌事項があり，誤った治療をすればインシデントや事故につながるリスク（危険性）がある．ベネフィットがリスクを上回るように，物理的エネルギーの特性や適応と禁忌，使用目的，治療部位をふまえて，事前の理学療法評価と治療仮説に基づき実施する．

(1) 絶対禁忌と相対禁忌

　安全な物理療法のためには，適応と禁忌を確認しておくことが必要である．絶対禁忌の項目は，絶対に実施してはならないが，相対禁忌の場合，治療効果が潜在的な危険性を上回るときのみ適応が認められる．その際は，効果の程度や治療に伴うリスクを把握する．電気刺激療法では，心臓ペースメーカ装着者には通常，禁忌とされる．しかし，足部などペースメーカの植込み部位から遠い部位で微弱電流刺激を行う場合，誤作動のリスクは低く，創傷治癒促進などの治療効果がリスクを上回るため，使用が認められることもある．

(2) 手順の確認

　物理療法実施前には，患者への説明とインフォームド・コンセントの取得が必須である．治療中や治療後の観察も欠かせない．経験豊富な理学療法士でもミスが生じるが，これは情報処理の限界からくるヒューマンエラーである．ミスを減らすため，物理療法機器の周辺に手順表を貼り，複数回の確認や指差し確認を行う．治療時間や出力の変更は，患者の自己判断に任せてはいけない．患者が強い刺激での治療が効果的だと誤解していることがあるので，十分に説明する．

2) 患者側のリスク管理

　治療前には，理学療法士が前回の治療後の変化や，治療部位と全身状態を評価し，患者の訴えに寄り添ったフィジカルアセスメントを実施する．刺激条件の適否を判断することは，安全に物理療法を実施するために重要である．

(1) 問診

　対話を通じて，患者の主観的な身体状況を確認する．5W1Hを基本に質問し，具体的な状況を明らかにする．問診は，物理療法前の患者の状態の理解だけでなく，治療後の変化の確認にも役立つ．

MEMO
リスク管理と安全管理の相違
リスクの対象として疾病や障害などの事象が考慮される．これらの事象がもたらす危険の発生確率を低減させるための取り組みがリスク管理 (risk management) である．対照的に，安全管理 (safety management) は危険の可能性ではなく，実際に現れる危険やそれに伴う障害を最小限に抑える管理手法を指す．

MEMO
医療現場ではミスをしてはいけない．しかし，リスク管理の観点からは，「ミスをおかす可能性が常にある」との認識をもつことが大切である．

ベネフィット (benefit；有益性)

MEMO
インシデント (incident)
患者に実施する前に発見された誤った医療行為の事例であり，「ヒヤリ・ハット」と同義である（後述）．

インフォームド・コンセント
(informed consent；説明と同意)

フィジカルアセスメント
(physical assessment)

MEMO
5W1H
Who（誰が），What（何が），When（いつ），Where（どこで），Why（なぜ），How（どのように）の英単語の頭文字をとった言葉で，過不足のない情報伝達を行うための要素である．

（2）バイタルサイン

患者の体調は日々変化しているため，物理療法を実施する前後で血圧や脈拍などのバイタルサインの確認は欠かせない．電気刺激は心臓への負担や筋障害のリスクが低いとされ，リスクの高い患者にもよく用いられている．近年では，集中治療室（ICU）の重症患者でのICU-AWに対する電気刺激の予防・治療効果が注目されている．リスクの高い患者には，全身状態と実施前後のバイタルサインの確認が必須である．

（3）皮膚の状態

治療前には皮膚の出血部位や傷の有無を確認し，物理療法が適切かを判断する．皮膚が乾燥していると，電気刺激の際の皮膚抵抗が上昇するが，保湿することで改善できる．物理療法においては，低温熱傷が医療事故として頻発するため，温熱療法を行うときは適切な温度と時間を設定する．特に電気ホットパックは一定の温度を持続的に与えるので，熱傷のリスクが高まる．施術後は，必ず皮膚の状態を確認する．

（4）疼痛，神経症状

牽引療法は，脊椎椎間を広げることで末梢神経の除圧を目的とする．しかし，不適切な方法で行うと（腰椎の前彎を増強する方向の牽引や過度な牽引など），神経症状が悪化する可能性がある．したがって，治療前後で神経症状や疼痛の状態が悪化していないか確認する．

3）物理療法機器のリスク管理

物理療法機器による医療事故は，少ないが報告されている．物理療法は物理的エネルギーを人体に加えるため，種々の危険性がある．以下に，2018年のホットパックによる事故報告と，物理療法機器が有するリスクの例を紹介する．

（1）医療機器と家庭用治療機器

家電量販店には，低周波治療器などの家庭用治療機器が並んでいる．これらは一見，医療機関で使われる医療機器と似ているが，異なる点が多い．医療機器と家庭用治療機器は，出力や設定に違いがあり，製造時の認証や安全基準も異なる．処方箋が必要な薬と店頭で自由に購入できる薬が違うように，これらの機器にも差異がある．物理療法は，医師の処方をもとに行われる治療である．

日本における医療機器は，「医薬品，医療機器等の品質，有効性及び安全性の確保等に関する法律」（以下，「薬機法」）によって人体に与えるリスクの大小で，一般医療機器（クラスⅠ），管理医療機器（クラスⅡ），高度管理医療機器（クラスⅢ，Ⅳ）の3つにカテゴリー分けされている（**表1**）．物理療法で使う医療機器の多くは，クラスⅡに分類されている．家庭用治療機器と比較して，医療機器は治療効果を最大化するために，より強い強度やより長時間の連続使用への調整が可能となっており，有資格者

MEMO
バイタルサイン（vital sign；生命徴候）
通常，バイタルサインの測定という場合は，血圧，脈拍，呼吸，体温の測定を指す．

集中治療室（intensive care unit：ICU）

MEMO
ICU-AW（ICU-acquired weakness）
重症患者で急性に広がる筋力低下のなかで，重症な病態以外の明確な原因が特定できないものをICU-AWと称する．典型的な症状としては，病態の発症から数日で左右対称の四肢の麻痺や筋力の低下が現れる．

牽引療法
▶ Lecture 13参照．

表1 医療機器のクラス分類

医療機器のクラス分類		内容	医療機器の例
高度管理医療機器	クラスⅣ	不具合が生じた場合，生命の危険に直結するおそれがあるもの	心臓ペースメーカ，冠動脈ステント，心臓カテーテルなど
	クラスⅢ	不具合が生じた場合，人体へのリスクが比較的高いと考えられるもの	集束型衝撃波治療器，人工透析機器，人工呼吸器，人工関節など
管理医療機器	クラスⅡ	不具合が生じた場合でも，人体へのリスクが比較的低いと考えられるもの	多くの物理療法機器（低周波治療器，歩行神経筋電気刺激装置，超音波治療器，乾式ホットパック装置，渦流浴装置，超短波治療器，マイクロ波治療器，能動型自動間欠牽引装置，拡散型圧力波治療器），多用途筋機能評価運動装置，超音波診断装置，MRI装置など
一般医療機器	クラスⅠ	不具合が生じた場合でも，人体へのリスクがきわめて低いと考えられるもの	湿式ホットパック装置，体外診断用機器，メス，ピンセットなど

（←高　人体に対するリスク　低→）

が，十分な安全管理の環境のもとで使用することを前提としている．

(2) ホットパックによる熱傷

2018年に「ホットパック使用時の熱傷」に関する事例報告が，日本医療機能評価機構から発表された[1]．2014年1月1日から2018年2月28日までの調査期間中，ホットパックによる熱傷事例は10件報告され，そのなかで理学療法実施時の温熱療法による事例は1件であった．この事例の原因として，取り扱い説明書で指定されたタオルの厚さより薄いものを使用したことがあげられている．同機構は，ホットパック中に患者の様子を確認することや，取り扱い説明書に示された方法での使用を徹底するよう注意を促している．

(3) 低出力レーザーによる発火，燃焼

光線療法に属するレーザーは，レーザー発振器により作られる人工の電磁波で，太陽光などの自然光とは異なる特性をもつ．自然光がさまざまな方向に散乱するのに対し，レーザーは1波長の光として指向性が高い．自然光を虫眼鏡で集めても発煙するだけであるが，レーザーはエネルギー密度が高く，高出力にすればレーザーメスとして使える．物理療法において使われるレーザーは低出力であるものの，黒い紙などに焦点を合わせて照射すると，光が集中した部位で発火することがある．

(4) 電気刺激治療器による火傷

電気刺激療法は，人体に電気を流すため，電気熱傷や電極接触面の皮膚炎のリスクがある．人の皮膚は通常，電気の伝導が困難な高い絶縁性をもつ．電気刺激治療器は，電圧や周波数の調整により，電極をとおして治療に利用する．皮膚に損傷があると，電気抵抗が低下し，電流が過多に流れ，火傷の危険が高まる．電極の貼付部位の確認は不可欠である（**表2**）[2]．さらに，ゲル導子を繰り返し使用することで粘着力が低下し，皮脂やゴミが付着すると，皮膚との接触が不完全になる．このような状態で通電すると，電流が局所的に集中し，皮膚組織が破壊されるリスクがある（**図1**）．

(5) 極超短波治療器による心臓ペースメーカの誤作動

極超短波治療器は，日本では電子レンジと同じ2,450 MHz（メガヘルツ）の周波数を使用している．このため，体内に金属がある場合，異常な加熱が生じることがある．さらに，電磁波の影響で周辺の電子機器の誤作動の可能性もある．極超短波の照射時には，ラジオにノイズが発生することがあるが，これ自体は生命の危険を示すものではない．しかし，心臓ペースメーカを植え込んでいる人にとって，出力が低い携帯電話でも危険があるとされている．極超短波の放出する電磁波は，出力が携帯電話

表2 生体への通電量と感電による生体の反応

	電流	生体の反応
	1 mA	ピリピリと感じる程度（最小感知電流）
マクロショック	10 mA	行動の自由を失う程度（離脱限界電流）
	100 mA	心室細動が起こる（マクロショック心室細動電流）
ミクロショック	0.1 mA	心室細動が起こる（ミクロショック心室細動電流）

（上杉雅之監，杉元雅晴ほか編著：イラストでわかる物理療法．医歯薬出版：2019. p.195[2]）

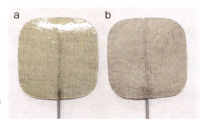

図1 ゲル導子の劣化
ゲル導子の粘着面を示す．aが新品の導子，bが劣化した導子である．bの導子には繰り返しの使用により体毛や汚れが付着し，粘着力が低下している．

表3 コンセントに関する注意事項

	現象	対処
トラッキング現象	長期間のプラグ使用で、コンセントとプラグの間のほこりが湿気を帯び、ショート（火花放電）が起こり、発火の原因となる	定期的にプラグとコンセントを確認し清掃する（乾いた布でほこりを除去する）
テーブルタップのたこ足配線	テーブルタップでの指定容量を超える利用は、発熱の原因となり火災の危険がある	電源プラグは、壁のコンセントに直接接続する
グロー現象	電気コードの接続部が緩んだ状態で使い続けると、高い熱をもち、発火する可能性がある	電源プラグとコンセントの接続が緩い場合、しっかりと接続する。接続の緩みが続く場合、電源プラグやコンセントを交換する
その他の発火現象	電源プラグが差し込まれたコンセントの近くに燃えやすい物（カーテンなど）があると、プラグとコンセントの間でのショート（火花）により火災が起きる可能性がある	コンセントの近くには燃えやすい物を配置しない

（日本理学療法機器工業会：理学療法機器を安全・安心にご使用いただくためのお願い[3]をもとに作成）

の約100倍あり、心臓ペースメーカが誤作動するリスクは非常に高い。

4) 物理療法機器の管理と点検の必要性

機器は使用年数が増えると老朽化し、電源ケーブルの破損も考えられる。コンセントとプラグの間のほこりの蓄積により、発熱し火災の原因となることがある（トラッキング現象）。実際、医療機関でホットパックに使用されるハイドロコレータが火災の原因となった事例がある。日本理学療法機器工業会は、これを受けて2016年に理学療法機器を安全に使用するための資料を公表している（**表3**）[3]。また、各機器には劣化速度に応じて耐用年数が設定され、この年数を超えると、機器の性能が保証されない。部品の交換などのメンテナンスが必要になることもある。長期使用した機器には不具合が生じることがあるため、各施設でチェックリストを作成し、定期的に点検する。

(1) EMC 規格

機器が発生させる電磁波の削減と、外部からの電磁波の影響を防ぐための規格である。機器が発生する電磁波が他の機器に干渉する現象をEMI、機器が受ける電磁波の耐性をEMSという。EMCはEMIとEMSの両方の基準を満たすことを指す。

電化製品は電磁波を放出するが、治療機器はEMIを低く、EMSを高く保つ必要がある。能動型医療機器は「薬機法」のもとでEMC規格の適合が義務づけられており、2023年3月以降は新規格 JIS T0601-1-2：2018 への対応が求められる。さらに、2026年2月以降製造の医療機器は、JIS T 0601-1-2：2023 への適合が必須となった。

将来的には、在宅リハビリテーションが増加し、家庭での物理療法機器の使用が普及することが推測される。その際、機器が受ける電磁波の影響や家電への影響を考慮する必要がある。メーカーも新規格への対応が求められる。

(2) 医療機器のクラス分類

日本のすべての医療機器には日本医療機器名称（JMDN）とよばれる一般的名称が割り当てられている。このJMDNに基づき、厚生労働省は医療機器のクラス分類（クラスⅠ～Ⅳ：**表1**参照）を公表している。現行の「薬機法」では、クラスⅠの医療機器を除いて、高度管理医療機器と管理医療機器のすべてにEMC規格の適合が義務づけられている。EMC規格に適合する製品は、「医療用具の電磁両立性に関する規格適合確認の取扱いについて」という通知に基づき、適合を表示している（**図2**）。

MEMO
トラッキング現象
コンセントとプラグの隙間にほこりがたまり、そこに湿気が加わると電源プラグの間でショート（火花放電）が繰り返される。そこから放電が起こり、発火する（図5参照）。

MEMO
物理療法機器の耐用年数の例
- ハバードタンク（Hubbard tank）、その他の作動部分を有する機能回復訓練機器：6年間
- X線、その他の電子装置を使用する移動式の機器：4年間
- その他、主として金属製のもの：10年間

MEMO
機器の安全点検は物理療法だけの問題ではない。手間を惜しむことなく、日常点検を継続的に行うことが大切である。

MEMO
「いつもと違う」という患者の主観的な感覚から、物理療法機器の故障に気づく場合もある。治療中や治療終了時に患者の感想を聞くことは、リスク管理の観点からも欠かせない。

EMC (electromagnetic compatibility)
EMI (electromagnetic interference)
EMS (electromagnetic susceptibility)
JIS (Japanese Industrial Standards；日本産業規格〈日本工業規格〉)

MEMO
JMDN コード
日本医療機器名称（Japanese Medical Device Nomenclature：JMDN）は、2005年4月から施行された「改正薬事法」で定められた、医療機器の日本独自の一般名称である。これは、国際医療機器名称（Global Medical Device Nomenclature：GMDN）をもとに、日本の状況に合わせて設定されたものである。

MEMO
2007年から医療機器のEMC規制が施行されたが，それ以前の機器も現在使用可能である．非適合機器を使用する際には，理学療法士の立ち位置，他機器との距離や配置を注意深く管理しなければならない．

調べてみよう
使用している物理療法機器がEMCの適合機器であるか確認してみよう．

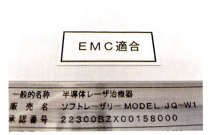

図2 EMC適合の表示例

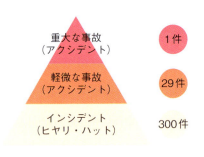

図3 ハインリッヒの法則

3. リスクマネジメントのプロセス

リスク管理は，事象の発生防止だけでなく，発生時や発生後の対応も含む．インシデントや事故が起きたときは，原因を特定し，再発を防ぐ策を練り，それをスタッフ全員で共有する．そのため，原因分析と対策を導く指標が求められる．

1) 医療事故（アクシデント）

医療の全過程で発生する人身事故を指し，医療過誤（医療ミス）や過失の有無を問わない．これは，医療者が被害を受ける場合も含む．
- 身体的な被害や精神的な被害が生じた場合．
- 医療行為とは直接関係ない場合（患者が廊下で転倒して負傷したなど）．
- 医療者が被害を受ける場合（注射針の誤刺など）．

2) 医療過誤（医療ミス）

医療者が，医療の遂行において，医療的基準に違反して患者に被害を与えた行為を示し，過失のある医療事故である．

3) インシデント（ヒヤリ・ハット）

傷害にあたらない事故であり，「ヒヤリ」としたり「ハッ」としたりした事例をいう．患者に実施する前に発見された誤った医療行為や，実施後に発覚した患者に影響が及ばなかった誤った医療行為の事例である．

4) ハインリッヒの法則

1件の重大な事故に対し，29件の軽微な事故と300件のインシデント（ヒヤリ・ハット）が存在するという法則で，ハインリッヒが5,000件の労災事故をもとに導き出した（図3）．この法則は，重大な医療事故は実際の状況の一部にすぎないこと，そして多くのインシデントが医療事故に至る前に存在することを示唆している．このため，インシデントの段階での原因分析と改善策の策定が，重大な事故の発生を予防するうえで非常に重要である．

5) 報告

医療事故が発生した場合，最初に，上司，主治医，担当看護師，本人および家族に報告したうえで，所属施設の安全管理委員会へ報告する．安全管理マニュアルがある場合，それに従ってアクシデントレポートを作成する．医療事故には至らなかった危険事項についても，インシデントレポートとして作成することが求められる（図4）．インシデント・アクシデントレポートに記載すべき項目は，以下のとおりである．

- 発生日時
- 使用していた物理療法機器と設定条件
- 発生時の状況（患者への危害の有無，程度）
- 発生に至った要因

医療事故（medical accident）

調べてみよう
理学療法士がかかわった医療事故には，どのようなものが，どのくらいあるかを調べてみよう．

医療過誤
(medical malpractice)

MEMO
ヒヤリ・ハット
重大な災害や事故に発展しなかったものの，その可能性が十分に考えられる事態を指す．

MEMO
医療においてミスはおかしてはいけないが，リスク管理の面からは常に「ミスをおかすかもしれない」という意識をもっておくことが大切である．

ハインリッヒ (Heinrich) の法則

MEMO
- インシデント＝医療事故
- アクシデント＝ヒヤリ・ハット

2 リスク管理

リハビリテーション業務インシデント・アクシデント報告書

報告日時	年　月　日（　曜日）	報告者	
発生日時	年　月　日（　曜日）	午前・午後　時　分頃	
発生場所	□病棟　□リハビリテーション室　□屋外　□その他（　　　）		
患者情報	氏名：　　　　　　　（男・女）	□入院（病棟　　病室　）　□外来	
	生年月日：　年　月　日　（年齢　　　）		
	疾患名：		

出来事の情報（1連の行為につき1枚）	
行為の種類	□評価　□運動療法　□ADL練習・指導　□作業療法　□言語聴覚療法 □その他　（　　　　　） □物理療法 　　ホットパック療法□　極超短波療法□　超短波療法□　超音波療法□ 　　寒冷療法□　水治療法□　牽引療法□　パラフィン療法□　レーザー療法□ 　　その他□（　　　　　）
出来事の内容	※誰が，何を行っている際，何を，どのようにしたため，対象者はどうなったか
出来事への対応	
禁忌・注意事項の事前確認	□あり　□なし　□不明
医師への報告	□あり　□なし
本人・家族への説明内容と質問事項	□あり　□なし 説明内容： 本人・家族からの質問事項：
発生要因	※考えられる原因：憶測ではなく，事実に基づいて記載する
今後の対策	※原因ごとの具体的な改善策を記載する

院長	事務長	看護部長	主治医	科長	担当PT

図4　リハビリテーション業務におけるインシデント・アクシデントレポートの例

- 再発を避けるために求められる対応など

提出された報告書に基づき，再発防止のための原因を分析し，再発防止への対応を検討する．

6）医療事故の分析方法

インシデントやアクシデントの発生要因を分析する際には，P-mSHELLモデルや4M5E分析などが有用である．

(1) P-mSHELLモデル

人は環境や外的要因の影響を受ける一方で，その環境や要因も人に影響される．問

表4 P-mSHELLモデルの構成要素と具体例

構成要素	具体例
P Patient(患者)	病態の急変,予測外の行動,加齢や疾患に伴う機能低下など
m Management(管理)	安全文化の醸成,安全教育の不徹底,経営難など
S Software(ソフトウェア)	手順書・マニュアル,カルテ・指示書など
H Hardware(ハードウェア)	機器のインターフェース・モードの切り替え,機器の操作性,機器の配置など
E Environment(環境)	作業環境(温度,湿度,照明など),リハビリテーション室などの病棟内の配置など
L Liveware(当事者)	個人の身体・心理・精神的な状態,個人の能力,個人の認知・状況判断など
L Liveware(当事者以外)	他職種との連携・コミュニケーション,チーム内のコミュニケーション,チームワーク,リーダーシップなど

(大河内彩子ほか:横浜看護学雑誌 2018;11〈1〉:48-54[1] をもとに作成)

題が発生した際,この相互の関係性を考慮した分析が必要である.SHELLモデルは,S(Software:ソフトウェア),H(Hardware:ハードウェア),E(Environment:環境),L(Liveware:当事者以外)の4要因と,中心の当事者L(Liveware)との相互関係から問題の要因を考察する手法である.このモデルを基盤に,P(Patient:患者)とm(Management:管理)を加えてP-mSHELLモデルが医療現場向けに提唱された(**表4**)[1].このモデルでは,患者の状態や組織の管理,教育の視点からも原因分析を行うことが可能である.

(2) 4M5E分析

ヒューマンエラーの原因と対策を考察する際の手法として用いられる.この分析手法では,マトリックス形式の分析シートに落とし込み,問題の要因を細分化して分析することができる[5](**表5**).初めに,4Mを用いてインシデントや事故の要因を特定する.その後,4M5Eを使用してそれらの要因について詳細に分析していく.物理療法の実施に際しては,治療者や患者,物理療法機器の動作,治療の実施環境,機器の保守点検などから問題の要因や対策を検討する(**表5**).

7) 現場対処

臨床現場で想定される事故については,発生時の対応方法をあらかじめ検討しておく.患者の安全が最優先であり,事故発生時には速やかに主治医に連絡し,状況に応じて行動を起こす.歩行中の転倒や骨折はもちろん,物理療法による気分の変調,呼吸や循環器への影響,熱傷などが生じた際の対応も考慮する.特に,頸椎牽引中の事故発生時には,X線検査などが必要になることもあるため,理学療法士の判断ではなく,必ず主治医の判断を仰ぎ対応する.

初期対応が不適切な場合,訴訟のリスクも考えられる.また,患者や家族との信頼関係を失う可能性もあるので,十分注意する.事故の原因や対応した内容は,正確に記録し,インシデント・アクシデントレポートを作成する.無資格の助手が物理療法で事故を起こした場合,有資格者である理学療法士がその責任を負うことになる.そのため,治療開始前には,理学療法士自らが患者に説明する.

また,消耗品が原因の場合は交換し,機器に問題がある場合,その機器の使用は他の患者への危険となるため,情報を共有し,整備が終了するまで利用を中止する.

4. 機器の点検の方法

物理療法機器を安全に使用するためには,機器の点検が必要である.機器の点検は,毎日繰り返す日常点検,メーカーによる定期点検(1年に1回が推奨される),使用中に不具合などが生じた場合に点検する随時点検に区分される.

1) 日常点検

始業時,使用時(治療中),終業時の点検に細分できる.

> **MEMO**
> 4M5E分析
> 4Mは,Man(人間),Machine(機器・設備),Media(情報・環境),Management(管理・教育)を,5EはEducation(教育・訓練),Engineering(技術・工学),Enforcement(強化・徹底),Example(模範・事例),Environment(環境・背景)を指す.

表5 4M5E分析の例

事例：ホットパックを使用した温熱療法を実施する際，普段と異なる理学療法士が担当したため，本来はホットパックをビニール袋に入れて乾熱法で使用すべきところ，ビニール袋を使用せず施術が行われた．その結果，湿熱法となり，湿熱法に必要なタオルの枚数（タオルの厚さ）が不十分であったため，治療後に患者の皮膚に紅斑および軽度の熱傷が生じた．

	Man 人間	Machine 機器・設備	Media 情報・環境	Management 管理・教育
具体的要因	●普段と異なる理学療法士が対応し，ビニール袋を使わずホットパックを準備したため，乾熱法で使用するべきところを湿熱法で施術した ●ホットパックを準備する際，近くにいた職員に必要なタオルの枚数を口頭で確認しただけで，ビニール袋の有無など具体的な確認が不足していた	●ホットパック用のビニール袋が目立たない場所に置かれていたため，ビニール袋の使用が見過ごされた	●ビニール袋を用いる手順や，乾熱と湿熱の使用方法の違いについての情報共有が不十分で，担当者間で認識が統一されていなかった	●乾熱法と湿熱法で用いるホットパックの準備手順について教育が不十分だった
Education 教育・訓練	●理学療法士が治療前にビニール袋の有無やタオルの枚数をカルテやマニュアルで確認するよう徹底する	●ビニール袋の使用と適切な熱伝達方法について再教育を実施する	●カルテやマニュアルにホットパックの使用手順を明確に記載し，全員が同じ方法を認識できるようにする	●ホットパックを準備する際のビニール袋やタオルの適切な使用方法について，定期的な教育を実施する
Engineering 技術・工学	●ビニール袋やタオル，ホットパックが使いやすいように整備されているか点検する	●ビニール袋の配置や取り出しやすさを改善し，使用が徹底されるようにする ●ビニール袋やタオルの劣化がないか定期的に確認し，必要に応じて交換する	●患者観察がしやすい治療環境を整え，常に安全が確保される配置にする	●使用状況を記録し，ビニール袋やタオルの交換履歴を追跡できる体制を整える
Enforcement 強化・徹底	●患者が治療中に違和感や熱さを感じた場合，すぐに報告するよう促す	●治療前にビニール袋の使用の有無を確認し，使用基準を徹底する	●治療中も患者の皮膚状態を定期的に確認し，異常があれば即座に対応する体制を整える	●カルテ記載の重要性を再確認し，一貫した記録が残るように徹底する ●ホットパック実施時にカルテで確認すべき事項を共有し，徹底する
Example 模範・事例	●乾熱法，湿熱法が正しく適用されている事例を共有し，職員で情報を統一する	●ビニール袋の有無による熱の伝わり方の違いを，実際にホットパックを準備して，関係職員自ら確認する	●観察しやすく安全な治療スペースのレイアウトをモデルケースとして提示する	●インシデント・アクシデント事例を用いた教育で，安全なホットパックの使用方法を共有する ●正確なカルテ記載の模範を作成し，全職員で共有する
Environment 環境・背景	●患者と職員が治療中にコミュニケーションをとりやすい環境を整備する	●定位置管理を行い，機器や備品が必要なときにすぐに使用できるようにすることで，効率的な治療環境を実現する	●情報共有が迅速に行えるシステムを整備し，リアルタイムで情報を確認できるようにする	●カルテの記載内容の正確性と安全性を確認する体制を整える ●定期的なデータのバックアップで情報の安全性を確保する

（1）始業時の点検項目

①電源：電源が正常に入るか，ケーブルなどに断線がないか．
②機器（電極，付属品を含む）の外観：傷や破損，汚れがないか．
③付属品：治療器の正規の付属品であるか．
④ゼロ出力からの開始：出力を上げる際にゼロから開始されるか．
⑤電池残量：電池で駆動する小型治療器など，十分な電池残量があるか．
⑥出力：超音波治療機器の温感を感じる程度までの出力が可能であるか，電気刺激装置の出力が筋収縮を生じるレベルまでの通電可能か．

　動作しないからといって，すぐに故障と判断するのではなく，理学療法士自身が確認できる範囲についての手順をまとめておく．電源が入らない場合は電源コンセントが抜けていないか，ヒューズが切れていないかを確認する．
　また，電気刺激療法などの電極ケーブルなどについては，断線などによって使用できない場合を想定し，予備のケーブルを常備しておく．

（2）使用時（治療中）の確認

　物理療法の各種刺激は，患者が主観的に感じるものであり，治療中の刺激の状態を確認することが重要である．初めて物理療法を受ける患者は，どのような感覚が正常

MEMO
停電時の対応
物理療法実施中の危険は，医療事故だけに限らない．電気を使用する物理療法中に，地震や屋外の事故による電源ケーブルの損傷などで急な停電が発生することも考えられる．そのため，理学療法室には，電気を用いる機器の使用を前提として，非常時の電源コンセントが最低1か所設置されていることが望ましい．特に，頸椎牽引中に停電が起こった場合，患者の頸部に問題が生じていないかを確認し，必要に応じて主治医に報告する．

> **MEMO**
> 2019年,「工業標準化法」は「産業標準化法」に名称を変更し,日本工業規格(JIS)も日本産業規格(JIS)に名称が変更された.

> **MEMO**
> ● プラグ(差し込みプラグ)
> 電源ケーブルの終端にあり,導体となる刃や絶縁物で覆われたコードとの接続部から構成され,プラグ受けに挿入・抜去できる.物理療法機器でよく用いられる3P(極,ピン)プラグは,3つの突起があり,アースが備わっていてノイズの発生が低い構造となっている.一方,2つの突起をもつ2Pプラグは,多くの電気機器で用いられている.
> ● プラグ受け
> 電源を供給するためのプラグを受け入れる部分をいう.2口以上の刃受けやコードとの接続部,電源用の差し込み刃などから成る.1つのコンセントやコードから複数の機器への接続が可能で,固定せずに使用するタイプのものはマルチタップとよばれる.
> ● コンセント
> プラグ受けのなかでも,特に壁面や床面などに固定して設置されるタイプのものをいう.一般家庭や施設内で広く利用されている.
> ● コネクタボディ(コードコネクタボディ)
> プラグ受けの一種で,特に延長コードをもつものをいう.通常,固定しないで使用する.

> **MEMO**
> ほとんどの物理療法機器には,生体への物理的エネルギーの加わり具合を知るための出力表示が装備されている.この表示をもとに出力を調整するので,出力表示(表示値)と実行出力(実効値)の間に差が生じないよう注意する.

> 牽引力のチェック
> ▶ Lecture 13参照.

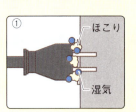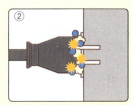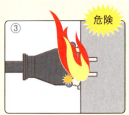

① コンセントとプラグの間にほこりがたまり,ほこりに湿気が付着する
② ほこりと湿気によって,プラグの両極間でショート(火花放電)が繰り返し発生する
③ 電気が流れることにより生じた抵抗で発熱し,発火する

図5 トラッキング火災のメカニズム(通常のプラグの場合)

かを知らないため,適切なオリエンテーションが求められる.さらに,治療中は,患者に刺激の強さや感じ方を確認する.治療終了時は,治療部位に発赤,水疱,痛みなどの異常がないかを観察する.また,直接皮膚に触れる部材は,感染症のリスクがあるため,患者ごとに消毒や交換をする.

(3) 終業時の点検項目
①電極やワイヤーなどの破損の有無を確認する.
②翌日の治療に備えて,消耗品を確認し補充する.

(4) 電源周囲の確認
電源プラグの周囲にゴミやほこりなどが蓄積していると,トラッキング現象を引き起こすことがある.トラッキング現象は発熱や発火の危険性があるため,電源プラグ周囲は常に清潔にしておく.

また,物理療法機器のほとんどは,JIS(日本産業規格)の適用により3Pプラグを使用している.3Pプラグを用いる際は,コードコネクタボディ(延長コード)を使用せず,壁面のコンセントへ,ぐらつきがないように根元まで確実に差し込む.2P変換プラグや,コードコネクタボディを使用している場合には,プラグとコンセント間の接続が不安定になり,トラッキング火災を起こすことがあるため注意する(**図5**).

2) 定期点検

(1) 出力表示と実効出力との誤差の確認
物理療法の刺激強度の調整は,患者の主観によることが多い.患者が苦痛を感じる過度な刺激強度で治療を進めることは望ましくない.治療効果を評価するには,どれだけの物理的刺激が患者に与えられたかを知る必要がある.物理療法機器の出力表示の値と,実際に出力される値との間の誤差を把握し,誤差が確認された場合,メーカーに連絡し,調整を依頼する.特に,牽引療法において,表示された設定牽引力と実際の牽引力に差がある場合,表示よりも強い牽引力が発生するリスクや,逆に表示よりも弱い牽引力で治療効果が得られない可能性がある.牽引力のチェックは,ばねばかりを利用することで簡単に行える.

(2) 機器の性能の確認
定期点検として大切な項目に,物理療法機器の性能がある.
● 電気刺激療法の電流密度,電流波形の安定性.
● 超音波の導子の有効照射面積(ERA),ビーム不均等率(BNR).

これらは専用の機器で点検する必要があり,メーカーに依頼する.物理療法機器は,作動すればよいのではなく,日頃から定期的に性能を確認して使用する.新規に導入する際には,必ずその後の定期点検の契約を結んでおく.

以上のように,物理療法機器の性能について確認することが定期点検の役割であ

り，故障に至る前に問題を発見することが最重要である．

3) 随時点検

機器が突然故障することはあるが，多くの場合，故障の前兆として動作の異常を示すことがある．放置すると大きな事故につながる可能性があるため，治療後の患者からのフィードバックも含め，異常を認めた場合にはすぐにメーカーに連絡し，適切な点検を行う．

5. 危険予知トレーニング（KYT）

危険を前もって予知し，あらかじめ策定された対策を実施するトレーニングをいい，もともとは産業界での利用を目的に開発された．この考え方を医療現場に応用したものが「医療現場のKYT」である．理学療法領域での代表的なKYTは転倒・転落予防であるが，物理療法領域においてもヒューマンエラーや機器の故障を想定したKYTに取り組む必要がある．

事故やミスは，当然のことながら避けるべきであるが，ミスが発生した際に，その影響を最小限にするための対策も考慮すべきである．誤操作や誤動作が原因で問題が生じた際にも，システムが常に安全側に制御するというフェイルセーフの考え方が大切である．物理療法機器は，この考え方を反映して故障や操作ミスを前提として設計されており，急に強い電流が患者に通電されることがないよう，各電気刺激装置には「ゼロスタート機能」が備えられている．また，牽引機器は，安全スイッチがオンになっていなければ，牽引が行えない機構になっている．物理療法を行う際には，こうしたハード面での安全機構に頼るだけでなく，運用面での安全に留意してKYTを実行する．

物理療法は，徒手療法とは異なり，適切な知識をもち，正確に技術を適用すれば，経験の浅い理学療法士でもベテランと同等の効果を出すことができる．しかし，リスクを伴うため，日頃から4M5E分析のように複数の側面から危険を予測することが重要である．

■引用文献

1) 日本医療機能評価機構：ホットパック使用時の熱傷．医療安全情報．2018．No.137.
　https://www.med-safe.jp/pdf/med-safe_137.pdf
2) 上杉雅之監，杉元雅晴，菅原 仁編：イラストでわかる物理療法．医歯薬出版；2019. p.195.
3) 日本理学療法機器工業会：理学療法機器を安全・安心にご使用いただくためのお願い．
　https://nichirikiko.gr.jp/wp/wp-content/uploads/2023/03/161101.pdf
4) 大河内彩子，佐藤政枝ほか：看護学生の臨地実習におけるP-mSHELLモデルを活用したインシデント報告書の改訂．横浜看護学雑誌 2018；11 (1)：48-54.
5) 杉元雅晴：物理療法におけるリスクマネージメント．理学療法 2001；18 (6)：593-605.

■参考文献

1) 日髙正巳：リスク管理．石川 朗総編集，日髙正巳，玉木 彰責任編集：15レクチャーシリーズ 理学療法テキスト．物理療法学・実習．中山書店；2014. p.163-74.
2) 安孫子幸子：安全管理．上杉雅之監，杉元雅晴，菅原 仁編著：イラストでわかる物理療法．医歯薬出版；2019. p.187-202.
3) 坂口 顕：物理療法による事故．上月正博，高橋哲也編著：リハビリ診療トラブルシューティング．中外医学社；2009. p.43-6.
4) 烏野 大，加地啓介，日髙正巳：理学療法機器の安全な使用方法．理学療法学 2007；34 (4)：215-8.

MEMO

電気を用いる物理療法機器は，過電流対策として電流ヒューズを備えている．しかし，機器によってその定格遮断電流（ブレーカーが正常に遮断できる電流）は異なる．ヒューズの切れる事態に備えて，予備のヒューズを常備する．一方，大きな電流を必要とする機器には，ブレーカーが搭載されている場合もある．ヒューズの切れやブレーカーのトリップ（自動的に電力を遮断すること）は，過電流が原因であることが多いため，その際はメーカーによる点検が必要である．

有効照射面積（effective radiating area：ERA），ビーム不均等率（beam nonuniformity ratio：BNR）
▶ Lecture 6 参照．

危険予知トレーニング（kiken yochi training：KYT）

調べてみよう

物理療法の場面ではどのようなことを想定しておけばよいだろうか．頸椎牽引を例に，実施中に考えられる医療事故の現象と原因について考えてみよう．

MEMO

事故を未然に防ぐためには，予測の範囲を広げ，常に「何かが起こる可能性がある」という意識をもつことが重要である．

フェイルセーフ（fail safe）

実習

1. 点検マニュアルの作成

実習目的

物理療法機器の日常点検・定期点検用のマニュアルを作成し，安全かつ効果的な臨床への応用の仕方やリスク管理について理解する．

準備物品

ホワイトボード，ノートパソコン．

手順・リスク管理

①グループに分かれて，点検マニュアルと日常点検のチェック表を作成する．
②実際に点検行動をとりながら，点検マニュアルを説明する．

実習課題 1

- ホットパック，牽引療法，超音波療法，低周波治療器について，点検マニュアル（日常点検用，定期点検用）を実際に作成してみる．

2. 非常時の行動マニュアルの作成

実習目的

突発的な事故を想定した対処方法を検討し，非常時の行動マニュアルを作成する（表1）．

準備物品

ホワイトボード，ノートパソコン．

手順・リスク管理

①非常時の行動マニュアルを作成する．
②作成した行動マニュアルに沿って説明しながら，シミュレーションを行う．

実習課題 2

- 突発的な事故を想定し，その対処としての行動マニュアルを作成する．地震などが起きたら，理学療法士自身の安全も考える．

3. トラブルシューティングの検討

実習目的

実際のトラブル場面を想定した対応の手順を確認し，トラブルシューティングについて理解する（表2）．

実習課題 3

- 以下の状況をもとに，適切な対応を検討し，実際に対応の手順を実施する．

状況：70代の女性患者が来院した．この患者は右肩に関節周囲炎の症状がある．そのため，右肩関節部への極超短波療法の後，他動運動をとおして関節可動域を増大させるための理学療法が処方されている．ある日，この患者がラメ入りの服を着用し金属製のネックレスを身に着けて来院したため，ネックレスをはずしその服を脱いでもらい，極超短波療法と他動運動の治療を実施した．しかし，翌日に通院した際，患者が「昨日の夜，風呂に入ったときに肩がひりひりと痛みました．肩のこりを和らげるために，磁石を肩に貼っていたのを忘れていて，そのまま昨日の治療を受けてしまいました」と話した．

表1 行動マニュアル作成時の検討項目の例

- 理学療法士としてどの行動を優先すべきか
- 患者の安全性や悪影響の有無をどのように確認するか
- 医療機関内での報告の流れはどのようにするか
- 医療過誤や医療事故が発生した際の再発防止策はどう取り組むか

表2 トラブルシューティング検討項目

- 問題が発生した際に最初にとるべき行動は何か
- 発生した問題について，考えられる原因は何か
- 再発を防ぐための具体的なアクションは何か

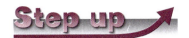

1. 物理療法における禁忌事項を取りまとめたレビュー論文

1) 物理療法におけるリスクとベネフィット

物理療法は，誤った使用が事故やインシデントのリスク（危険性）を伴う一方で，適切な使用により患者に大きなベネフィット（有益性）をもたらす．安全で効果的な物理療法を行うためには，各エネルギーの特性や適応，禁忌，注意事項，治療の目的，対象部位などについて十分に理解し，事前に評価を行ったうえで，治療仮説に基づいた計画的な実施が求められる．医師の判断を仰ぐ必要があるが，医師が物理療法に関する専門知識を十分に持ち合わせていないこともある．そのような際には，物理療法の専門家である理学療法士が，物理療法の特性やリスクに関する情報を医師に提供し，協力して治療にあたることが求められる．

2) 物理療法における禁忌と注意事項

物理療法の禁忌事項には，絶対禁忌と相対禁忌の2種類がある．絶対禁忌とは，特定の対象や部位に物理療法を行うことで，患者に重大な悪影響を及ぼす危険性が非常に高い場合を指し，決して使用してはいけないものである．一方，相対禁忌は，治療による効果がリスクを上回ると判断される場合に限り，慎重に使用することが可能なものである．相対禁忌も禁忌事項として明記されていることがあるが，これは物理療法機器による医療事故を防ぐためである．物理療法の治療メカニズムを理解していれば，副作用の発生メカニズムも理解することができるため，副作用が発生する条件を理解することで，相対禁忌とされる患者に対してもその条件を考慮して安全に実施できる．

カナダ理学療法士協会誌 "Physiotherapy Canada" に掲載されたレビュー論文には，物理療法における禁忌や注意事項が体系的にまとめられている[1]．表1[1] に抜粋した内容をあげる．この論文では，電気刺激療法，超音波療法，レーザー療法などの各種物理療法についての禁忌や注意事項が整理され，関連する書籍やガイドライン，論文をもとに禁忌の理由が詳細に解説されている．こうした資料を参考にして，最新の研究やガイドラインに基づき情報を更新していくことが重要である．理学療法士には，禁忌事項の理由を十分に理解し，常に最新の知見に基づいた慎重な判断が求められる．

表1[1] は，各物理療法の禁忌と注意事項の概要を示したものであるが，この表単独での使用を目的としたものではない．より深く理解するために，本書の Lecture 3～12 をあわせて確認するとよい．各 Lecture には，それぞれの物理療法ごとに詳しい禁忌と注意事項の記載があり，具体的な推奨内容が解説されている．この表を参考にしながら，関連する Lecture の詳細な説明を読み進めることで，知識を深めることができる．

3) 治療時に考慮すべき点

物理療法を実施する際には，禁忌と注意事項の理解だけでなく，以下の点を考慮して適切なエネルギーや刺激条件を選択する．治療目的，対象部位や組織，対象部位の深さや範囲に応じて，選択するエネルギーが異なるため，禁忌事項をふまえたうえで使用するエネルギーと刺激条件を決定する．また，患者に及ぼす危険性をある程度見極め，病態や各エネルギーの特性とリスクを十分に理解することが求められる．

2. リハビリテーション医療における安全管理・推進のためのガイドライン

物理療法は，運動療法と組み合わせて実施することで，より治療効果が期待される．電気刺激などの物理療法と筋力増強運動や歩行訓練などの運動療法を併用することで良好な結果が得られるケースが報告されており，今後さらに運動療法との併用が普及していくと予想される．しかし，運動療法を併用する際には，物理療法の禁忌や注意事項に加え，安全な運動負荷を実施するための基準に従うことが必要である．脳血管障害や心疾患をもつ患者，または重度の廃用症候群を抱える患者に対しては，心拍数や血圧などバイタルサインの確認が不可欠である．

日本リハビリテーション医学会は2018年に『リハビリテーション医療における安全管理・推進のためのガイドライン（第2版）』[2] を発行した．このガイドラインは，リハビリテーション医療における合併症，医療関連感染，その他の医療事故など有害事象の予防を目的とし，万が一発生した際にはその影響を最小限に抑えることを目指している．このなかで，運動負荷を伴う訓練を実施するための基準が示されており，運動負荷を伴う訓練の実施の可

表1 禁忌と注意事項の一覧

	超音波 連続	超音波 パルス	電気刺激 TENS	電気刺激 NMES	電気刺激 HVPC	低出力レーザー	温熱(表在)	寒冷(表在)	超短波 温熱	超短波 パルス
深部静脈血栓・血栓性静脈炎	C-local	C-local	C	C	C	C-local	C	C	C	C
成長期の骨端部	P	P	P	P	P	S	P	S	P	P
急性損傷・炎症	C-local	P	S	S	S	S	C-local	S	C-local	S
慢性創傷	P	S	S	S	S	S	S	C	P	S
損傷または損傷リスクの高い皮膚	P	P	C-local	C-local	C-local	S	C-local	P	P	P
出血傾向	C	C	C	C	C	C	C	C	C	C
心不全	S	S	C-local	C-local	C-local	S	P	P	P	P
循環障害	C-local	P	P	C-local	P	S	C-local	C-local	C-local	P
感覚障害	C-local	P	C-local	P	P	S	C-local	P	C-local	S
認知機能やコミュニケーション能力の低下	C	P	C	P	P	P	C	C	C	P
感染	C-local	P	C-local	C-local	C-local	P	C-local	P	C-local	P
悪性腫瘍	C-local	C-local	C-local	C-local	C-local	C-local	C-local	S	C-local	C-local
妊娠	C-local	C-local	C-local	C	C-local	C-local	P	S	C	C
最近放射線治療を受けた組織	C-local	C-local	C-local	C-local	C-local	P	C-local	C-local	C-local	C-local
皮膚疾患(湿疹など)	C-local	P	P	P	P	S	C-local	C-local	C-local	P
結核	C-local	C-local	C-local	C-local	C-local	C-local	C-local	C-local	C-local	C-local
インプラント										
心臓ペースメーカなどの埋め込み型電子機器	C-local	C-local	C-local	C-local	C-local	S	S	S	C	C
金属挿入部位	S	S	S	S	S	S	S	S	C	S
プラスチック・セメントインプラント	C-local	P	S	S	S	S	S	S	C	S
局所部位										
目	C	C	C	C	C	C	P	P	C	P
前頸部,頸動脈洞	C	C	C	C	C	P	P	C	C	C
胸部,心臓	S	S	P	C	P	S	S	S	C	C
頭部	S	S	C	C	C	S	S	S	S	S
再生過程の神経	P	P	C	P	P	S	S	C	C	P
生殖器	C	C	C	C	C	C	P	S	C	S

凡例:
- C: 禁忌(絶対禁忌, Contraindication)
- C-local: 特定部位周辺の禁忌(絶対禁忌, Contraindication over the site)
- P: 状況に応じて注意しながら使用可能(相対禁忌, Precaution)
- S: 安全に使用可能(Safe)

TENS:経皮的電気神経刺激,NMES:神経筋電気刺激,HVPC:高電圧パルス電流.
(Electrophysical Agents - Contraindications and precautions: an evidence-based approach to clinical decision making in physical therapy. Physiother Can 2010;62〈5〉:1-80[1] をもとに作成)

否を判断するための指標や基準が記載されている.運動負荷を加えた物理療法を実施する際には,この基準を参考にし,安全を最優先に治療を進めることが求められる.

本ガイドラインには,運動負荷を伴う訓練を実施するための基準として,運動負荷の場面で発生しうる疑問がClinical Question (CQ) としてあげられている.それぞれのCQに対しては,推奨文とその根拠となるエビデンスの確実性や推奨グレードが記されている.物理療法を併用した運動療法を実施する際にどのような点に留意すべきか,ガイドラインを参照しながら調べるとよい.

■引用文献

1) Electrophysical Agents - Contraindications and precautions: an evidence-based approach to clinical decision making in physical therapy. Physiother Can 2010;62(5):1-80.
2) 日本リハビリテーション医学会:リハビリテーション医療における安全管理・推進のためのガイドライン.第2版.診断と治療社;2018.

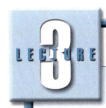

温熱療法（1）
温熱の生理的反応と伝導熱（ホットパック）

到達目標

- 熱エネルギーの基礎を学び，熱の特性と移動形態について理解する．
- 温熱に対する生理的反応について理解し，温熱療法の効果と危険性を把握する．
- ホットパックの特性と適応，禁忌を理解し，適切に治療が実施できる．
- ホットパックを実施し，生理的反応とその効果を確認する（実習）．

この講義を理解するために

この講義では，最初に熱エネルギーの基礎を理解し，熱の特性や物質（物体）から物質（物体）への熱の移動形態について学びます．次に，温熱刺激を人体に与えたときの生理的反応についての知識を学び，温熱療法の効果や危険性を理解し，温熱療法へ応用できるように基本的な知識を身につけます．また，表在性の温熱療法であるホットパックの特性を理解し，適切かつ安全にホットパックが実施できるように注意事項を把握し，一連の流れを学習します．

この講義を学ぶにあたり，以下の項目を学習しておきましょう．

- □ 皮膚と皮下組織の構造，特に血流調節について確認しておく．
- □ 温熱に対する生理的反応について学習しておく．
- □ 体温調節機構，特に熱放散の機構について学習しておく．

講義を終えて確認すること

- □ 熱の移動の方法が理解できた．
- □ 温熱に対する局所的な生理的反応が理解できた．
- □ ホットパックの特性，ホットパックで使用する装置名と設定温度が理解できた．
- □ 湿熱と乾熱の相違について理解できた．
- □ ホットパックを実施する技術を身につけられた．

講義

温熱療法（thermotherapy）

1. 温熱療法とは

温熱刺激を生体に与えることで組織や全身の温度を上昇させ，血流の増加，代謝亢進，疼痛の軽減，筋緊張の緩和，軟部組織の柔軟性向上などを目的に行う治療法である．

熱を用いた物理療法を行うときに，熱がどのように移動し，熱エネルギーが患者の病態に対してどのように作用するかを理解していることが必要である．熱に関する理解を深めるために，最初に熱エネルギーの基礎的な知識と熱に対する生理的反応について学ぶ．

2. 熱エネルギーの基礎

1）熱エネルギー

物質（物体）はすべて分子からできていて，気体，液体，固体の形状にかかわらず，乱雑な運動（ブラウン運動）をしている．気体は，分子間力が弱いため自由に運動することができる．液体は，分子間力が強まり，分子間の距離が近づくため，体積の変化はないが，形状は変化することができる．固体は分子間力がさらに強まり，分子間の距離が一定になってくるため形状も一定になる（図1）．また，熱はエネルギーの一つであり，物質の分子振動によるものと考えられている．熱は物質内の分子運動により生じる運動エネルギーであり，すべての物質は熱をもっている．

2）比熱（比熱容量）と熱伝導率

ある一定量の物質温度を，所定の温度まで上昇させるのに必要なエネルギー量を比熱（比熱容量）という．一般的には1gの水を1℃上昇させるのに必要な熱エネルギー量を1cal（カロリー）と定義し，このときの比熱が1cal/g・℃（＝4.18J/g・K）となる．また，同じ比熱をもつ物質では，質量が大きいほど温まりにくい．そこで物質の質量を考慮し，物質全体の温まりやすさを表す指標を熱容量という．熱容量は，比熱に物質の質量を乗じたものとして表す．さまざまな物質は異なる比熱を有する（表1）．比熱の低い銅やアルミニウムは，一定量の物質温度を所定の温度まで上昇させるための熱エネルギーが低く温まりやすい物質，水やパラフィンは比熱が高く温まりにくい物質である．比熱の高い物質は，わずかな温度上昇でも大きな熱エネルギーを吸収しているため，熱エネルギーを多く保有し，温熱療法に使用する材質として適している．また，熱の移動の速さは物質間の温度差，接触面積，熱伝導率によって決まる．熱伝導率（W/m・K＝J/m・K・s）は，熱が移動するときに熱の伝わりやすさを表し（図2），物質により固有の熱伝導率がある（表1）．

MEMO

● ブラウン運動
（Brownian motion）
物理学や統計学において観察される微小な粒子や分子の不規則な運動をいう．コロイド粒子や生体分子などのさまざまな微粒子で観察される．

● 分子間力
分子間にある相互作用をいい，引力と斥力から成る．

MEMO

熱量の単位
cal（カロリー）は，国際単位（international unit〈IU〉，système international d'unités〈SI〉）ではなく，栄養学などの分野で使用されることが多い．国際単位ではJ（ジュール）が使用され，「1cal＝4.18J」である．また，℃という温度の単位も同様に，国際単位では絶対温度であるK（ケルビン）が用いられる．分子の運動が小さくなり，振動が停止した状態を絶対零度といい，「1K＝−273℃」である．

MEMO

J（ジュール）は仕事量で，W（ワット）は仕事率を示している．仕事率は単位時間の仕事量であるために，「W＝J/s（仕事/秒）」が成り立つ．

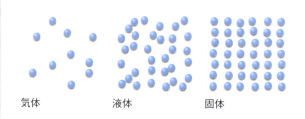

図1 気体，液体，個体の動態と分子運動

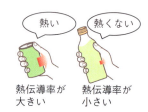

図2 熱伝導率（熱の伝わりやすさ）

表1 比熱と熱伝導率

a. 人体の比熱と熱伝導率

	比熱 (J/g・K)	熱伝導率 (W/m・K)
皮膚	3.76	0.37
脂肪	2.30	0.21
筋	3.74	0.46
骨	1.59	0.46
血液	3.63	0.56

b. 物質の比熱と熱伝導率

	比熱 (J/g・K)	熱伝導率 (W/m・K)
20℃の水	4.18	0.58
パラフィン	2.72	0.24
20℃の空気	1.01	0.0241
鉄	0.44	80
アルミニウム	0.91	237
銅	0.39	398

a. 伝導

接する
- ホットパック
- コールドパック
- パラフィン浴

b. 対流

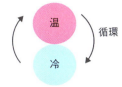

循環
- 水治療法

c. 輻射（放射）

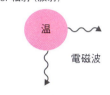

電磁波
- 超短波療法
- 極超短波療法
- 超音波療法
- 赤外線療法
- 紫外線療法

図3 熱の移動

伝導（conduction）

3）熱の移動

高温のものに低温のものを接触させると、高温のものは温度が低下し、低温のものは温度が上昇する。この場合，高温のものから低温のものに熱を供給したことになる。このように，2つの物質間で温度差があると，温度が高いものから低いものへ熱が受け渡される。これを熱の移動という。熱の移動は両者の温度が等しくなるまで続き，両物質の温度が等しくなった状態を熱平衡という。熱の移動形態には，伝導，対流，輻射（放射）の3種類がある（図3）。

（1）伝導（図3a）

高温のものと低温のものが接触することにより，高温のものから低温のものへ熱が移動することをいう。分子レベルでは，エネルギーの低い分子はエネルギーの高い分子からエネルギーを得て，分子運動を活発化する。これが分子レベルの熱の移動である。

気体の場合は分子間力が弱いため熱の伝導性は低いが，液体や固体は分子間力が強いため熱の伝導性は高くなる。このように，物質の状態（三態）によって熱が伝導しやすいものや伝導しにくいものがある。また，熱の伝導は物質の種類によって異なり，熱の伝導のしやすさ，すなわち熱の移動の速さを示す指標を熱伝導率という（表1）。熱伝導率が大きい物質（銅，アルミニウムなど）は，熱が移動しやすいために温まりやすく冷めやすいという特性がある。一方，熱伝導率の低い物質（パラフィン，水など）は，熱の移動が起こりにくいために温まりにくく冷めにくいという特性がある。この特性は，熱を保有することが可能な性質であることを示し，長い時間，一定の温度を保つことができる。この特性を利用したものが，ホットパックやコールドパック，パラフィン浴である。

（2）対流（図3b）

物質が流動することにより熱が移動することをいう。気体や液体の場合，高い温度の物質は膨張して密度が低くなり，浮力で上方へ移動する。低い温度の物質は密度が高く，下方へ移動する。風呂を温める場合や部屋を暖房機で温める場合，温まった水や空気は上方に移動するため上方が温かくなる。上下の温度差が大きいときは，上昇，下降の運動が起こり，分子間力によって物質が引き寄せられ，全体的な流れが起き，対流を生じる。渦流浴などの水治療法では，温水を循環させることで対流が起こる。温水に浸けた身体部分は，温水の循環によって常に一定の温度の温水が皮膚表面上を流動することになり，効率的に熱の移動ができる。このように，対流は伝導より効果的に熱を移動することができる。

（3）輻射（放射）（図3c）

熱が電磁波の放射によって移動することをいう。伝導や対流は接触や水などの仲介する媒体が必要であるが，輻射による熱の移動は，接触や媒体がなくてもエネルギーを伝えることができる電磁波によって生じる。物質は分子振動をしており，分子や原

MEMO
物質の三態
物質は，同じ分子であっても温度や圧力の変化に伴う分子間力の強弱により，固体，液体，気体の3つの状態をとる。固体は分子間力が強く形を保っている状態，液体は分子の振動が激しく，分子間力が弱いため分子は固定せず移動するが，大気圧により一定の体積にとどまっている状態，気体は分子の振動がさらに激しく分子間力が微弱であるため分子が自由に飛んでいる状態である（図1）。

対流（convection）

渦流浴
▶ Lecture 9・図6参照．

輻射（radiation）

子は電荷をもっているため，振動すれば電磁波を放射する．輻射による熱の移動効率は，輻射の強度，面積，輻射源からの距離，角度などにより変化する．物理療法では，輻射によるエネルギーを熱に変換して利用する超短波療法，極超短波療法，超音波療法，赤外線療法などがある．

3．温熱に対する生理的反応

1）皮膚の構造と機能

皮膚は3層から成り，最表層は角化した表皮，膠原線維と弾性線維に富んだ結合組織から成る真皮，脂肪組織の豊富な皮下組織で構成されている（図4）．皮膚には感覚

皮膚に入った感覚神経終末は，神経線維末端が枝分かれして終わる自由神経終末と，クラウゼ小体（Krause corpuscle），マイスネル小体（Meissner corpuscle），パチニ小体（Pacinian corpuscle），ルフィニ小体（Ruffini corpuscle）といった特殊な構造とに分かれる．

図4 皮膚の構造

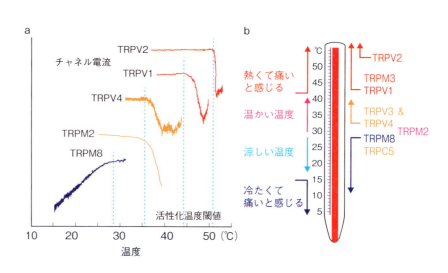

パッチクランプ法
細胞膜のイオンチャネル（イオンを通過させるための膜蛋白質）において，通過するイオン電流を計測することで，イオンチャネル分子の活動を調べる方法．

図5 温度受容体である温度感受性TRPチャネルの活性化する温度
a：パッチクランプ法を用いた温度感受性TRPチャネルの電流記録（横軸：温度）．点線は活性化温度閾値．熱刺激で活性化するTRPV1，TRPV2（赤色），冷刺激で活性化するTRPM8（青色），体温近傍の温度で活性化するTRPM2，TRPV4（オレンジ色）．
b：温度感受性TRPチャネルの活性化温度閾値：43℃以上と15℃以下の温度は痛みを惹起する．
（富永真琴：生化学 2022；94〈2〉：236-57[1]）

3 温熱療法（1）温熱の生理的反応と伝導熱（ホットパック）

受容器があり，温覚，冷覚，痛覚，圧覚，触覚にはたらいている．また，体外との境になり，免疫細胞が防御機能としてはたらいている．さらにカルシウム代謝に必要な活性ビタミン D_3 を産生する場所となる．

（1）感覚受容器としての機能

皮膚には異なるタイプの感覚受容体や神経線維（自由神経終末）が存在する．皮膚の受容体は外部環境からの温度変化に対する感受性を示し，各々の温度により異なった温度感受性 TRP チャネルが反応する（図5，6）[1]．

温覚受容体である各種の TRP チャネルは，チャネルを解放して温かさの温度変化を神経系へ伝える．一方，45℃を超えると TRPV2 チャネルが強く反応するために痛いという感覚に変化し，不快感が出現する．逆に寒冷な状態に対して感受性をもつ TRPM8 や TRPA1（ヒトでは不明）で反応して，寒冷の温度変化を中枢神経系に伝えるが，15℃以下になると冷痛覚となり，不快感が出現する．また，さまざまな刺激に反応するポリモーダル受容器の存在も知られている．

これらの受容器からの情報により，34〜37℃は他覚的不感温度となる．室内プールや水中での運動は約29〜31℃が用いられ，温熱療法では約38〜42℃の温度帯が使用されている（図7）[2]．温度で自律神経の活性も異なり，反応も変化する（図7）[2]．

MEMO

温度感受性 TRP (transient receptor potential) チャネル
温度により活動するチャネルであり，神経の活動電位の発生や Ca^{2+} 依存性の細胞応答を引き起こす．
TRP チャネルは7つのサブファミリー（TRPC，TRPV，TRPM，TRPML，TRPN，TRPP，TRPA）に分けられ，哺乳類で温度感受性が報告された TRP チャネルは TRPV1，TRPV2，TRPV3，TRPV4，TRPM2，TRPM3，TRPM4，TRPM5，TRPM8，TRPA1，TRPC5 の計11である．
▶ Lecture 9・図5参照．

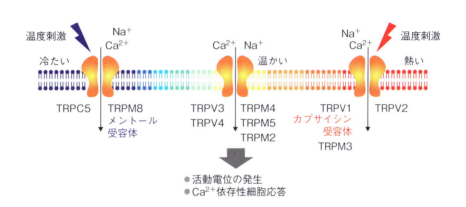

図6 温度感受性 TRP チャネルによる温度センシング
細胞膜に発現する陽イオン透過性の温度感受性 TRP チャネルは広範な温度域の温度を感知し，活動電位の発生や Ca^{2+} 依存性の細胞応答を引き起こす．
（富永真琴：生化学 2022；94（2）：236-57[1]）

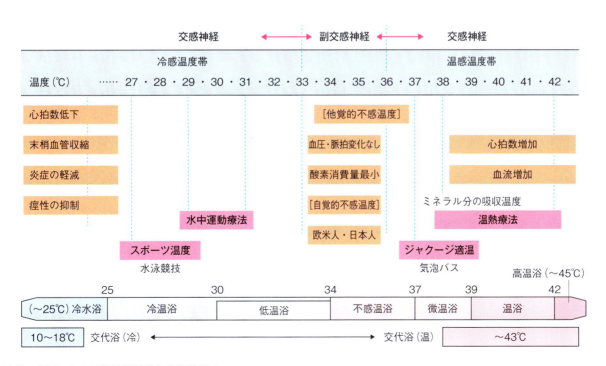

図7 水温による自律神経活動と生理的反応
（小西 薫：ウォーターパワーワークアウト．環境工学社：1996．p.163[2] をもとに作成）

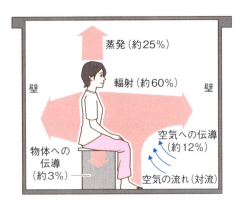

図8 皮膚表面からの熱放散
(杉 晴夫:人体機能生理学. 南江堂;1985[3])

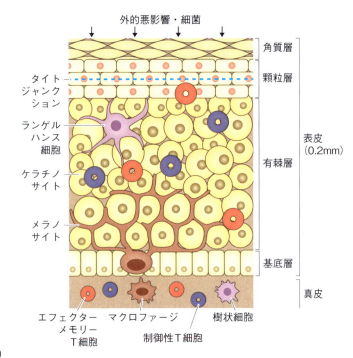

図9 皮膚の免疫機能(ランゲルハンス細胞)

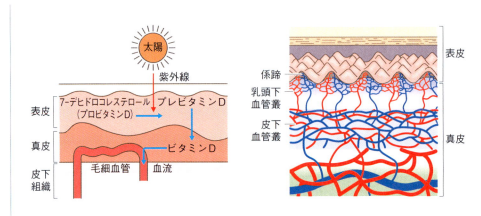

図10 太陽光による皮膚でのビタミンDの産生
(光線研究所・附属診療所:光線療法の多彩な作用[4])

図11 皮膚の血管構造

MEMO
ポリモーダル受容器
(polymodal receptor)
さまざまな刺激に対して反応する受容器で,末端から神経ペプチド(サブスタンスPなど)が放出され,炎症反応や免疫機能に関与すると考えられている.

MEMO
皮膚の免疫細胞
皮膚には,外界から細菌やウイルスの侵入を防御するためにランゲルハンス(Langerhans)細胞という免疫細胞が存在する.その他,免疫や炎症の調節をするT細胞も存在する.

(2) 体温調節としての機能

皮膚には血管,汗腺などがあり,体温を一定に保つために熱放散を促進あるいは抑制するなど,体温調節反射の末梢効果器としての役割がある.皮膚表面からの熱放散は,輻射(放射),対流,伝導と発汗による蒸発により行われる(図8)[3].

(3) 防御と免疫機能

皮膚は機械的刺激から体内を守り,化学的刺激や細菌の侵入を予防するための防壁となっている.皮膚にはランゲルハンス細胞とよばれる表皮層に存在する特殊な免疫細胞があり,外部から侵入する異物や病原体に対する免疫応答に関与している(図9).また,局所の加温でポリモーダル受容器を刺激すると,末梢組織ではT細胞などのリンパ球の増加がみられる(図9).

(4) 活性型ビタミンD_3の産生

皮膚内の7-デヒドロコレステロールに紫外線を照射すると,ビタミンDが合成される(図10)[4].活性型ビタミンD_3は,小腸でのカルシウムおよびリンの吸収を促進

3 温熱療法（1） 温熱の生理的反応と伝導熱（ホットパック）

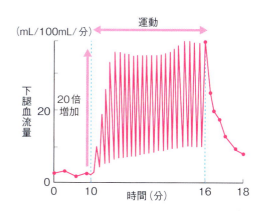

図12 運動時の骨格筋における血流量
（真島英信：生理学．改訂第17版．文光堂：1986[5]をもとに作成）

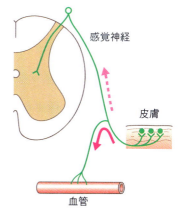

図13 軸索反射
皮膚に温熱刺激が加わったとき，興奮が同じ軸索の他の分岐した部分に伝達され，血管拡張が起こる（➡）．
（Chanmugam PPA ほか：物理療法のすべて．医歯薬出版：1973．p.97-112[6]をもとに作成）

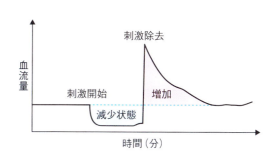

図14 反応性充血

表2 温熱作用による局所の反応

- 血管拡張，血流増加
- 新陳代謝の亢進
- 疼痛の軽減
- 筋スパズムの抑制（筋緊張の低下）
- 軟部組織の柔軟性向上
- 免疫機能の亢進
- 創傷治癒の促進
- 熱ショック蛋白質の発現
- 抗炎症物質の誘導

MEMO
- 熱ショック蛋白質（heat shock protein：HSP）
細胞が熱ストレスなどの条件下におかれると，発現が増加して細胞を保護する蛋白質の一群であり，分子シャペロンとして機能する．
- 分子シャペロン（molecular chaperone）
細胞内でフォールディング途上の不安定な中間体や熱で変性した蛋白質が凝集しないよう，フォールディングを助けている蛋白質で，蛋白質の合成に関与している．

して骨の形成や骨代謝などのカルシウム代謝に重要な役割を果たす．

2）温熱に対する生体制御

(1) 皮膚の血管による熱移動の制御
　皮膚は，体温を一定に保つために，血液を身体の中心部と外殻部である皮膚に還流させて，熱の移動を制御する役割をもっている．皮膚の毛細血管は乳頭下部の中に分布し，栄養や酸素を運搬している．特に，四肢末梢部や顔面では動静脈吻合血管があり，熱放散時に血流を増加させ，体温調節に関与している（図11）．

動静脈吻合（arteriovenous anastomosis：AVA）血管

(2) 骨格筋の血管による血流量の調整
　骨格筋の酸素需要が高くなると，必要に応じて血流が増加する．骨格筋内には動静脈吻合血管はないが，毛細血管ははしご状の構造をして，毛細血管網を構築している．運動時の骨格筋の血流量は，安静時に比較して20～30倍になる（図12）[5]．

(3) 軸索反射
　皮膚刺激により神経の軸索の側枝を介して，神経線維の軸索を通り，血管の拡張を引き起こす反射である．皮膚にある求心性神経刺激で発生した信号は中枢に向かうが，その一部は求心性神経の軸索側枝を通り，再び末梢へ向かい反応を惹起する．このように，軸索側枝を介して起こる反応中枢のない反射である（図13）[6]．

MEMO
血流増加と血管拡張
血管内の血流が増加すると血管内皮細胞にずり応力が働き，一酸化窒素（NO）が発生して，血管を拡張する．

(4) 反応性充血
　一過性の血流制限や寒冷刺激で局所の血流が減少し，循環状態が回復した際に一気に血流が増加し，充血を起こすことをいう（図14）．極低温寒冷療法による関節リウマチの症状の緩和は，この作用がはたらいていると考えられている．

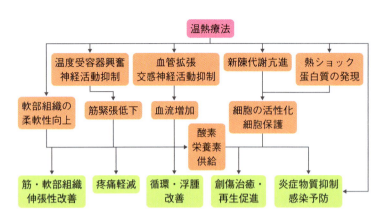

図15 温熱に対する生理的反応

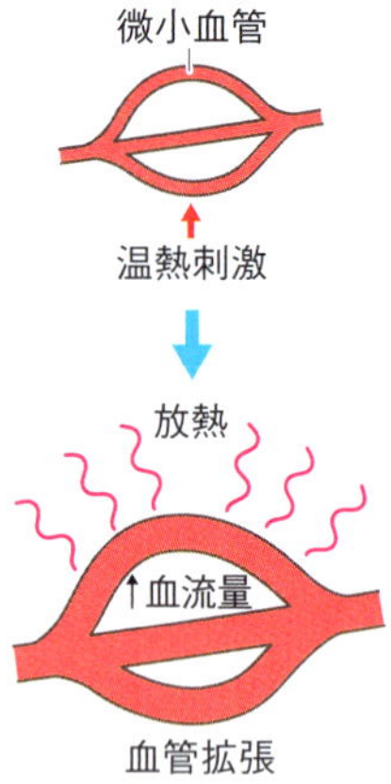

図16 温熱に対する血流量増加と放熱

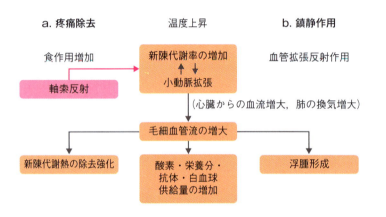

図17 局所温熱による疼痛除去と鎮痛作用
(Stillwell GK：J Iowa State Med Soc 1963；53：12-8[7])

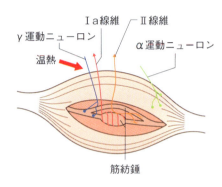

図18 温熱によるγ運動ニューロンの活動の低下

温熱に対する生理的反応
▶ Step up 参照.

MEMO
温熱刺激により体内の化学反応は促進する．組織温度が10℃上昇すると代謝速度は2倍となる．温度が1℃上昇すると組織の代謝は13％増加するともいわれている（ファント・ホフ〈van't Hoff〉の法則）．

ゲートコントロール理論
▶ Lecture 11・図2参照.

MEMO
体温が上昇すると，ナチュラルキラー細胞（natural killer cell：NK細胞）などが増加し，自然免疫機能が亢進する．局所の加温においてもポリモーダル受容器により末梢組織でT細胞などの免疫細胞が増加する．

3) 温熱に対する生理的反応

　局所あるいは全身に温熱刺激を与えると，熱の移動に伴い組織や全身で熱を拡散するための生理的反応が生じる．

(1) 温熱に対する局所的な生理的反応（表2，図15）

　局所に温熱刺激を与えると，組織の温度上昇を防止するために熱を拡散するような生理的反応が起きる．経皮的な温熱刺激では，熱を放散するために血管が拡張し，皮膚などの組織の血流が増加する（図16）．また，組織自体の温度が上昇することで細胞の代謝が亢進する．さらに痛覚閾値が上昇し，鎮静作用も得られる（図17）[7]．この疼痛を軽減する作用は，①C線維を伝わる痛覚刺激が温度感覚線維との干渉でマスクされる，②温熱による局所の循環の改善により刺激誘因物質が除去される，③温熱による筋弛緩によって循環改善が期待される，④温熱の快感による心理的効果が考えられている．また，温熱は皮膚の温度受容器の活動を上昇させ，脊髄レベルでの痛覚伝達を制限する（ゲートコントロール理論）．

　その他にも，温熱刺激は筋スパズム（筋緊張）を抑制する．この作用は，刺激誘因物質を取り除き，血流が増加することや，中枢神経内の自己刺激感受機能に対して熱の反射的効果がスパズムを低下させること，細いγ運動ニューロンが支配する筋紡錘へのはたらきかけ（図18）が関与していると考えられている．また，軟部組織の柔軟性の向上（図19）[8,9]や，最近では，温熱刺激により免疫機能の亢進，創傷治癒の促進，組織で熱ショック蛋白質の発現がみられ，抗炎症作用の物質が誘導されるなどの生化学的な変化についても報告されている．

3 温熱療法（1）温熱の生理的反応と伝導熱（ホットパック）

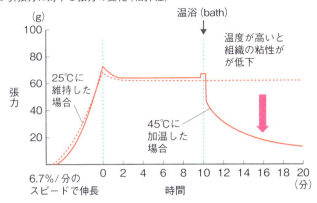

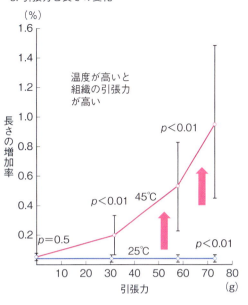

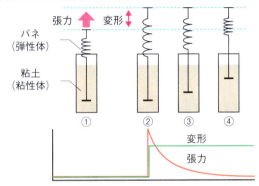

図19 温度上昇に伴う組織の粘弾性と伸張性への影響
組織は粘性と弾性をもつ．流体のような粘り具合と戻ろうとする性質を意味する引張力により，粘性による抵抗と元の状態に戻ろうとする弾性が作用する．
（a, c：Lehmann JF：Therapeutic Heat and Cold. 3rd edition. Williams & Wilkins；1982[8]，b：Christensen RM：Theory of Viscoelasticity：An Introduction. Academic Press；1971. p16-20[9]）

（2）温熱に対する全身的な生体反応

一定範囲以上の局所を温熱で刺激した場合，その影響は局所にとどまらず，身体の恒常性を維持するために，体温調節，呼吸・循環調節，腎における排泄調節の作用が生じる．温熱効果による全身の生体反応をまとめると，①体温調節，②呼吸・循環調節，③排泄調節となる．

4. ホットパック

1）ホットパックとは

ホットパックは温罨法の一種で，温かい物質や器具が入ったパック状のものの総称であるが，物理療法ではシリカゲルを厚い綿の袋に入れてパック状にしたものを指し，これを76～80℃の湯に浸けて温めて使用する．臨床ではハイドロコレータ（**図20**）とよばれる専用の加温装置でホットパックを温める．

ホットパックを身体に当てるときは，バスタオル（8～10層）に包んで，ホットパックから放出される温度を管理し，ホットパック自体を保温して使用する（**図21**）．

2）作用機序

ホットパックを身体に当てると，温度の高いホットパックから身体へ熱が移動（伝導）する．シリカゲルは水分の吸収能力が高いため，多くの水を含んだパックといえる．水は比熱が高く熱容量が大きいので，ホットパックは冷めにくく，長時間（30～40分），熱を放出することができるが，ハイドロコレータから出した後は温度が低下するので，注意が必要である．ホットパックを当てた部位の皮膚温は7～12分後に最

ホットパック（hot pack）

MEMO
温罨法
治療部位を温めることで新陳代謝を上昇させ，病状を和らげる漢方の治療法である．

ハイドロコレータ（hydrocollator）

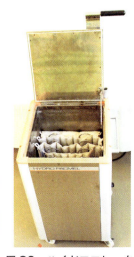

図20 ハイドロコレータ

MEMO
シリカゲル
ケイ酸を部分脱水してゲル化した個体で，多孔構造であるため表面積が広く，水分を吸収する能力に富んでいる．乾燥剤として用いられている．

MEMO
新品のホットパックや乾燥保存していたホットパックは，加温装置で加温する前に，水を含ませる浸水処理が必要である．新品の場合は，少なくとも24時間水に浸けておく．

ここがポイント！
使用後のホットパックは，速やかにホットパック加温装置へ戻す．加温装置から取り出したホットパックは時間とともに温度が低下するため，取り出してからの時間が長くなると，再加温にも時間を要する．

気をつけよう！
古くなったホットパックは，角の部分や縫い目の部分が破れて，ホットパック内のシリカゲルが出てくることがあるので注意する．

MEMO
筋硬結
筋が硬くなった状態をいう．こり，血流障害や交感神経系の緊張が加わると関連痛が生じる．また，自発性関連痛や交感神経緊張現象を特徴とする圧刺激を与えると圧痛が出現する．

MEMO
レイノー（Raynaud）病
寒冷やストレスが誘因となり，一過性に四肢末端部分に血流障害が生じる．女性に多い．

気をつけよう！
浮腫に対するホットパック
温熱により滲出物の吸収が促進され，組織間隙に貯留している組織液を静脈へ吸収を促す作用があるため，軽度の浮腫は改善するが，浮腫を軽減する効果はなく，強い温熱は禁忌となる．

浮腫
▶ Lecture 14 参照．

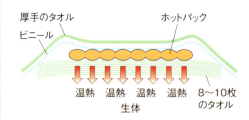

図21 ホットパックの使用方法

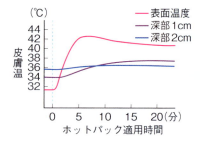

図22 ホットパック使用中の温度変化
(Behrens BJ, Michlovitz SL：Physical Agents：Theory and Practice for the Physical Therapist Assistant. F.A.Davis：1996[10])

高温となり，皮膚温が10℃程度（42〜43℃）まで上昇するが，その後，徐々に低下し，そのまま長時間放置すると逆に熱を奪われる（**図22**）[10]．

ホットパックは，シリカゲルから放出される水分を含む熱（湿熱）であるため，水分を含まない熱（乾熱）より熱伝導がよい．湿熱による加温は，穏和に感じ，乾熱より好まれるが，放出される水分でホットパックを包むタオルや衣服などが濡れるため，ホットパックをビニール袋などで包んで乾熱ホットパックとして利用することもある．

3）生理的作用
Step up「1）温熱に対する局所的な生理的反応」「2）温熱に対する全身的な生理的反応」を参照．

4）適応と禁忌
(1) 適応
- 疼痛（慢性疼痛，変形性関節症，腰痛症，変形性脊椎症，外傷後，術後疼痛，関節リウマチ，肩関節周囲炎〈五十肩〉，筋肉痛，神経痛，腱鞘炎，断端痛）．
- 筋スパズム（腰痛症，肩こり，筋硬結）．
- 中枢神経障害による痙性（脳卒中片麻痺，脊髄損傷による痙性麻痺）．
- 循環障害（レイノー病，末梢性運動麻痺）．
- 浮腫：局所の浮腫は改善するが，強い温熱は避ける．
- 体温低下：体温を維持し恒常性を保つ．
- 精神的・身体的な緊張：温熱は自律神経系や中枢神経系に作用しリラクセーションを促す．
- 運動療法や他の物理療法の前処置：関節拘縮，火傷による瘢痕，運動療法の前に筋スパズムの低下や疼痛軽減を，牽引療法の前に筋スパズムの低下を，低周波療法の前に皮膚抵抗の低下を目的に行う．

いずれも炎症や出血を伴う急性期は禁忌である．

(2) 禁忌
- 疾患，外傷の急性期や炎症症状が強い場合．
- 出血傾向が強い場合や血友病．
- 悪性腫瘍，結核の病巣，放射線療法で不活化された組織．
- 感覚障害のある部位．
- 心臓疾患，末梢循環不全，腎疾患による重篤な循環障害や浮腫（強い加温）のある部位．
- 皮膚疾患，感染，開放創のある部位．
- 甲状腺，眼球，精巣などの貧血組織．

3 温熱療法（1） 温熱の生理的反応と伝導熱（ホットパック）

- 低血圧：収縮期血圧 90 mmHg 未満.
- 自律神経疾患.
- 妊娠時の腹部.
- 新生児，乳児，高齢者などで応答が困難，体力が消耗している場合.

5) 利点と欠点

利点は，気持ちが良いこと，取り扱いが簡単であり，禁忌事項や注意事項が少ないことである．また，身体部位に適合するパックがあり，治療部位に合わせやすいことや他の物理療法機器に比べ，コストが低いことがあげられる．

欠点は，表在性の温熱であるため，筋などの深部組織では効果が得られないことや，身体の複雑な形状がある部位では適合しないため，均等な加温が困難なことがある．皮膚温は，開始後10分程度で最高温となり，徐々にホットパックの温度が低下するため熱傷は少ないが，高齢者などで皮下組織の少ない部位での低温火傷がみられるので注意する．また，水分を吸ったホットパックは重く，重量感や不快感を訴える人もいる．ホットパックを湿熱で使用する場合は，着衣のまま実施できない．

6) 手順と実施上の注意事項

(1) ハイドロコレータの調整（図20参照）

ハイドロコレータはサーモスタットにより温度調整されるため，水温を76～80℃に設定する．ホットパックが吸水するので，ホットパック全体が水中に浸かるように適宜，水を補充する．また，ハイドロコレータ内は月に1回は掃除をする．

(2) ホットパックの選択

治療部位によって，ホットパックの大きさや形状を選択する．特大，大，中，小，頸部用，肩用がある（図23a～e）．一度使用したホットパックは，少なくともハドロコレータで15分以上加温し，十分な熱量を確保する．また，古くなったホットパックは，角の部分や縫い目部分が破れて，ホットパック内のシリカゲルが出てくることがあるので注意する（図23f）．

(3) 患者の準備

①オリエンテーションを行い，バイタルサインなどを確認する．
②安楽な姿勢をとる．治療部位を露出するため，室温やプライバシーに配慮する．
③治療部位を露出し，皮膚の感覚異常や傷などがないか確認する．
④脱水予防のための飲料水などを準備しておく．

(4) ホットパックの準備

①ハイドロコレータ内で熱水に浸かっているホットパックのひもを，専用金具で水分を十分切って取り出す．

MEMO
温熱療法は前処置として実施されることが多いが，他の治療と併用することで効果を増すこともある．

MEMO
物理療法は刺激量の確認が必須であるため，主観的な感覚をうまく表出できない患者は禁忌となることが多い．

MEMO
低温火傷
低い温度（44～51℃）の熱源に長時間接触することで発生する熱傷である．湯たんぽやカイロなどの暖房器具による熱傷が多い．特に，骨の突出部（外果，踵部，腓骨頭，顆部など）は熱傷を起こしやすく，また，冷え性や高齢により感覚が低下している場合，皮膚に赤みや水疱などがないか確認する．

MEMO
サーモスタット（thermostat）
設定された温度に調整するための装置である．必要に応じて加温装置を作動させ，温度を一定に保つはたらきがある．

気をつけよう！
ホットパックのひもを伝って，熱水がタオルの外に出てくると熱傷を起こす危険性があるので，ひももバスタオルで覆われているか確認する．

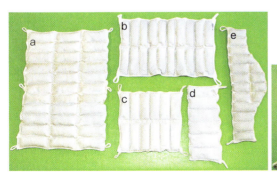
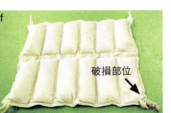

図23 ホットパックの種類と破損
ホットパックは特大（a），大（b），中（c），小（d），頸部用（e），肩用などがある．古くなったホットパックは，破損（f）することがある．

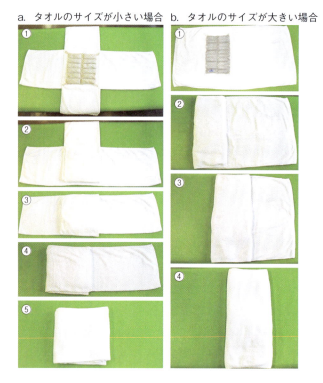

図24 ホットパックの準備
ホットパックの種類やバスタオルの大きさにより，工夫してホットパックを包む．

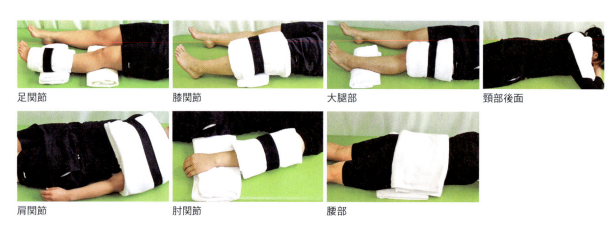

足関節　膝関節　大腿部　頸部後面

肩関節　肘関節　腰部

図25 ホットパックの施行例

②バスタオルで8〜10層に包む（図24）．ひもの部分を伝って，熱水がタオル外に出てくると火傷をする危険性があるので，ひもがバスタオルで覆われているか確認する．

③治療部位にホットパックを当てた後，治療部位全体を保温するための防水ゴムかビニールシート，治療部位以外を保温するための毛布などを準備する．ホットパックを湿熱として使用する場合は，ビニール袋などで包み込む．

(5) 実施手順
①ホットパックを治療部分にのせて，落下しやすいときはバンドなどで固定する（図25）．治療部位の下にホットパックを置くと，タオルの厚さが薄くなり，治療部位に早く熱伝導し，火傷を起こすので注意する．また，ホットパックも破損しやすくなる．

💥気をつけよう！
治療部位の下にホットパックを置くと，タオルの厚さが薄くなり，治療部位に早く熱が伝わり，熱傷を起こすので，注意が必要である．また，ホットパックも破損しやすくなる．

②固定したホットパックを防水ゴムかビニールシートで覆い，治療部位以外を毛布などで保温する．
③タイマーをセットし，気分が悪くなったり，治療部位が熱くなったりしたときに使用する安全ブザーを用意する．
④必要に応じて，患者の感想や訴えを聞き，治療部位を確認する．適用量としては，dosis Ⅲ で「気持ちよく温かいと感じる量」（表3）で，皮膚の許容限界温度（44℃）を越えないようにする．

(6) 後処理
①皮膚の状態（皮膚の色調，疼痛や不快感の有無）を確認する．治療部位はホットパック後，赤みを帯びる．
②皮膚を乾かし，衣服を着用する．皮膚や衣服が濡れていると，逆に熱が奪われる．
③ホットパックをハイドロコレータの中に戻す．
④患者の皮膚に直接接触したバスタオル以外は再利用してもよいが，水分を含むので乾燥させる．
⑤患者のバイタルサインを確認し，数分間休息をとってもらう．問題があれば医師に報告し，治療内容などを再検討する．

(7) 適応時間と回数
20分程度の時間で1〜2回/日，毎日行ってもよい．

表3 温熱療法のdosis（適用量）

dosis Ⅰ（微量）
温かいと感じる閾値以下，自覚的にはなんら感じない

dosis Ⅱ（少量）
少し温かいと感じる量

dosis Ⅲ（中量）
気持ちよく温かいと感じる量

dosis Ⅳ（大量）
我慢できるが熱いと感じる量

温熱療法のほとんどはdosis Ⅲで用いる．

■引用文献
1) 富永真琴：温度感受性TRPチャネル．生化学 2022；94 (2)：236-57.
2) 小西 薫：ウォーターパワーワークアウト―アクアエクササイズの理論と応用．環境工学社；1996. p.163.
3) 杉 晴夫：人体機能生理学．南江堂．1985.
4) 光線研究所・附属診療所：光線療法の多彩な作用．
   https://kousenkenkyuusho.or.jp/medical/effect
5) 真島英信：生理学．改訂第17版．文光堂；1986.
6) Chanmugam PPA ほか：温熱・寒冷療法．荻島秀男責任編集：物理療法のすべて．医歯薬出版；1973. p.97-112.
7) Stillwell GK：The use of physical medicine in office pratice, with particular emphasis on the aftercare of fractures. J Iowa State Med Soc 1963；53：12-8.
8) Lehmann JF：Therapeutic Heat and Cold. 3rd edition. Williams & Wilkins；1982.
9) Christensen RM：Theory of Viscoelasticity：An Introduction. Academic Press；1971. p.16-20.
10) Behrens BJ, Michlovitz SL：Physical Agents：Theory and Practice for the Physical Therapist Assistant. F.A.Davis；1996.

■参考文献
1) 清水 宏：あたらしい皮膚科学．第3版．中山書店；2018.
2) 中野治郎，中願寺風香，片岡英樹：温熱療法の生理学的効果．理学療法 2012；29 (9)：978-86.
3) 目黒 力：温熱療法．松澤 正，江口勝彦編：物理療法学．改訂第2版．金原出版；2012. p.24-46, 296-7.
4) 小川克巳ほか：温熱療法．小川克巳，千住秀明編：理学療法学テキスト 物理療法．神陵文庫；1998. p.115-27.
5) 篠原英記：ホットパック・パラフィン．網元 和編：物理療法学．第3版．医学書院；2008. p.62-9.
6) 大隅秀信：物理療法．リハビリテーション医学 1991；28 (8)：619-21.

実習

ホットパック（湿熱，乾熱）

MEMO
ホットパック施行の前後における皮膚温の変化について，ホットパックの特性を理解する．湿熱と乾熱を比較してもよい．

実習目的
ホットパックの効果と，皮膚温（深部温）の変化を確認する．

準備物品
ホットパック，タオル，ビニール袋，皮膚温度計（図1），深部温度計（図1），サージカルテープ，発泡スチロールなどの断熱材．

手順・リスク管理
①患者役を安静にさせ，被験部分を露出して，プローブを設置し，表在温（皮膚温）を測定する．深部温度計があれば，深部温も測定する．
②安静状態のまま，1分間隔で5分測定する．
③温度計のプローブ部分を発泡スチロールなどの断熱材で覆い，ホットパックをのせる．
④1分間隔で20分測定を継続する．
⑤20分後にホットパックを取り除き，皮膚の水分を拭き取る．
⑥ホットパックを取り除いた後，継続して1分間隔で15分程度測定する．

試してみよう
湿熱と乾熱の比較
同様の方法で，乾熱ホットパック施行前後を測定する．測定は同患者役で行う．湿熱と乾熱を行うときは十分な間隔をあけて行うほうがよい．

実習課題
- ホットパック施行前後の皮膚温（深部温）の変化をグラフ化する．
- 温度変化を分析する．
- 深部温を測定したときは，表在温（皮膚温）との温度の上昇や下降について比較し，湿熱と乾熱を測定したときは，両者を比較する．
- 臨床への応用について検討する．

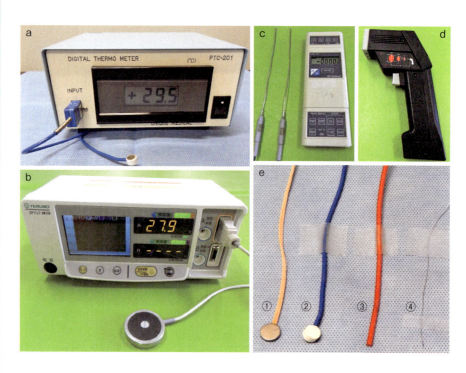

図1　さまざまな温度計とプローブ
a：皮膚温度計と皮膚温用プローブ，b：深部温度計と深部温用プローブ，c：デジタル温度計，d：非接触型温度計（放射温度計），e：各種プローブ（①，②皮膚温度用プローブ，③直腸温プローブ，④ワイヤー型プローブ〈組織内測定用〉）．

3 温熱療法（1）温熱の生理的反応と伝導熱（ホットパック）

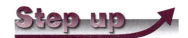

温熱に対する生理的反応

1）温熱に対する局所的な生理的反応

(1) 血管の拡張，血流の増加

温熱刺激は，血管を拡張し組織の血流を増加させる．身体の局所に温熱刺激を与えると，その局所だけでなく，離れた部位や全身的に血管拡張が起きる場合もある．表在性の温熱は，主に皮膚血管においてより著明な血管拡張が起こる．皮膚血管の拡張は，①熱による直接作用，②血管拡張作用をもつ代謝産物（ヒスタミン，ブラジキニン，一酸化窒素）の分泌，③軸索反射による小動脈の拡張（講義・図 13 参照），④交感神経活動の低下による血管平滑筋の弛緩，⑤毛細血管内の透過性，静水圧，表面積の増加などによって生じる．交感神経活動の低下は，局所の組織にとどまらず，骨格筋の交感神経を抑制するとの報告もある．通常，血液は動脈から何回か分岐した後に毛細血管となり組織に酸素や栄養素を供給し静脈に流入するが，毛細血管を経ず動静脈シャントを形成して血液の循環量を増加させる．動静脈シャントは，熱放散を促すシステムとして，皮膚血管などで発達している．また，内臓などの深部の循環と皮膚の循環とのシャントもあり，体温が上昇したときに内臓の血液量を減少させ，皮膚の循環量を増加させる（ダストル・モラー〈Dastre-Morat〉の法則）．

ホットパックは体表面からの熱の移動（伝導）によるため，血流の増加は主に皮膚に生じる．皮膚内の血液量は 2 倍以上に増加し，15 分程度は維持される．皮下の脂肪組織は低比熱であるため温まりやすく，熱を吸収しやすいため脂肪より深部にある組織まで到達しない．骨格筋層は，脂肪層の厚さなどにも関係するが温まりにくい．

(2) 新陳代謝の亢進

組織における温度の上昇は，酵素の反応速度を増加させ，代謝の亢進を引き起こす．組織温度が 39～43℃のときに酵素の反応は最大になるが，45℃以上になると酵素が変性し，酵素活性の停止や細胞が死に至る．また，組織温度の上昇は，酸素ヘモグロビン解離曲線を右側へ移動させ，組織での酸素を放出しやすくしている．ヘモグロビンの放出は，41℃で 36℃の 2 倍に達する．

ホットパックにより組織内の代謝が亢進する．ホットパックを 2，3 か所以上使用することにより，発汗，脱水，一時的な血圧低下が起こる．

(3) 疼痛の軽減

局所への温熱刺激は痛覚の閾値を上昇させる．温熱は皮膚の温度受容器の活動を上昇させ，脊髄レベルでの痛覚の伝達を制限する（ゲートコントロール理論）．この理論は，古くから物理的な刺激が疼痛軽減を導く理論として説明されてきたが，現在では疑問視する意見もある．また，温熱は血流の増加や筋スパズムの低下を引き起こし，その結果，組織の虚血を改善させ，疼痛を軽減させることができる．

(4) 筋緊張の低下

α 運動ニューロンの興奮により筋の収縮が起こるが，α 運動ニューロンの興奮性は γ 系による制御を受けている（図 1）．温熱により筋温が上昇すると，筋紡錘の活動を制御している γ 運動ニューロンの活動が減少する（講義・図 18 参照）．また，ゴルジ（Golgi）腱器官から出る Ib 線維の活動が増加することも報告されている．これらにより，筋紡錘の緊張が低下し，結果的に筋紡錘から遠心性に出力される II 線維の活動は減少し，α 運動ニューロンの興奮性を低下させ，筋緊張の低下を起こす．

(5) 軟部組織の柔軟性の向上

温熱により軟部組織の伸張性が向上し，ストレッチなどの伸長に対して塑性変化が得られる．腱，筋膜，靱帯，関節包や瘢痕組織のコラーゲン線維は，安静などにより架橋が形成されて伸張性が低下する．温熱刺激はコラーゲン線維の編成を変化させ，結合組織に柔軟性が出る．さらに，温熱刺激後にストレッチをすることで，コラーゲン線維の伸張性が向上する．

(6) 熱ショック蛋白質の発現

近年，温熱刺激に対する生化学的な変化についても報告されている．一つ目は熱ショック蛋白質（HSP）である．熱ショック蛋白質はストレス蛋白質であり，分子シャペロン作用をもつ．熱，運動，紫外線などで誘導され，蛋白

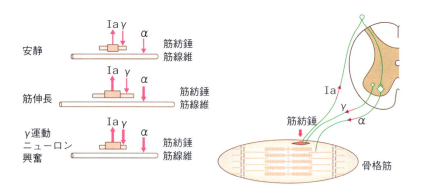

figure 1　α系とγ系神経の関係
筋線維はα運動ニューロンで支配されていて，α運動ニューロンの興奮で筋線維は収縮する．筋紡錘は骨格筋内に散在し，運動感覚としての固有受容器で，Ia線維やII線維に興奮を伝える．また，Ia線維は脊髄前角にあるα運動ニューロンに接続して，筋紡錘からIa線維に興奮が伝わると，α運動ニューロンが興奮して，骨格筋が収縮する．一方，筋紡錘はγ運動ニューロン（筋紡錘の両極部を収縮させる）の支配を受けている．γ運動ニューロが興奮するときに赤道部に伸長が起き，Ia線維が興奮する．この結果，α運動ニューロンを興奮させ筋線維を収縮させることにより筋の緊張が上昇する．逆に，温熱刺激でγ運動ニューロンの興奮を抑制するとIa線維の興奮が抑制され，α運動ニューロンを興奮させ，筋緊張が低下する．

質の合成への関与や細胞の保護作用などが報告されている．また，温熱刺激は炎症を助長すると考えられているが，熱ショック蛋白質が抗炎症作用にはたらき，炎症物質を抑制するという報告もみられる．しかし，急性炎症時に温熱刺激を与えると，出血，腫脹などの悪影響が懸念されるため，この作用がどの程度有益なものかは不明であるが，今後の発展を期待したい．

2）温熱に対する全身的な生理的反応

一定範囲以上の局所を温熱で刺激した場合，その影響は局所にとどまらず，身体の恒常性を維持するために，体温，呼吸・循環，腎における排泄が調節される．

(1) 体温調節

恒温動物は，体温を一定にするために，熱放散や熱産生によって体温の恒常性を保っている．温熱刺激を与えた場合は，熱エネルギーを吸収することで全体的に体温が上昇する傾向にある．そこで，体温の上昇を抑えるために体温調節機構が作用する．環境温度によっても影響を受けるが，熱による血管拡張は周囲に広がり対側の上肢や下肢にも影響する．この影響は，視床下部にある体温調節中枢を経ないで反応が起こるためとされている．また，加温された部分が33℃以上になると発汗が始まるが，加温された部位から離れた部位でも発汗が観察される．発汗は，視床下部からの命令によって交感神経によって支配された汗腺の活動によって起こる．

(2) 呼吸・循環調節

全身的な加温によって，呼吸数や心拍数が増加する．これは組織温度の上昇による代謝の亢進が影響している．また，交感神経性の血管拡張神経の作用によって，皮膚血管が拡張する．特に熱の放出時には動静脈シャントが発達している手足，口唇，鼻，耳朶が顕著に作用する．

(3) 排泄調節

腎臓においては，温熱を与えてしばらくは腎血流量が増加するが，一定の時間が経つと血流が減少し，糸球体濾過速度も減少する．これは体温調節のために発汗が増加し，多量の塩分が失われるからである．体液量の低下を感知するとレニンの分泌が増加し，アンジオテンシンIIによりアルドステロンが分泌され，尿細管でナトリウムを再吸収する．このため，糸球体濾過速度が減少する．

■参考文献

1) Chanmugam PPA ほか：温熱・寒冷療法．荻島秀男責任編集：物理療法のすべて．医歯薬出版；1973．p.97-112．

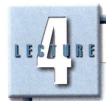

温熱療法(2)
伝導熱(パラフィン浴)と輻射熱(赤外線療法)

LECTURE
4

到達目標

- パラフィン浴の特性と適応,禁忌を理解し,適切に治療が実施できる.
- 光線療法につながる知識として,照射距離と照射角度が照射強度に及ぼす影響について理解する.
- 光化学作用や偏光について理解する.
- 赤外線と直線偏光近赤外線の特性を理解し,適切に治療が実施できる.
- パラフィン浴を実施し,生体の反応とその効果を確認する(実習).

この講義を理解するために

この講義では,最初に表在性の温熱療法であるパラフィン浴の特性を理解し,適切かつ安全に実施できるように注意事項を把握し,一連の流れを学習します.次に,光線の分類と光エネルギーの特性を理解し,温熱効果や光化学作用について学びます.そのうえで,輻射熱で生じる温熱を利用する赤外線療法と直線偏光近赤外線治療について,その効果や危険性を理解し,温熱療法へ応用できるように基本的な知識を身につけます.さらに,表在性の温熱療法である赤外線療法と直線偏光近赤外線治療の特性を理解し,適切かつ安全に実施できるように,注意事項を把握し,一連の流れを学習します.

この講義を学ぶにあたり,以下の項目を学習しておきましょう.

- □ 表在性の温熱刺激による生理的反応を復習しておく(Lecture 3 参照).
- □ 太陽光のスペクトルを調べておく.
- □ 波長と周波数について調べておく.
- □ 皮膚と星状神経節の解剖と役割を調べておく.

講義を終えて確認すること

- □ パラフィン浴の特性と設定温度が理解できた.
- □ パラフィン浴を実施する技術を身につけられた.
- □ パラフィン浴の間欠法と持続法が理解できた.
- □ 光線と光エネルギーの特性について理解できた.
- □ 逆二乗の法則とランバートの余弦則が理解できた.
- □ 赤外線と直線偏光近赤外線の特性について理解できた.
- □ 赤外線療法と直線偏光近赤外線治療を実施する技術を身につけられた.

講義

パラフィン浴 (paraffin bath)

1. パラフィン浴

1) パラフィン浴とは

パラフィンは，常温では白色の軟らかいロウ状の固体で，比熱が高く，熱伝導率が低く（水の0.41倍），熱容量が多い．固形パラフィンの融点は55℃であるが，さらに融点の低い流動パラフィンなどのパラフィン系の鉱油を添加することで融点を低く（43〜45℃）調節したものをパラフィン浴として使用する．

固形パラフィンと流動パラフィンを混合するときは，「固形パラフィン：流動パラフィン＝100：3」で混合する．

パラフィン (paraffin)

📝 MEMO
固形パラフィンの融点が46℃のもので流動パラフィンの添加が不必要なものも市販されている．

パラフィン浴は，加温装置（図1）でパラフィンを溶解させ使用する．浴槽内の温度は，通常，52〜53℃に設定されている．装置は手指用，上肢用，上下肢用（高さ調整が可能）などがあり，治療部位や実施方法により選択する．

2) 作用機序

パラフィンは熱伝導率が低いため，治療部位を50℃を超えた高温に浸けても，それほど熱く感じず，火傷などのリスクも少ない．パラフィン表面には被膜ができ，皮膚との間に薄い空気の層ができるので，パラフィンと皮膚は直接接触していない．また，熱容量が多いので，浴槽から取り出しても冷えにくい．一方，温熱は発汗を促進させるが，パラフィン内は発汗による蒸発を妨げる．このため，パラフィン浴は乾熱であるが，汗による湿熱的な特徴をもつ．パラフィンはラノリン効果により皮膚の艶を出すことができ，美容上の効果も期待できる．

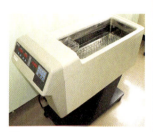

図1 パラフィン浴の加温装置

📝 MEMO
ラノリン効果
ラノリン (lanolin) は羊毛に付着する油脂成分で，化粧品や軟膏の基剤として使用されている．パラフィン浴はラノリンと同様，保湿効果がみられる．

3) 生理的作用

ホットパックと同様の生理的作用がある．表在性の温熱効果はあるが，深部組織への効果は少ない．

ホットパック
▶ Lecture 3 参照．

4) パラフィン浴の種類と手順

(1) グローブ法

間欠法で，反復巻包法ともいわれ，一般的によく使用されている．

グローブ法 (dip wrap method)

① 治療部位をパラフィン浴槽に数秒浸けて取り出した後で，皮膚についたパラフィンの薄い被膜が白く硬化するまで放置する（図2a, b）．パラフィンに浸けて取り出すときは静かに持ち上げる．

② パラフィンの被膜が硬化した後に同様の操作を7〜10回繰り返し，厚いパラフィンの皮膜（パラフィングローブ）を形成する．2回目以降は1回目に浸けた部位より低位（遠位）までとする（図2c, d）．

③ パラフィングローブが形成された後に，ビニール袋で包み，バスタオルや毛布などで覆う．

💡 ここがポイント！
- 2回目以降に1回目に浸けた部位より近位（高位）まで浸けると，1回目のパラフィンの被膜と皮膚の間にパラフィンが流れ込み，熱の放散ができず，火傷を起こす．
- 途中でパラフィンの被膜が破れたときも火傷を起こすので，最初からやり直す．

④ 20分保温し，パラフィングローブを剥がす（図2e）．剥がしたパラフィングローブは，パラフィン粘土として手指の運動などに利用できる（図2f）．

(2) 間欠液浸法（持続法）

この手法は，温度を一定に維持できる点で優れているが，治療部位を動かすことができないことや浸けているときにパラフィングローブが破損すると火傷を起こす可能性があるので，注意が必要である．

間欠液浸法
(dip immersion method)

① グローブ法と同様に，治療部位をパラフィン浴槽に数秒間浸けて取り出した後で，皮膚についたパラフィンの薄い被膜が白く硬化するまで放置する．

② パラフィンの被膜が硬化した後に，同様の操作を2〜3回繰り返す．

4 温熱療法（2） 伝導熱（パラフィン浴）と輻射熱（赤外線療法）

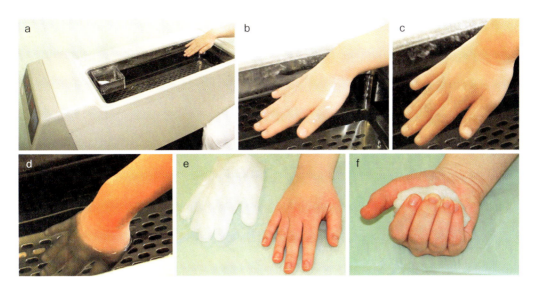

図2 グローブ法とパラフィン粘土
安楽な姿勢を確保してパラフィン浴槽に治療部位（手）を浸ける（a）．数秒浸けて取り出した後（b），2回目以降は1回目より低位まで浸ける（c, d）．終了後はパラフィングローブを外し（e），パラフィン粘土（f）として手指の運動などに利用する．

③1回目に浸けた部位より低位（遠位）までを，パラフィン浴槽のなかに浸けたままにする（15～20分）．

（3）持続液浸法

パラフィングローブを作成しないで，直接，パラフィン浴槽に治療部位を浸けたまま維持する手法である．間欠液浸法と同様の注意が必要である．

（4）塗布法

溶解しているパラフィンを，ハケやブラシで7～10層塗布する手法であり，パラフィン浴槽に治療部位を浸けることが難しい四肢の中枢部や体幹部に用いる（**図3**）．塗布後は，グローブ法と同様，ビニールで覆い，バスタオルや毛布などで包む（20分）．

（5）パラフィンパック

溶解しているパラフィンをガーゼに塗り込んで使用する手法である．塗布法と同様，パラフィン浴槽に治療部位を浸けることが難しい四肢の中枢部や体幹部に用いる．塗布後は，グローブ法と同様，ビニールで覆い，バスタオルや毛布などで包む（20分）．

5）適応と禁忌

適応はホットパックと同様であるが，主に四肢遠位部の関節拘縮の前処置として利用される．

禁忌はホットパックと同様である．特に，皮膚炎や傷があるときは増悪や感染の危険性がある．

6）利点と欠点

（1）利点

四肢遠位部など複雑な構造の関節部分でも均一に温熱を与えることができることや，低い熱伝導性のため快適な温熱効果が得られることである．また，ラノリン効果で美容上の効果も期待できる．使用後にパラフィン粘土で手指の運動などを実施できる（**図2f**）．

（2）欠点

治療中に治療部位を動かすことができず，四肢の中枢部や体幹部には使用しにくい．また，衣服やパラフィン浴槽の周囲が汚れやすく，衣服についたパラフィンは落

持続液浸法（continuous immersion method）

塗布法（brush wrap method）

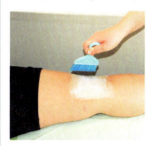

図3 塗布法

パラフィンパック（paraffin pack）

気をつけよう！
パラフィンを床に落とすと床が滑りやすくなり，転倒などのリスクが高まるので注意する．

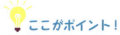 **ここがポイント！**
衣服についたパラフィンは，新聞紙などに挟んでアイロンをかけることによって取り除くことができる．

としにくい．衣服についたときは，新聞紙などに挟んでアイロンをかけることによりパラフィンを取り除くことができる．パラフィンを床に落とすと床が滑りやすくなり，転倒などリスクが高まるので注意する．

パラフィンは再利用するので，浴槽中に雑菌が繁殖しやすく，ゴミや毛などが混入しやすい．雑菌の繁殖を防止するために，浴槽は最大温度にして殺菌する．また，ゴミや毛は濾過して取り除く．

7）実施上の注意事項

ホットパックと同様で，固有の注意事項としては以下のものがあげられる．
- パラフィンは引火性物質なので，火気に注意する．
- 衣服についたパラフィンは落としにくい．
- パラフィンを床に落とすと床が滑りやすくなる．
- パラフィン浴槽は雑菌が繁殖しやすい．
- 再利用によりゴミや毛などが混入しやすい．

2．光エネルギーの特性：照射距離と照射角度

光線は，可視光線（波長帯約 400～760 nm）と可視光線の赤色より波長が長くヒトの目では見えない赤外線（波長帯約 760 nm～1 mm），可視光線の青色より波長の短い紫外線（波長帯約 10～400 nm）に分けることができる．

光線は，光源の位置がどこにあるかで照射部位での強度が異なってくる．光源から照射部位までの距離が遠ければ，照射部位での強度が弱くなり，光源と照射部位との間の傾きが大きくなれば，照射部位での強度が弱くなる．光源と照射部位までの距離は逆二乗の法則により，光源と照射部位との間の傾きはランバートの余弦則により説明できる．

1）逆二乗の法則

光源と照射部位までの距離が遠くなれば照射部位での強度は弱くなり，近くなれば照射部位での強度は強くなる．このように，物質が受ける強度は，光源と照射部位までの距離に関係して変化する．光源と照射部位までの距離と照射部位で受ける強度の関係は，光源と照射部位までの距離の二乗に反比例する（逆二乗の法則：図4）．光源から照射部位までの距離が1で，光源の照射強度が100のとき，光源を2倍の距離になるように遠ざけたならば，「$1/2^2=1/4$ 倍」の25が照射部位で受ける強度になる．反対に，光源の位置を半分に近づけたときは「$1/(1/2)^2=4$ 倍」になり，照射部位で受ける強度は400になる．

2）ランバートの余弦則

光源と照射部位までの距離が同じであっても，照射角度が変化すると照射部位で受ける強度が変化する（図5）[1]．光源が照射部位の真上にあるときに最大の照射強度が得られるが，光源の位置が真上からずれて前の位置から傾きを生じると，その角度に応じて，照射部位の受ける強度が弱くなる．光源が真上にあるときを0度として，光源が傾いたときの角度をθとすると，照射部位で受ける強度は角度θの余弦（$\cos\theta$）に比例する（ランバートの余弦則）．光源が真上から60度傾いた位置に移動したときの照射部位で受ける強度は「$\cos 60°=0.5$」になり，半分の強度となる．

3．赤外線療法

1）赤外線と輻射熱

輻射（放射）とは，物質から放出される電磁波（輻射波）が電磁放射によって熱移動することをいう．すべての物質は熱エネルギーをもち，周囲の温度より高ければ，輻

気をつけよう！
- 治療前に，治療条件が適切であること，パラフィンが適温であることを確認する．
- 治療部位を清潔にして，床に落としたり，服に着かないようにする．
- パラフィンが眼や口に入らないように注意する．

ランバート（Lambert）の余弦則

赤外線療法（infrared therapy）

輻射（放射）
▶ Lecture 3・図3 参照．

電磁波（放射線，光線，高周波）の種類と波長帯域
▶ Step up・図1 参照．

4 温熱療法（2）伝導熱（パラフィン浴）と輻射熱（赤外線療法）

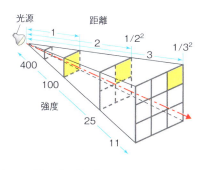

図4 逆二乗の法則

図5 ランバートの余弦則
(Chanmugam PPA ほか：物理療法のすべて．医歯薬出版：1973．p.119[1])

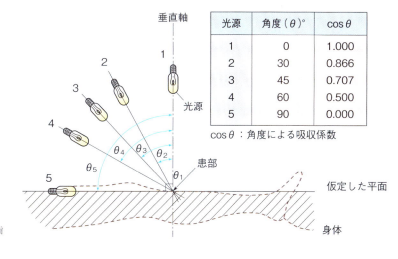

光源	角度(θ)°	$\cos\theta$
1	0	1.000
2	30	0.866
3	45	0.707
4	60	0.500
5	90	0.000

$\cos\theta$：角度による吸収係数

射により熱を放出する．

　輻射による物理療法としては，赤外線療法があげられる．赤外線は可視光の赤色光より波長が長く，約760 nm〜1 mm までの電磁波であり，温熱効果がある．赤外線は，近赤外線（波長帯約760 nm〜2.5 μm），中間赤外線（波長帯 2.5〜25 μm），遠赤外線（波長帯 25 μm〜1 mm）に区分される．近赤外線は10 mm 深部まで到達し，比較的透過性が高いが，遠赤外線は4 mm 程度で吸収され，透過性が弱い．

　赤外線療法では，温熱効果が高い760 nm〜15 μm の近赤外線領域の波長帯域が多く使用され，短波長赤外線（波長帯 760 nm〜1.5 μm）と長波長赤外線（波長帯 1.5〜15 μm）が用いられることが多い．

2) 赤外線の反射と照射強度

　赤外線は，物質の表面に達したときに一部の波は吸収されず反射する．通常，入射角度と反射角度は等しく，同一方向に反射する．赤外線治療器には，指向性を確保するため，反射鏡が付いている．

　赤外線の照射強度は，パイロンという単位で表される．

　　1 パイロン＝1 cal/cm^2/分（＝0.0697 W/cm^2）

　適切な照射強度は1〜7パイロンとされ，適応範囲が広い．このため，赤外線照射による照射強度は自覚的な温かさで dosis III（気持ちよく温かいと感じる量）で実施する．また，4パイロン以上の照射強度では，疼痛や火傷を起こす可能性があるので注意が必要である．パイロンは測定程度が低いため，実際には使用されず，ほとんどの機器は W（ワット）で表示されている．

3) 赤外線の作用機序，生理的作用

　赤外線は温熱効果の高い波長帯で，組織内に吸収されると振動エネルギーや回転エネルギーにより熱を発生する．組織温度が上昇すれば，温熱による局所的および全身的な生理的反応を生じる．その他の変化としては，赤外線を照射した部位にまだら模様の紅斑（大理石様紅斑）がみられることがある．これは皮膚血管の拡張作用によるもので，1時間ほどみられるが徐々に消える．また，繰り返し照射したときは，赤血球の破壊によるまだら模様（大理石様）の色素沈着が残る．

　光に関係する波長で700〜900 nm の帯域は組織への深達性が高く，近赤外線の波長帯域に相当する．この波長帯域は生体の水分やヘモグロビンの吸収帯域外になるため深部へ到達しやすい．しかし，赤外線照射により加温される部位は，皮膚や皮下組織が中心で比較的表層であり，深層部の筋層を温めるのは難しいとされている．

MEMO

● ウィーン変位則
すべての物質は物質の分子振動による熱をもっており，その振動が絶えず熱エネルギー（赤外線）として放出されている．物質の表面温度とその物質が発する赤外線の波長には一定の法則があり，ウィーン変位則といわれている．その関係は，
波長（μm）＝2,898/絶対温度（K）
である．37℃の表面温度をもっているヒトでは，約9.3 μm の波長をもつ赤外線が放出されていることになる．
▶ Lecture 7・Step up 参照．

● シュテファン・ボルツマン（Stefan-Boltzmann）の法則
物質から放出される赤外線の強度は，物質の温度が高いほど高くなるという関係を示した法則である．この法則は，単位時間あたり物質の単位表面積から放出される熱エネルギーは物質の表面温度の4乗に比例する．
放出される熱エネルギー＝比例係数σ×（表面温度）^{4}

パイロン (pyron)

温熱療法の dosis（適用量）
▶ Lecture 3・表3 参照．

MEMO

700〜900 nm の波長帯は組織への深達性が高いため，物理療法で使用される低出力レーザー治療器においてもこの帯域の単一波長が使用されている．

MEMO
赤外線の深部到達度
近赤外線が 10 mm, 遠赤外線が 4 mm である.

MEMO
直線偏光
偏光とは, 特定の方向のみに振動する光をいう. 光は, 三次元空間上をさまざまな方向に振動している光が混合しているが, 偏光板（フィルター）を通すと特定の方向の光を取り出すことができる. 偏光には, 直線偏光, 円偏光, 楕円偏光がある. 直線偏光は, 偏光板により一平面内（二次元）だけで振動する波を取り出したものである.

MEMO
星状神経節ブロック
麻酔科などのペインクリニックで行われている治療の一つであり, 頭痛, 顔面神経麻痺, 頸部・背部のこり, 疼痛に対する治療として用いられている.

MEMO
星状神経節（図 7）
頭部, 頸部, 上肢を支配し, 血管収縮や痛みに関与する交感神経節である第 7 頸椎横突起前方に存在し, その場所は反対側鎖骨近位端から 2.5 cm（2 横指）側方, 2.5 cm（2 横指）上方である.

4）赤外線治療器

（1）赤外線温熱治療器（図 6a, b）
発光性と非発光性の装置がある. 発光性の装置は, 赤色フィルターにより電球（可視光線と赤外線を含む）の可視光線を遮断し, 赤外線を得ている. 赤色塗料で電球内面を着色した赤外線電球や電球と赤色フィルターを組み合わせたものがある. これらの発光性赤外線は, 皮膚や皮下組織の加温に適している. 非発光性の装置は, セラミック管ヒーターを使用したもので, 遠赤外線が得られ, 皮膚を中心に温熱を急速に与えるのに役立つ.

（2）発光性スポット赤外線治療器
集光したハロゲン光を, 直径約 3 mm のスポットで照射するものであり, 東洋医学の灸のような熱刺激が可能である.

（3）直線偏光近赤外線治療器（図 6c, d）
光のなかで最も深達性が高い近赤外線を, スポット状に高出力（最大 2.2〜5 W）で照射できる. 光源は, アイオダインランプから発射される白色光から光学フィルターにより波長 0.6〜1.6 μm の範囲外を取り除き, 用いられている. 直線偏光近赤外線は, レーザー光のような単一波長ではなく, 複合的波長である. また, 直線偏光により光の拡散を防止し, 直線的に進むように調整されている. この光学的な利点を生かし, さまざまな効果が期待されている. 特に, 穏やかな温熱効果や鎮痛効果が得られることが知られている. 近年, 星状神経節（図 7）に照射すると, 局所麻酔による星状神経節ブロックと同様の穏やかな反応が認められることから, 麻酔科領域で急速に発展している.

（4）キセノン光治療器
希ガスであるキセノンを媒質として高電圧放電した際に放射される光線を生体に照射する. キセノン光は 380〜1,000 nm の波長帯をもつ複合波長であり, 治療目的に応じてスペクトルフィルターを用いて適した波長帯のみに処理する. 基本的には接触法となるため, 創傷部への照射には適していない. 温熱効果に加えて, 鎮痛や循環改

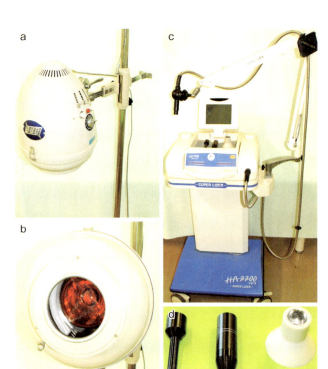

図 6 赤外線治療器
a, b：赤外線温熱治療器.
c：直線偏光近赤外線治療器.
d：直線偏光近赤外線治療器の各種プローブ. ①SG タイプのプローブ. 星状神経節照射に用いる. ②B タイプのプローブ. 深部まで到達し, 高い出力が得られる. ③C タイプのプローブ. ソフトな刺激感で, 広範囲の照射に使用する.

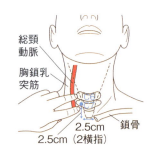

図 7 星状神経節

4 温熱療法（2）伝導熱（パラフィン浴）と輻射熱（赤外線療法）

善，組織の伸張性の増加，筋緊張の低下などの効果が認められている．

5）適応と禁忌

赤外線照射の主な目的は，浅層組織（皮膚や皮下組織）の温熱効果と鎮痛作用による疼痛軽減と筋スパスムの抑制である．

（1）適応

- **表在性疼痛**：皮膚にある温度受容器の興奮を促し，疼痛を軽減する．浅層部の関節における慢性期の関節嚢炎，腱鞘炎や靱帯損傷など疼痛を軽減する．
- **皮膚損傷，外傷，感染**：皮膚血管拡張，充血により滲出物の吸収が促進される．食作用を活性化して，滅菌に有効である．
- **関節リウマチ**：慢性期における疼痛などを鎮静化する．急性期，亜急性期は禁忌であるが，症状の軽減に有効とされている．
- **浮腫**：温熱は滲出物の吸収を促進する．強い温熱は火傷を起こすので注意が必要である．

（2）禁忌

一般的な表在性温熱効果をもつ温熱療法と同じである．

- 疾患，外傷の急性期や炎症症状が強い場合．
- 出血傾向が強い場合や血友病．
- 悪性腫瘍，結核の病巣，放射線療法で不活化された組織．
- 感覚障害のある部位．
- 心臓疾患，末梢循環不全，腎疾患による重篤な循環障害や浮腫のある部位．
- 皮膚疾患，感染，開放創のある部位．
- 甲状腺，眼球，精巣などの貧血組織．
- 低血圧：収縮期血圧 90 mmHg 未満．
- 自律神経疾患．
- 妊娠時の腹部．
- 新生児，乳児，高齢者などで応答が困難，体力が消耗している場合．

6）利点と欠点

（1）利点

- 気持ちが良い．
- 取り扱いが簡単であり，禁忌事項や注意事項が少ない．
- 直線偏光近赤外線治療器では，星状神経節ブロックと同様の作用が得られる．

（2）欠点

- 表在性の温熱であるため，筋などの深部組織での効果が得られない．

7）手順と実施上の注意事項

（1）赤外線温熱治療器

a. 患者の準備

①オリエンテーションを行い，バイタルサインなどを確認する．
②安楽な姿勢をとる．治療部位を露出するため，室温やプライバシーに配慮する．
③治療部位を露出し，皮膚の感覚異常や傷などがないか確認する．
④脱水予防のための飲料水などを準備しておく．

b. 赤外線温熱照射（図 8a）

①赤外線温熱治療器を照射部位に対し直角になるように設定する．
②赤外線温熱治療器から照射部位までの距離は 60～90 cm であるが，照射出力や患者の感じ方を聞いて調整する．

MEMO
人工関節のような金属が体内に挿入されていても，赤外線は基本的に使用可能である．

浮腫
▶ Lecture 14 参照．

気をつけよう！
浮腫の部位に照射するときは，熱傷に十分注意する．強い照射は避け，照射中も照射部位の皮膚の状態をチェックし患者から様子を聞くなどする．

気をつけよう！
赤外線照射のために治療部位を露出するが，照射部位以外は毛布やバスタオルなどで覆い，熱の放出による体温低下を防止する．

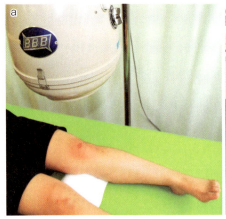
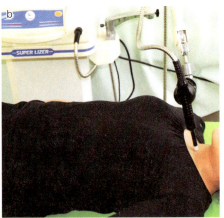

図8 赤外線の照射例
a：赤外線温熱照射，b：直線偏光近赤外線照射．

c．後処理
①皮膚の状態（皮膚の色調，疼痛および不快感の有無）を確認する．
②患者のバイタルサインを確認し，数分間休息をとってもらう．問題があれば医師に報告し，照射内容などを再検討する．

d．適応時間と回数
汎用される照射強度は 4～7 パイロン（0.21～0.49 W/cm²）で，時間は 20～30 分である．頻度は 1～2 回/日である．

(2) 直線偏光近赤外線治療器

a．患者の準備
赤外線温熱治療器と同様である．

b．直線偏光近赤外線照射（図8b）
①照射部位のマーキングは，照射部位に重ならないように照射部位より広くする．黒色ペンは避ける．
②照射目的に合ったレンズユニットを選択し，プローブの先端に取り付ける．
③プローブの先端を皮膚に接触させる．
④目的により連続照射，断続照射を選択し，照射する．

c．照射方法
- 星状神経節近傍での照射：SG タイプのプローブ（図6d①）で，インターバルの照射モード，出力 80％に設定して，1 秒照射，4 秒休止で 7 分照射する．
- 他の部位での照射：B タイプのプローブ（図6d②）で，インターバルの照射モード，出力 80％に設定して，1 秒照射，4 秒休止で 7 分照射する．連続照射であれば，出力 70～90％に設定して，患者が熱く感じたら照射ポイントを移動する．

d．後処理
①皮膚の状態（皮膚の色調，疼痛および不快感の有無）を確認する．
②患者のバイタルサインを確認し，数分間休息をとってもらう．問題があれば医師に報告し，照射内容などを再検討する．

e．適応時間と回数
7～10 分とし，1 回の治療が 30 分を超えないようにする．連続照射で同じ場所に繰り返し照射するときは 1 分，間隔をあける．頻度は 1～2 回/日である．

■引用文献
1) Chanmugam PPA ほか：輻射温熱療法．荻島秀男編：物理療法のすべて．医歯薬出版；1973. p.117-33.

> **気をつけよう！**
> ほくろ，あざ，しみへの照射は熱傷を起こしやすいので，注意する．

実習

1. パラフィン浴

実習目的
パラフィン浴の効果および皮膚温（深部温）の変化を確認する．

準備物品
パラフィン浴，タオル，ビニール袋，皮膚温度計，深部温度計，サージカルテープ，発泡スチロールなどの断熱材．

手順・リスク管理
①患者役を安静にさせ，被験部分を露出し，温度プローブを設置し，表在温（皮膚温）を測定する．深部温度計があれば深部温も測定する．温度を測定したところはマーキングをしておく．
②安静状態のまま，1分間隔で5分測定する．
③温度プローブを外した後に，パラフィン浴に浸けてパラフィングローブを作成し，タオルなどで保温し，20分安静にする．
④20分経過後にパラフィンを取り除き，皮膚の水分を軽く拭き取る．
⑤パラフィンを取り除いた後，継続して1分間隔で15分測定する．

実習課題 1
- パラフィン浴施行前後の皮膚温（深部温）の変化をグラフ化する．
- 温度変化を分析する．
- 深部温を測定したときは，温度の上昇や下降について表在温（皮膚温）と比較する．また，ホットパックと比較する．
- 臨床への応用について検討する．

 MEMO
パラフィン浴施行の前後における皮膚温の変化を測定し，パラフィン浴の特性を理解する．ホットパックと比較してもよい．

2. 赤外線療法

実習目的
赤外線療法の効果および皮膚温の変化を確認する．

準備物品
赤外線温熱治療器，皮膚温度計，サージカルテープ．

手順・リスク管理
①患者役を安静にさせ，被験部分を露出して，温度プローブを設置し，表在温（皮膚温）を測定する．温度を測定したところはマーキングをしておく．
②安静状態のまま，1分間隔で5分測定する．
③温度プローブを外した後に，20分照射する．
④20分経過後に停止し，マーキングした皮膚上に温度プローブを設置し，温度を測定する．
⑤1分間隔で15分測定する．

実習課題 2
- 赤外線照射前後の皮膚温の変化をグラフ化する．
- 温度変化を分析する．
- 臨床への応用について検討する．

 MEMO
赤外線治療施行の前後における皮膚温の変化，赤外線の特性について理解する．

3. 直線偏光近赤外線照射

実習目的
直線偏光近赤外線の効果を確認する．

準備物品
直線偏光近赤外線治療器．

手順・リスク管理
①患者役を安静にさせ，被験部分を露出する．
②直線偏光近赤外線治療器のプローブの種類，照射方法（連続照射，断続照射）を選択する．
③直線偏光近赤外線における実施上の注意事項を確認のうえ，照射する．
④照射終了後に感想などを聴取する．

実習課題 3
- プローブの種類や照射方法（連続照射，断続照射）の相違を表などにまとめる．
- プローブの種類や照射方法（連続照射，断続照射）の相違による感じ方を分析する．
- 臨床への応用について検討する．

> **MEMO**
> 直線偏光近赤外線治療器のプローブの種類や照射方法（連続照射，断続照射）の相違について，感想などの主観的な効果を調査して，直線偏光近赤外線の特性を理解する．

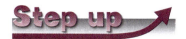

1. 光線と光エネルギーの特性

　電磁波は，波長により放射線，光線，電波（マイクロ波，ラジオ波）に区別される（図1）．放射線は波長が短い電磁波で，X線，γ線，α線，β線が含まれる．マイクロ波とラジオ波は，波長が長く高周波の電磁波で，ラジオなどの通信に用いられる他，温熱効果があるため物理療法としても利用されている．また，光線は波長の短い電磁波で，反射，屈折，回折などの現象を起こす．入射した光は，表面がなめらかなときは一定の方向に反射する．屈折は媒質の境界で進行方向を変える現象，回折は障害物の端を通過して伝播するときに，障害物の裏側に回り込む現象である．

　可視光線には，温熱効果のある波長と光化学作用のある波長がある．温熱効果は波長の長い帯域のものほど強く，光化学作用は波長の短い帯域のものほど強くなる．このように，光線は波長の相違により特異的な効果が得られ，赤外線領域では温熱効果が強く，紫外線領域では光化学作用が強くなる．温熱効果は，電磁波が組織に吸収されたときに分子の振動や回転を惹起して熱を発生させる．また，光化学作用は，光エネルギーを吸収して物質の酸化還元反応を引き起こす．すなわち，光が生体物質の触媒となり，化学反応を手助けして他の物質に変化させる．さらに，光吸収が高い物質（光増感物質）が生体内にあると光化学作用を増強させる．温覚受容器や視細胞を興奮させる作用も光化学作用である．このように，可視光線，赤外線，紫外線の光特性を利用する治療が光線療法である．

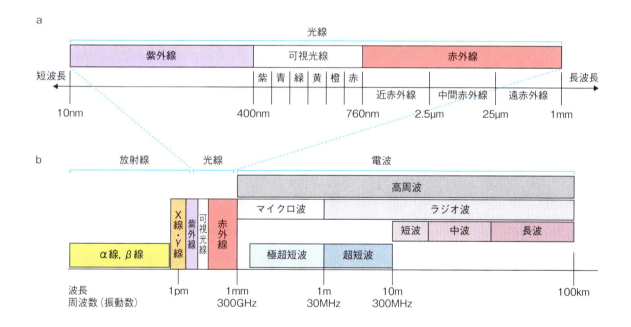

図1　電磁波（放射線，光線，電波）の種類と波長帯域
波長は周期的な波の長さ，振幅は波の強さをいう．aは光線を拡大して示している．

2. 皮膚の構造と血管

　赤外線は表在性の温熱であり，皮膚に対する作用が最も強い．そのために皮膚の構造や役割についての知識が重要となる．

　皮膚は人体を覆い，体内を保護する作用をもち，体内の熱の放散や放散防止などの体温調節にかかわる重要な組織である．皮膚は，表皮，真皮，皮下組織の3層から成る（図2a）．表皮は最も外層にあり，直接外界と接触し，細菌などの異物が入るのを防いでいる．真皮は1〜2mmの厚さがあり，血管やリンパ管，感覚受容器（パチニ

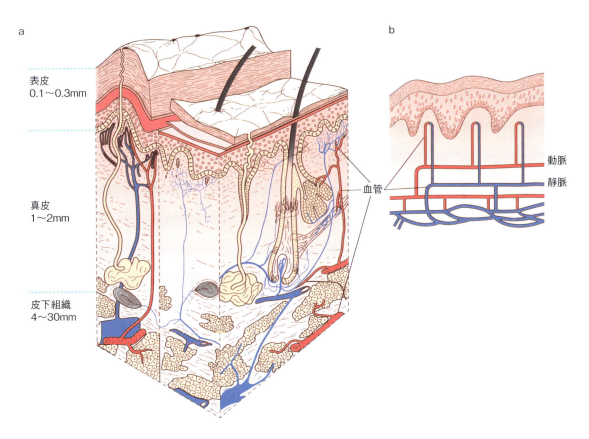

図2 皮膚の構造（a）と血管の模式図（b）

〈Pacini〉小体，マイスネル〈Meissner〉小体，ルフィニ〈Ruffini〉小体など），神経線維などが存在する．また，汗腺，皮脂腺などもあり，強靱で柔軟な弾性構造になっている．皮下組織は，多量の脂肪細胞が含まれていて，厚さは4～30 mmにもなる．また，血管や神経線維も多数存在する．

　皮膚の血管は他の組織とは異なり，皮膚への酸素・栄養輸送と熱伝導の制御の2つの作用がある．図2bのように，真皮と皮下組織の血管は各層と平行に走り，真皮上方の波打った部分（乳頭）に輪状の毛細血管を出す．また，動静脈吻合や皮下静脈網状組織があり，動静脈吻合は交感神経の支配を受けている．この特別な構造により多量の血液を循環させることが可能である．また，皮膚の血流は体表面1 m^2 あたり0.25 Lであり，酸素や栄養を供給するのに必要な量の10倍の血液が流れている．また，温熱負荷時には7.5倍にも増加し，熱の放散に役立っている．

■参考文献

1) Chanmugam PPA ほか：温熱・寒冷療法．荻島秀男編：物理療法のすべて．医歯薬出版；1973. p.57-79.
2) McDonough AI：Skin. Hecox B, Mehreteab TA, Weisberg J, eds.：Physical Agents：A Comprehensive Text for Physical Therapists. Appleton and Lange；1994. p.3-15.
3) 杉元雅晴：光線療法の特徴と皮膚の生理機能．網元 和編：物理療法学．第3版．医学書院；2008. p.190-8.

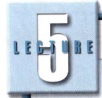

温熱療法 (3)
エネルギー変換熱 (超短波療法, 極超短波療法)

到達目標

- 高周波療法について理解する.
- エネルギー変換熱について理解する.
- 高周波アプリケータについて理解する.
- 超短波と極超短波の特性を理解し, 超短波療法と極超短波療法を適切に実施できる.
- 超短波療法と極超短波療法を実施し, その効果と身体的な変化を確認する (実習).

この講義を理解するために

この講義では, 最初に, エネルギー変換による熱の発生とエネルギー変換熱の特性を学びます. 次に, 高周波により磁場や電界を発生するアプリケータの種類と方法を理解し, 人体に応用するときの作用や危険性を理解し, 温熱療法へ応用できるように基本的な知識を身につけます. また, 深部への温熱療法である超短波療法と極超短波療法の特性を理解し, 適切かつ安全に実施できるように, 実施上の注意事項を把握し, 一連の流れを学習します.

この講義を学ぶにあたり, 以下の項目を学習しておきましょう.

- □ 水の特性を調べておく.
- □ 直流と交流, 電気回路の基本 (抵抗, コンデンサーなど) について調べておく.
- □ 電磁波の発生と特性について調べておく.

講義を終えて確認すること

- □ エネルギー変換熱について理解できた.
- □ 高周波アプリケータの種類と特性が理解できた.
- □ 超短波と極超短波の特性が理解できた.
- □ 超短波療法と極超短波療法を実施する技術を身につけられた.
- □ 超短波療法と極超短波療法を実施し, その効果と身体的な変化を確認できた.

講義

エネルギー変換熱
(energy conversive heat)

📝 MEMO
電場（electric field）と
磁場（magnetic field）
電場（電界）は電荷の分布によってできる力がはたらく空間，磁場（磁界）は磁石や電流によってつくられる磁気力の作用する空間をいう．電場と磁場を合わせて電磁場（electromagnetic field）という．

LECTURE 5

📝 MEMO
高周波における熱伝達
輻射（放射）によるもので，組織の中で電磁波が水分子の振動や回転を生じさせ，熱を発生させる．このことをエネルギー変換熱という．

輻射（放射）
▶ Lecture 3・図3 参照．

高周波療法
(high frequency therapy)

ジアテルミー（diathermy）

1. エネルギー変換熱

1) 高周波によるエネルギー変換熱の特性

周波数の高い交流電流を高周波電流という．高周波電流の周波数に厳密な定義はないが，メガヘルツ帯（1 MHz 以上）の周波数をいうことが多い．

電流が流れると，周辺には磁場（磁界）が発生する（図1）．交流電流では絶え間なく磁場が発生し，電場と磁場が交互に変動して振動を繰り返しながら空間へ放出される波が形成される．これを電磁波という．電磁波は横波であり，大気中を光（光も電磁波である）と同じ速度で伝わっていく．電磁波は，ラジオや携帯電話などの通信に利用される他，電子レンジなどにも利用されている．電子レンジのように高周波電流による電磁波は高い温熱効果があり，表面のみならず，特に深部を温めることができる．このように，高周波電流は生体の深部を温めることのできる温熱治療として利用され，高周波療法といわれる．また，高周波を用いた治療はジアテルミーともよばれ，物理療法のなかで広く用いられている．

2) エネルギー変換による熱の発生

分子は原子で構成され，分子内で正電荷や負電荷に帯電（分極）している．水分子は1個の酸素（O_2^-）に2個の水素（H^+）が共有結合で結ばれて，電気的に重心が一致しない．このため，正電荷部分と負電荷部分ができ，極性をもち，極性分子といわれる（図2）．水分子は，電磁場がないときは自由にランダムな方向を向いているが，電磁波を照射すると一定の方向を向く（図3a，b）．また，逆方向の電磁波を照射すると逆方向を向く（図3c）．電磁波を交互に照射すると，分子は回転を始め（図3d），さらに，電磁波の周波数を高くしていくと分子の回転運動が周波数に追従できなくなる．このことを誘電喪失という．誘電喪失は分子により異なるので，分子の振動や回転がずれることで衝突による摩擦で熱が発生する．これがエネルギー変換熱である．

3) 誘電率と比吸収率

誘電率は，物質の分極のしやすさを表す．物質は固有の誘電率をもち，生体内では極性分子である水分の含有量が多い組織ほど誘電率が高い．筋や皮膚は水分の含有量

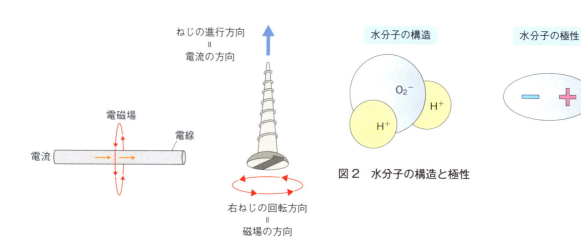

図1　電磁場の発生
電線（導体）に電流が流れるとその周辺に円形の電磁場が発生する．磁場は右ねじの法則に従い，電流の進行方向に対し右回転に発生する．

図2　水分子の構造と極性

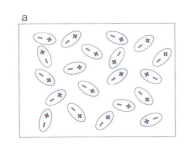
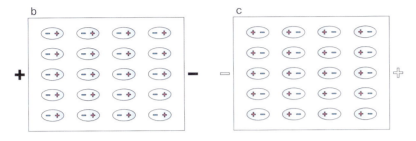
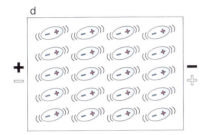

図3 極性分子の振動
極性分子は，電磁場がないときは自由な方向を向いている (a)．電磁波を照射すると同一方向に並ぶ (b)．逆方向の電磁波を照射すると向きを変え，同一方向に並ぶ (c)．磁場の極性を交互に切り替えると，回転や振動を生じる (d)．高頻度に極性を交互に切り替えると，各分子の回転や振動が一定しなくなり，摩擦などが生じて熱が発生する．

が多く誘電率が高いが，脂肪や骨は水分の含有量が少なく誘電率が低い（**表1**）[1]．

比吸収率は，電磁波照射時に組織に吸収されるエネルギーをいう．単位重量の組織に単位時間に吸収されるエネルギー量（W/kg）で表される．水分の含有量が多い組織ほど比吸収率は高くなる．また，電磁波を放出するアプリケータとの距離や組織の反射なども比吸収率に影響する．

4) エネルギー変換熱の生理的作用

(1) 温熱効果

エネルギー変換熱は，表在性の熱の伝達とは異なり，電磁波が生体の深部まで到達し，熱を産生する．特に，深層部にある骨格筋を温めることができる．また，表在性の温熱の生理的作用は，主に皮膚などの表在組織で生じるが，高周波によるエネルギー変換熱は，より深い組織で観察される．

温熱効果は，血管の拡張および血流の増加，新陳代謝の亢進，疼痛の軽減，筋緊張の低下，軟部組織の柔軟性の向上，免疫機能や創傷治癒の亢進，熱ショック蛋白質の発現などである．

(2) 非温熱効果

高周波電流を，低強度，短パルス持続時間，低サイクルで照射すると，組織の温度は上昇しない．一時的に組織が温められても，パルス波が休止の間に，その領域を灌流している血液により拡散される．非温熱効果としては，微小血管の血流量の増大，細胞膜へのイオン結合の影響，細胞活動の変化，マクロファージの活性化などの報告がある．

MEMO
極性分子
分子において，分子内の正電荷（原子核が担う）と負電荷（電子が担う）の重心が一致しないとき，極性分子という．この正・負電荷の各重心が一致しないことで，分子には自発的かつ永久的に電気双極子（きわめて短い距離をおいて存在する正負が当量の電荷の対）が存在することになる．水は極性分子の代表である．

表1 組織の誘電率

組織	誘電率
血液	80
筋	72〜76
脳	68
脂肪	15
皮膚，骨	5〜16
蛋白質などの固体含有物	5〜16

（柳沢 健：物理療法マニュアル．医歯薬出版；1996．p.18-39[1]）

MEMO
比吸収率（specific absorption rate：SAR）
生体が磁場に曝露されたときに組織に吸収される電磁エネルギー量をいう．

温熱に対する生理的反応
▶ Lecture 3 参照．

熱ショック蛋白質
（heat shock protein：HSP）
▶ Lecture 3 参照．

表2 超短波療法と極超短波療法

	超短波療法	極超短波療法
加熱法	誘電加熱	誘導加熱
周波数（MHz）	27.12	2,450
波長	11 m	12.25 cm
発生装置	電気回路	マグネトロン
発生方法	人体が電気回路の一部になる	アプリケータより照射
利点	電極で挟み込んだ部分全体が加温される	操作が簡単
欠点	操作が面倒	一方向のみの加温
金属部分への照射	禁忌	禁忌
使用頻度	少ない	多い

5) エネルギー変換熱を利用した物理療法

　高周波電流によるエネルギー変換熱を利用した物理療法として，超短波療法と極超短波療法がある．超短波は波長1～10 m，周波数30～300 MHzの電波をいい，物理療法機器では27.12 MHzが使用されている．極超短波は波長1 mm～1 m，周波数300～3,000 MHzの電波をいい，物理療法機器では2,450 MHzが使用されている．どちらも高周波電流によるエネルギー変換熱を使用しているが，超短波療法は主として伝導電流（誘電加熱）として人体に伝えられるのに対して，極超短波療法は電磁波の放射（誘導加熱）という伝達形式をとる（**表2**）．

6) 高周波アプリケータ

　高周波アプリケータは，高周波で電磁場を発生させ電磁波を放射する装置であり，容量板アプリケータ，誘導コイルアプリケータ，マグネトロンなどがある．

(1) 容量板アプリケータ

　プラスチックで覆われている金属板2枚の間に治療部位を挟んで使用する（**図4a**）．治療部位が2枚の板を結ぶ電気回路の一部となり，電流が組織を通り抜ける．組織で生み出される熱の総量は電流の強さと密度と関係し，最も伝導率の高い組織で最大の加熱が生じる．また，電流は抵抗の少ない経路を通るので，電流は表在組織に集まり，脂肪のような伝導性の乏しい組織があると，それより深い組織にはあまり浸透しない．このため，容量板アプリケータは大部分の熱を皮膚で生み出し，より深い部位には熱を発生しにくい．

(2) 誘導コイルアプリケータ

　コイルからできていて，電流が流れると垂直方向に電磁場が発生する．この電磁場により分子の振動を起こし，熱が発生する．誘導コイルアプリケータは，ケーブル式（**図4b**）とドラム式（**図4c**）の2種類がある．ケーブル式は，プラスチックで覆われた電線の束で，治療部位にコイル状に巻きつけて使用する．ドラム式は，平坦ならせん状のコイルをプラスチックで覆ったもので，治療部位の上に当てて電磁波が放射される．誘導コイルアプリケータは，表在組織も深部組織も加温できるが，コイルに近い組織と電気伝導率が高い組織で熱が発生しやすい．

(3) マグネトロン

　特殊な二極真空管を使用したもので，永久磁石による磁場を利用し，電磁波を発生させる．マグネトロンは，外側に数個の空洞をもつ陽極，中央にバリウムとストロンチウムの酸化物を塗ったニッケル円筒の陰極から構成される（**図5**）．電流が流れると中央の陰極が熱せられ，熱電子が遊離し，電位差により加速しながら陽極に引かれる．このとき，陰極と陽極の間には陰極と平行な磁場が形成されており，熱電子は陽極に近づくにつれて磁場の影響を受け，その軌跡を曲げられ陰極の周りを飛び跳ねる

LECTURE 5

MEMO

誘電加熱と誘導加熱
非直接的な方法で物体を加熱するための技術で，電磁波を利用してエネルギー変化により物体内部の温度を上昇させる．誘電加熱は，誘電体の性質を利用している．誘電体は，電場中でのみエネルギーを吸収し，外部の電場がかかると分子が振動し，摩擦熱が発生する物質である．誘導加熱は，導体（電気や熱の伝導率が大きな物質）の性質を利用している．交流電流が導体内に流れると，導体内で電流の抵抗によるジュール熱が発生し，導体が加熱される．

高周波アプリケータ (diathermy applicator；照射導子)

マグネトロンの特性
▶ Step up 参照．

MEMO

熱電子
高温の金属などの表面から放出される電子．

5 温熱療法（3） エネルギー変換熱（超短波療法，極超短波療法）

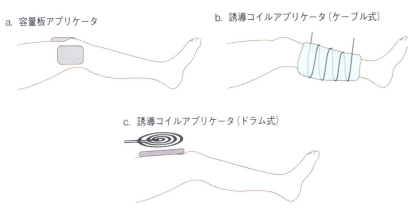

図4 高周波アプリケータ

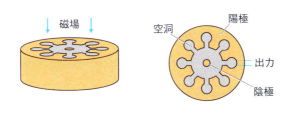

図5 マグネトロン

ように運動する．この熱電子が陽極の振動を励起し，電磁波を発生させる．この電磁波を同軸ケーブルで照射アンテナへ送信し，アプリケータから電磁波として照射する．アプリケータには半球形のものと長方形のものがある．半球形のアプリケータは膝や肩などの狭い部位に使用し，長方形のアプリケータは腰や両肩など広い部位に照射するのに適している．

2. 超短波療法（超短波ジアテルミー）

1）超短波療法とは

27.12 MHz の周波数を使用して，エネルギー変換熱により人体の深部を加温する治療法である．電磁波の深部への到達度は波長に比例し，周波数に反比例する．このため，極超短波より超短波のほうが深部を加温するには適しているが，組織の誘電率やアプリケータにより影響される．アプリケータの種類により，コンデンサー電界法，らせん電界法，パンケーキ法（らせん電界放射法）に区分され，それぞれ加温の特徴がある（図6）[2]．

(1) コンデンサー電界法

容量板アプリケータ（図4a）を使用する方法で，治療部位を2枚の電極の間に置き，電気回路の一部となり，人体に誘導電流を発生させる．皮膚や脂肪が加温されやすい（図6a）[2]．容量板アプリケータ（電極導子）と治療部位の間にスペーサーを挟んで使用する．

(2) らせん電界法

ケーブル式誘導コイルアプリケータ（図4b）を使用する方法で，治療部位に電線の束をコイル状に巻きつけて，電磁場を発生させる．脂肪や筋が均等に加温されやすい．ケーブル式誘導コイルアプリケータと治療部位の間にスペーサーを挟んで使用する．

スペーサーは，発汗により汗が熱せられ，火傷を防止するため，バスタオルやフェ

MEMO

励起（excitation）
エネルギーの低い安定した状態をもつ系（量子力学系）が，他との相互作用によってより高いエネルギー状態に移ることをいう．

超短波療法（ultra-short wave diathermy）

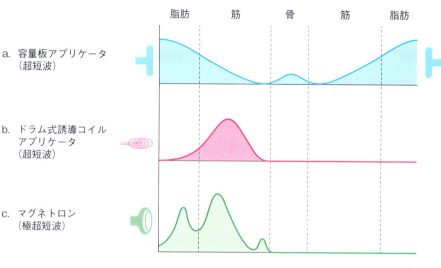

図6 アプリケータ深部到達度
(Cameron MH ほか：EBM 物理療法. 原著第2版. 医歯薬出版；2006. p.390-436[2] をもとに作成)

ルトなど，吸水性のよいものを使用する．

(3) パンケーキ法（らせん電界放射法）

ドラム式誘導コイルアプリケータ（**図4c**）を使用する方法で，らせん状のコイルから電磁波を放射する．筋が加温されやすい（**図6b**）[2]．ドラム式誘導コイルアプリケータと治療部位の間にスペーサーを挟んで使用する（**図7**）．

2）適応と禁忌

(1) 適応

一般的な温熱療法と同様であるが，深部を加温することができる．

(2) 禁忌

- 金属が挿入されている部位（髄内釘，人工骨頭，ペースメーカなど）．
- 眼：白内障を誘発するため，ワイヤーパッド（シールド用の眼鏡）で眼を覆い保護する．
- 疾患，外傷の急性期や炎症症状が強い部位．
- 出血傾向が強い場合や血友病．
- 悪性腫瘍，結核の病巣，放射線療法で不活化された組織．
- 感覚障害のある部位．
- 心臓疾患，末梢循環不全，腎疾患による重篤な循環障害や浮腫のある部位．
- 皮膚疾患，感染，開放創のある部位．
- 甲状腺，眼球，精巣などの貧血組織，胃，肝臓，胸部前面．
- 低血圧：収縮期血圧 90 mmHg 未満．
- 自律神経疾患．
- 妊娠時の腹部．
- 新生児，乳児，高齢者などで応答が困難，体力が消耗している場合．
- 成長期の骨端線：高強度の連続照射は骨成長が減少する．

3）利点と欠点

利点は，筋などの人体深部の加温ができることである．
欠点には以下のものがある．

- 金属類が体内にあると使用できない．
- 実施方法が煩雑であり，使用頻度が少なくなってきている．治療器の販売も少ない．

MEMO
スペーサーの目的
電力線の集中を防ぐ，汗を吸収させる，電極間の距離を適切にすることである．

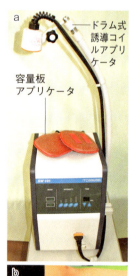
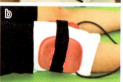

図7 超短波治療器（a）と実施例（b）

5 温熱療法（3）エネルギー変換熱（超短波療法，極超短波療法）

- 電磁波に曝露されるという，マイナスイメージがある．

4）手順と実施上の注意事項

(1) 患者の準備

①オリエンテーションを行い，バイタルサインなどを確認する．
②安楽な姿勢をとる．治療部位を露出するため，室温やプライバシーに配慮する．
③治療部位を露出し，皮膚の感覚異常や傷などがないか確認する．また，湿布や包帯があれば外す．
④体内に骨折などによる固定のための金属，人工関節，ペースメーカなどがないか，問診やカルテで確認する．
⑤宝飾品などの金属類を外し，汗は拭き取る．
⑥脱水予防のための飲料水などを準備しておく．

(2) 実施上の注意事項

- 誤った電極の配置による電磁波の集中を避ける．
- 電気配線と皮膚が触れないようにする．また，コードを交差させない．
- 身体の2か所以上が接触していると電磁波が過剰に集中し，熱傷の危険があるので避ける．
- 皮膚が濡れていると誘電率が高くなり熱傷を起こしやすいので，拭き取る．
- 金属類を身につけていると電磁波が集中し火傷を起こすので，外す．
- 必要に応じて，患者の感想や訴えを聞き，dosis Ⅱ～Ⅲ（少し温かいと感じる量～気持ちよく温かいと感じる量）の強度に出力を調節する．

(3) 後処理

①皮膚の状態（皮膚の色調，疼痛および不快感の有無）を確認する．
②患者のバイタルサインを確認し，数分間休息をとってもらう．問題があれば医師に報告し，照射内容などを再検討する．

(4) 適応時間と回数

15～20分の時間で1～2回/日，毎日行ってもよい．

3. 極超短波療法（マイクロウェーブジアテルミー）

1）極超短波療法とは

2,450 MHzの周波数を使用して，エネルギー変換熱により人体の深部を加温する治療法である．極超短波は物理療法のみならず，がん治療の組織凝固やハイパーサーミアなどにも応用されている．

極超短波を発生させるアプリケータはマグネトロン（図5参照）である．マグネトロンで発振した極超短波は，周波数を同調したうえで照射アンテナより放射される．照射アンテナには半球形と長方形のものがあり，照射部位によって選択する（図8）．また，脂肪層の厚さによって，脂肪層と筋層の温まり方が異なる（図9）[3]．

2）ホットスポット（熱点）

超短波同様，極超短波は含水量の多い組織ほど吸収され，加温されやすい特性がある．

また，透過性が異なる組織間では電磁波が反射され，熱エネルギーが集中する（表3）．エネルギーが集中し，火傷を起こしやすくなる部位をホットスポットという（表4）．

3）適応と禁忌

適応と禁忌は，超短波療法と同様である．

MEMO
電磁波は，ラジオ，携帯電話，無線LAN (local area network) など，生活に欠くことができないものであり，現代人は種々の電磁波環境のなかで生活しているといえる．電磁波の人体への影響についてはマイナスイメージがあるが，多くは微弱な電磁波であるため人体への影響は少ないとされている．物理療法で用いる電磁波は，温熱効果を与えるほど強力なものである．人体へリスクを与える可能性は否定できないが，深部の温熱効果などの利点があり，安全性を確認して，適切に実施することでリスクを最小限にすることができる．

温熱療法のdosis（適用量）
▶ Lecture 3・表3参照．

極超短波療法 (microwave diathermy)

ホットスポット (hot spot；熱点)

表3 反射が生じやすい部位
- 体表面（空気と皮膚の境界面）
- 皮下脂肪と筋の境界面
- 筋と骨の境界面
- 内臓（胃，肝臓，心臓など）
- 金属挿入部

表4 ホットスポット（熱点）
- 骨の突出部
- 骨に近接している筋
- 金属挿入部：体表から3 cm以内のものは特に注意が必要
- 内臓（胃，肝臓，心臓など）
- 発汗や水滴などがある部分

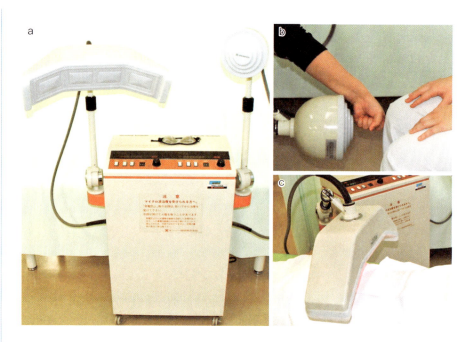

図8 極超短波治療器（a）と実施例（b, c）

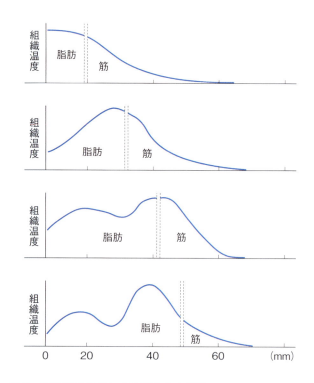

図9 脂肪層の厚さによる到達度の相違
一定以上に脂肪層が厚くなると筋は温まりにくくなる．
（Day MJ：Physical Agents：A Comprehensive Text for Physical Therapists. Appleton and Lange；1994．p.143-62[3]）をもとに作成）

極超短波と組織の到達度
脂肪組織は水分含量が少なく電磁波の吸収率が低い．脂肪層は極超短波が筋肉層に到達する際の障壁となる．脂肪層の厚さが増すと極超短波のエネルギーは脂肪層内で一部が散乱や減衰が起き，筋肉層への到達エネルギーが減少する．このために脂肪層が厚くなると，筋肉層への極超短波エネルギーが低下する．

4）利点と欠点

（1）利点

- 超短波療法と同様で，深部を加温することができる．
- 超短波療法より実施方法が簡便である．
- 出力が「W」や「%」で表示されるため，比較的，温度を調整しやすい．

(2) 欠点
- 体内に金属類があると使用できない．
- 電磁波に曝露されるという，マイナスイメージがある．
- 超短波療法より深部の加温の効果は少ない．
- 関節などに一定方向にしか照射できない．

5) 手順と実施上の注意事項
(1) 患者の準備
① オリエンテーションを行い，バイタルサインなどを確認する．
② 治療部位を露出し，皮膚の感覚異常や傷などがないか確認する．また，湿布や包帯があれば外す．着衣のまま実施できるが，金糸や銀糸の混入した衣服の上からの照射は避ける．
③ 体内に骨折などによる固定のための金属，人工関節，ペースメーカなどがないか，問診やカルテで確認する．
④ 宝飾品などの金属類を外し，汗は拭き取る．
⑤ 脱水予防のための飲料水などを準備しておく．

(2) 実施上の注意事項
- 皮膚が濡れていると誘電率が高くなり熱傷を起こしやすいので，拭き取る．
- 金属類を身につけていると電磁波が集中し火傷を起こすので，外す．
① 極超短波アプリケータ（アンテナ）を，照射部位から 10 cm（握りこぶしを立てた距離）程度離して設定する（**図 8b**）．
② 患者の温感により，出力や極超短波アプリケータと照射部位の距離を調整する．
- 皮膚とアンテナが接触すると，その点がホットスポットになったり，電磁波の逆流が生じ，マグネトロンが破損したりすることがある．
- 標準的な出力は 80～120 W である．
- 必要に応じて，患者の感想や訴えを聞き，dosis Ⅱ～Ⅲ（少し温かいと感じる量～気持ちよく温かいと感じる量）の強度に出力を調節する．

(3) 後処理
超短波療法と同様である．

(4) 適応時間と回数
10～15 分の時間で 1～2 回/日，毎日行ってもよい．

MEMO
機器の操作
スタートする前に出力を「0」にする（ゼロスタート）．また，最近の機器は安全のためスタート後に出力を「0」にしないと出力されない設計になっている．

気をつけよう！
操作が簡便であるため，患者自らがスタートボタンを押すことや，出力を調節するケースもみられるが，安全性を担保するために患者に装置に触れさせない．

気をつけよう！
生体情報モニターや医療電子機器の不具合を起こさないよう，十分な配慮が必要である．心電図モニター受信機では 1.5 m，パルスオキシメータは 0.5 m 以上離す必要がある．ラジオや補聴器は，雑音が混入し使用できない．

■引用文献
1) 柳沢 健：エネルギー変換熱．嶋田智明，田口順子ほか編：物理療法マニュアル．医歯薬出版；1996．p.18-39．
2) Cameron MH, Perez D, Otano-Lata S：電磁放射線．渡部一郎監訳：EBM 物理療法．原著第 2 版．医歯薬出版；2006．p.390-436．
3) Day MJ：Diathermy. Hecox B, Mehreteab TA, Weisberg J, eds.：Physical Agents：A Comprehensive Text for Physical Therapists. Appleton and Lange；1994. p.143-62.

実習

MEMO
超短波療法のアプリケータの種類の相違について体験し,感想などの主観的な効果を調査して,超短波療法の特性を理解する.

1. 超短波療法

実習目的
　超短波療法のアプリケータの種類の相違や,臨床への応用,リスク管理について理解する.

準備物品
　超短波治療器,スペーサー(タオルなど),マジックバンド.

手順・リスク管理
①患者役を安静にさせ,被験部分を露出する.
②超短波治療器のプローブの種類を選択する.
③超短波療法における実施上の注意事項を確認のうえ,照射する.
④照射終了後に感想などを聴取する.

実習課題 1
- プローブの種類の相違を表などにまとめる(表在性温熱であるホットパックと比較してもよい).
- プローブの種類(またはホットパック)の相違による感じ方を分析する.
- 臨床への応用について検討する.

2. 極超短波療法

MEMO
極超短波治療器のアプリケータから照射される電磁波の範囲を,蛍光灯やマイク(ラジオ)を使用して確認し,距離をメジャーで測定する(図1).また,金網をアプリケータと蛍光灯やマイク(ラジオ)間に置き,電磁波が遮断されることを確認する(図1).

実習目的
　極超短波治療器のアプリケータから照射される電磁波の範囲の測定や,金網を用いた電磁波遮断の確認によって,臨床への応用やリスク管理について理解する.

準備物品
　極超短波治療器,マイク(ラジオ),アンプ,蛍光灯ランプ,金網,メジャー.

手順・リスク管理(図1)
①患者役を安静にさせ,被験部分を露出する.
②極超短波治療器のプローブの種類を選択する.
③極超短波療法における実施上の注意事項を確認のうえ,照射する.
④極超短波治療器の出力を80Wまで上げる.この際,アプリケータを下方に向け,アプリケータをのぞき込まないように注意する.
⑤蛍光灯をアプリケータに近づけ,蛍光灯が点灯することを確認し,徐々に遠ざけていく.蛍光灯が消えた位置とアプリケータとの間の距離を測定する.
⑥上下,左右,前後の各方向について距離を測定する.
⑦出力を100Wにして,同様に測定する.また,出力を20Wごとに増加あるいは低下させて,同様に測定する.
⑧蛍光灯をアプリケータに近づけた状態で,金網をアプリケータとの間に置き,蛍光灯が消えることを確認する.
⑨マイク(ラジオ)についても同様に測定する.マイク(ラジオ)で確認する場合,大きなノイズが混入するのでボリュームに注意する.

実習課題2
- 極超短波治療器のアプリケータから照射される電磁波の範囲や出力による相違を図やグラフにする.
- どれくらいの範囲に照射されているか,出力により電磁波の照射がどのように変化

5 温熱療法（3） エネルギー変換熱（超短波療法，極超短波療法）

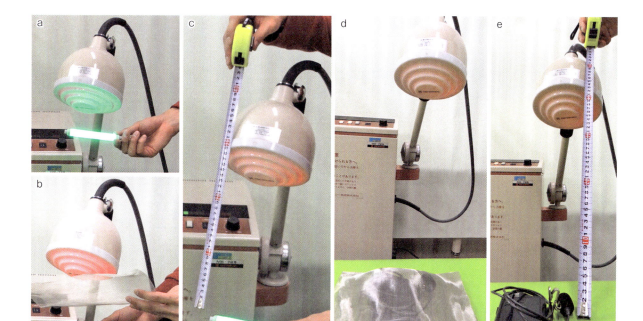

図1 極超短波療法の実習
a：極超短波アプリケータに蛍光灯を近づけ，点灯することを確認する．
b：極超短波アプリケータと蛍光灯の間に金網を入れ，蛍光灯が消えることを確認する．
c：極超短波アプリケータから照射される電磁波の範囲を，メジャーを使用して測定する．
d：マイクを金網で覆い，ノイズが消えることを確認する．
e：極超短波アプリケータにマイクを近づけ，ノイズが発生することを確認する．

するかについて分析する．
- アプリケータと蛍光灯やマイク（ラジオ）の間に金網を置き，電磁波遮断の状況を確認し，対象物による反応の違いを比較する．
- 臨床への応用について検討する．

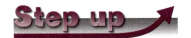

1. マグネトロンの特性

マグネトロン (magnetron) は，磁場を用いた特殊な二極真空管である．マグネトロンから発生する電磁波 (マイクロ波) は，極超短波治療器のみならず，放送，通信，電子レンジなどに応用されている．温熱を発生させるために使用される極超短波治療器や電子レンジは，国際規格で 2,450 MHz に統一されている．

マグネトロンは特殊な形状をしていて，8 個の C 字形の空洞をもつ陽極と，円筒形の陰極から成る (講義・**図 5** 参照)．電気が流れると陰極から電子が陽極に向かって飛び出すが，磁場の影響を受けて，陰極周辺の空間を旋回する．この電流が C 字形の空洞を通過する際に振動電流を誘導し，周波数の高い電磁波を発生する．発生した電磁波は，同軸ケーブルで照射アンテナに運ばれ，照射アンテナから照射される．また，照射アンテナの形状 (半球形，長方形) により，照射部位の温度分布が異なることが知られている (**図 1**)．

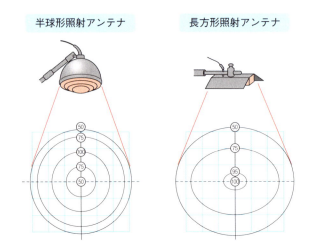

図 1　照射アンテナの形状による加熱分布の相違

2. ハイパーサーミア

ハイパーサーミア (hyperthermia therapy) は，がんに対する温熱療法である．42.5℃ 以上の温熱をがん細胞に照射し，熱によりがん細胞を死滅させる治療法である．細胞は，42.5℃ 以上の加温で急激に死滅する (**図 2a**)．一方，がん細胞の周囲の血管は，血管拡張や血流増加ができないため，熱に対して温度上昇がしやすいという特徴がある (**図 2b**)．このため，熱によりがん細胞のみを死滅させることができる．加温の原理は高周波療法と同じであり，加温方法は生体を挟む対向する 2 枚の電極間に電流を流して加温する方法 (**図 2c**) や，がんに針を挿入して加温する方法などがある．

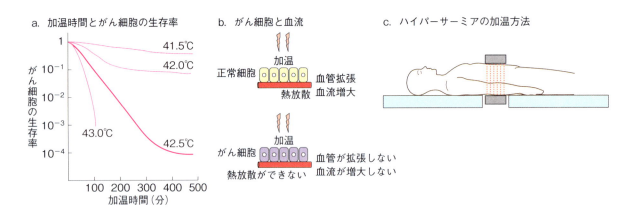

図 2　ハイパーサーミア

■参考文献

1) Chanmugam PPA ほか：エネルギー転換熱 (深部加温法)．荻島秀男編：物理療法のすべて．医歯薬出版；1973．p.183-6.
2) 日本ハイパーサーミア学会ホームページ．
https://idsc-gunma.jp/congress/jstm/

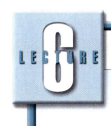

超音波療法

到達目標

- 超音波の発生原理と特性について理解する．
- 超音波の生理的反応について理解する．
- 超音波照射のための設定パラメータを理解する．
- 超音波療法の特徴と危険性を理解し，治療が実施できる．
- 超音波導子のビーム不均等率（BNR），超音波照射による関節角度の変化を確認する（実習）．

この講義を理解するために

この講義では，最初に，超音波の発生原理について学びます．この部分は，物理学や数学の知識も必要となるので，事前に見直しておきましょう．基礎知識を十分に整理したうえで，超音波が生体に与える影響について詳細に学びます．特に，深部への温熱効果は他の温熱療法とは異なる特性なので，そのメカニズムを含めて理解する必要があります．解剖学的，生理学的な生体への効果を理解し，その知識をもとに実践的な治療の事前準備と手順を学びます．

この講義を学ぶにあたり，以下の項目を学習しておきましょう．

- □ 音波について調べておく．
- □ 物体の振動と摩擦熱，エネルギー変換熱のメカニズムについて復習しておく（Lecture 5 参照）．
- □ 一般的な温熱効果と温熱療法の禁忌について復習しておく（Lecture 3～5 参照）．

講義を終えて確認すること

- □ 超音波の発生原理と特性について理解できた．
- □ 超音波の生理的反応について理解できた．
- □ 超音波を照射するにあたり，必要となる機器のパラメータが理解できた．
- □ 超音波療法の手順を理解し，リスク管理を行いながら実施できた．
- □ 超音波療法実施後の生体の変化をとらえることができた．

講義

超音波 (ultrasound：US)

MEMO
人間の聞こえる周波数の範囲は20～2万Hz程度とされている．この周波数帯をヒトの可聴域という．可聴域は加齢とともに変化し，高齢者では高周波帯の音が聞き取りにくくなる．

MEMO
電波
電磁波のうち，赤外線よりも波長が長いものを指す．日本の「電波法」では300万MHz以下の周波数の電磁波を電波と定義している．電波は1mm以上の波長をもつ．

電磁波（放射線，光線，電波）の種類と波長帯域
▶ Lecture 4・Step up・図1参照．

MEMO
ピエゾ効果（piezoelectric effect）
ピエゾとはもともと「圧力」を意味するPiezeinというギリシャ語を由来としており，結晶体に圧力をかけると電荷が生じる現象を指す．ライターの着火石やインクジェットプリンターなどに応用されている．

MEMO
スネル（Snell）の法則
媒質の密度が異なる面に光や音波が斜めに入射する場合，入射角 θ_1 と屈折角 θ_2 は，媒質内の伝播速度 C_1, C_2 とのあいだにおいて，$\sin\theta_1/\sin\theta_2 = C_1/C_2$ が成立する．

1. 超音波の基礎

1) 超音波とは

超音波は，人間が聞こえない音である20kHz（キロヘルツ）以上の高周波帯の音波である．音波は，その進行方向と媒質の振動方向が同一となる縦波であり，横波である電磁波（太陽光など）と異なる．縦波である超音波は，気体・液体・固体中を伝播することができるが，真空中は伝わらない．一方，横波である電磁波は真空中でも伝播するが，金属などでは反射や吸収が生じるため伝播しにくいという特性がある．また，伝達速度にも大きな違いがあり，空気中の場合，超音波が約340m/秒であるのに対して，電磁波の一種である電波は約30万km/秒で伝播する．

縦波である超音波は疎密波とよばれ，分子の密度が高い部分と低い部分が交互に繰り返される形となる（**図1**）．密度が高い部分が1秒間に繰り返される回数を周波数という．

2) 超音波の発生原理と特性

(1) 逆圧電効果（逆ピエゾ効果）

物理療法で使用されている超音波治療器では，超音波を発生させるために逆圧電効果（逆ピエゾ効果）を利用している．逆圧電効果は，圧電特性のある結晶体に特定の周波数の電流を流すと圧縮し，通電を止めるともとに戻る現象である．

超音波治療器では，導子（超音波導子）内の結晶体に高周波帯の交流電流を流すことで圧縮と膨張が繰り返し起こる．これが振動板を振動させることで疎密波を発生させることができる（**図2**）[1]．

(2) 超音波の伝播（反射，屈折，吸収）

超音波は，光線などと同様，スネルの法則（屈折の法則）に従い伝播する（**図3**）[2]．スネルの法則とは，波が屈折率の異なる媒質の境に斜めに入射する場合に，入射角と反射角，屈折角に一定の関係性が認められるという法則である．入射角を θ_1，屈折角を θ_2，反射角を θ_3，入射側媒質の屈折率を n_1，出射側媒質の屈折率を n_2 とした場合，「$\sin\theta_1/\sin\theta_2$」が一定となり，さらに「$\sin\theta_1 \times n_1 = \sin\theta_2 \times n_2$」と「$\theta_1 = \theta_3$」が成り立つ．

組織間の音響インピーダンスが異なる場合は，超音波が反射される．空気と皮膚で

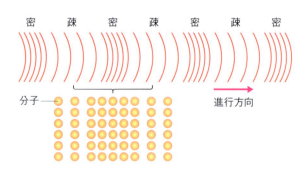

図1 疎密波のイメージ

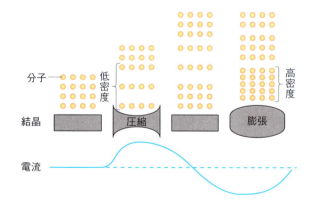

図2 逆圧電効果（逆ピエゾ効果）
（杉元雅晴：理学療法学 ゴールド・マスター・テキスト3 物理療法学．メジカルビュー社；2009．p.94-106[1]をもとに作成）

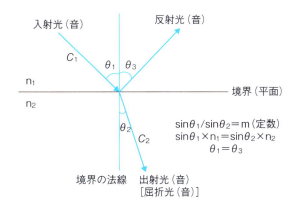

図3 スネルの法則（屈折の法則）
θ_1：入射角，θ_2：屈折角，θ_3：反射角，n_1：入射側媒質の屈折率，n_2：出射側媒質の屈折率，C_1：伝播速度1，C_2：伝播速度2．
（古川義之：イラストでわかる物理療法．医歯薬出版：2019．p.41-51[2]）をもとに作成）

表1 超音波の減衰率と吸収係数

組織	減衰係数 (dB/cm) 1 MHz	減衰係数 (dB/cm) 3 MHz	吸収係数 (dB/cm) 1 MHz	吸収係数 (dB/cm) 3 MHz
血液	0.12	0.36	0.025	0.084
脂肪	0.61	1.83	0.14	0.42
神経	0.88	2.64	0.2	0.6
筋（垂直）	1.2	3.6	0.76	2.28
血管	1.7	5.1	0.4	1.2
皮膚	2.7	8.1	0.62	1.86
腱	4.9	14.7	1.12	3.36
軟骨	5	15	1.16	3.48
骨	13.9	3.22		

減衰係数が高いほど吸収，反射，屈折による減衰が起こりやすい．
吸収係数が高いほど超音波エネルギーが吸収されやすい．
減衰係数，吸収係数はコラーゲン含有組織で高い傾向にある．
（Cameron MH 原著，渡部一郎訳：EBM 物理療法．原著第4版．医歯薬出版：2015[3]）をもとに作成）

はこの音響インピーダンスに非常に大きな差があるため，超音波の大部分は反射され，皮膚下まで伝播されない．この音響インピーダンスの差は体内でもみられる．骨と軟部組織間においては，音響インピーダンスが異なるため反射が生じる．反射された超音波は骨膜周囲で吸収されるため，骨周囲の軟部組織に対して温熱作用が強く生じる他，骨膜部にある感覚受容器を刺激して疼痛（音波痛）を生じる．

超音波が伝播すると，徐々に強度が減少する．これを減衰とよび，吸収減衰，拡散減衰，散乱減衰などいくつかのメカニズムがある．生体内を超音波が伝播した際の減衰は大部分が吸収減衰であり，伝播中に周辺組織に熱エネルギーとして吸収されるために生じる．吸収される割合を吸収係数といい，組織により吸収の度合いが異なる（表1）[3]．

(3) キャビテーション

液体が一時的に低圧状態になると気化して気泡が発生する現象である．超音波の疎密波が液体中の圧力差を起こし，気泡の発生と消滅を繰り返す．気泡ができるが潰れない状態で維持しているものを安定したキャビテーション，気泡が大きくなり潰れるもの（爆縮）を不安定なキャビテーションという．不安定なキャビテーションは，その爆縮により急激な温度上昇やフリーラジカルの発生，周辺組織の損傷などを引き起こすとされている．また，安定したキャビテーションの周囲には微小な渦巻流が生じるが，これをマイクロストリーミング現象という．

(4) 超音波の活用

超音波を利用する生物はヒトだけではない．イルカは超音波を発して他の個体と会話をしている．また，コウモリは口から発する超音波の反響から障害物の位置を感知し，暗闇での移動を可能にしている．これらの原理は，われわれの生活でも活用されている．コウモリの超音波検知のメカニズムは，魚群探知機（ソナー）や距離計測センサーなどに応用され，実用化されている．

医療分野においても，さまざまに活用されている．組織内を非侵襲的に視覚化することができる超音波エコーは，組織の音響インピーダンスの違いを利用して視覚化したものである．吸入器（ネブライザー）は超音波式噴霧器の一種であり，液体に超音波の振動エネルギーを伝えることで水面を分解して微細な霧を発生させるものである．物理療法においても，超音波の振動エネルギーならびに伝播特性が応用されている．

MEMO
大気（屈折率1.0）から水中（屈折率1.33）に入射角30°で光が入った場合，「$\sin 30° \times 1.0 = \sin\theta_2 \times 1.33$」となり，「$\sin\theta_2 ≒ 0.375$」となることから屈折角は約22°と導き出せる．

MEMO
音響インピーダンス（acoustic impedance）
音波の伝播のしやすさを数値化したものを指す．もともとインピーダンスは「抵抗」に近い意味で用いられ，流れを妨げるものの総称とされる．

MEMO
キャビテーション
（cabitation；空洞現象）
安定したキャビテーションでは，発生した気泡はその大きさを保ったまま振動し，周囲にマイクロマッサージ効果を与える．

MEMO
不安定なキャビテーションの活用
不安定なキャビテーションは，その爆縮（implosion；内への爆発）を利用し，機器の洗浄などに活用される（超音波眼鏡洗浄機など）．

MEMO
フリーラジカル（free radical）
不対電子をもつ分子や原子をいい，周囲の組織から電子を取って安定しようとする性質がある．生体構造や機能を変性させる一因とされている．

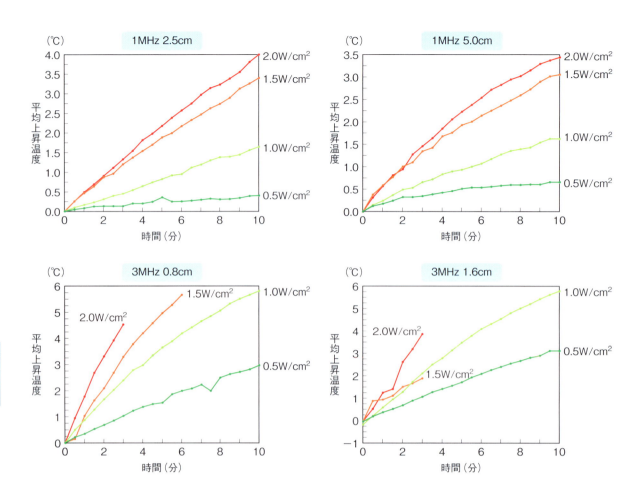

図4 健常者の下腿三頭筋に超音波照射した際の深部温の変化
周波数と照射強度を変化させた場合の各深度の上昇温度を示す．1 MHz，2.0 W/cm² で10分照射すると，2.5 cm の深さで約4℃の温度上昇が，5.0 cm の深さで約3.4℃の温度上昇が生じる．
(Draper DO, et al：J Orthop Sports Phys Ther 1995；22〈4〉：142-50[4])をもとに作成）

3）超音波の生理的作用

超音波による生理的作用は，主に温熱効果と非温熱効果である．

（1）温熱効果

一般的に，他の温熱効果と同様に，代謝の亢進や軟部組織の伸張性の向上，循環改善や神経伝達速度の上昇などの効果が期待できる．加えて，超音波特有の温熱効果として，深部への加温が可能（**図4**）[4]とされており，これには各組織の吸収係数が大きく関係している．生体での減衰は主に吸収減衰であり，組織に吸収されることでその部分にエネルギーが蓄積し，結果として温度上昇がみられる．この吸収係数は，生体において高い順に「骨，軟骨，腱，筋，皮膚，血管，神経，脂肪，血液」となるため，表層に位置する皮膚や脂肪組織を透過して，深部に位置する腱や靱帯，関節包などの温度を上昇させることが可能となる．

（2）非温熱効果

超音波が生体内に照射されると，振動や摩擦などの機械的刺激が生じる．また，キャビテーションやマイクロストリーミング現象が発生し，これらが生体に対する非温熱効果の主要因とされている．これらの効果により細胞の活性化や細胞膜の透過性亢進が生じ，炎症組織の治癒や組織修復が促進される．さらに，細胞内カルシウムの増加や骨芽細胞の新生促進から骨癒合の促進効果なども見込まれる．

> **調べてみよう**
> 温熱効果をもつ物理療法には多くの種類がある．基本的な作用は同じであるが，機器ごとに異なる特性があるので相違点をまとめておくと覚えやすい．

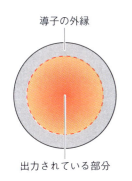

図5 有効照射面積 (ERA)

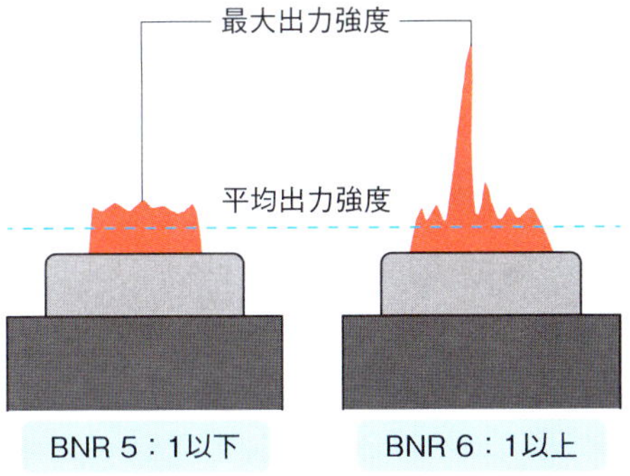

図6 ビーム不均等率 (BNR)

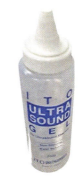

図7 カップリング剤（専用ゲル）

2. 超音波療法

1）概要

超音波療法は他の温熱療法とは大きく異なる特徴をもつ．特徴の一つ目は，分子の高速振動による摩擦熱を利用した深部への温熱治療が可能である点，二つ目は温熱効果と非温熱効果（機械的刺激効果）の両方を有する点である．そのため，他の温熱療法と比較すると適応疾患や症状が多領域にわたる．一方，治療面積は他の温熱治療機器に比べるとかなり小さくなる．

2）特性

（1）有効照射面積 (ERA)（図5）

超音波は，導子の金属ヘッド面すべてから出力しておらず，外縁部の一部に出力されない部分がある．金属ヘッド面積のうち，出力値の5％を超えて出力されている面積を有効照射面積 (ERA) という．ERAは100％に近いほど良好な導子である．移動法で治療する場合，ERAの2倍以内の面積で照射する．

（2）ビーム不均等率 (BNR)（図6）

超音波は導子から均一に出力しておらず，中心部の強度が高く周辺の強度が低い傾向にある．単一導子内の最大出力強度と平均出力強度の比がビーム不均等率 (BNR) である．通常，BNRは2：1〜5：1程度に設計されており，移動法を実施する際に1 cm/秒程度の速度で実施できる．BNRが6：1以上では移動速度を4 cm/秒に速める必要があり，9：1以上の導子は火傷の危険性が高いため使用を禁止する．

（3）媒介物質（カップリング剤）と伝導率

超音波は空気中を伝播しないため，生体に照射する際には治療部位と導子の間に媒介物質（カップリング剤）を用いる必要がある．カップリング剤は素材（物質成分）によって伝導率が異なり，超音波を透過する性質が高いものが用いられる（図7，表2[2]）．生体との隙間を埋めるため，超音波照射の際にはゲル状の超音波ゼリーを使用する．また，手指や骨突出部など形状が複雑で小さい場合は，隙間があきやすいため，脱気水を用いた水中法を選択することもある．

（4）深達度

超音波を生体表面から照射した際に，どの程度奥まで到達したかを深達度とよぶ．深達度の目安として，出力強度が半分に減衰する組織深度（透過半価層値）を用いる．生体組織構成の場合，1 MHzでは23 mm，3 MHzでは7.6 mm程度となるが，組織構成により透過半価層値は異なる（図8）．

有効照射面積
(effective radiating area：ERA)

ビーム不均等率
(beam nonuniformity ratio：BNR)

MEMO

BNRが5：1, 1.5 W/cm² 出力で照射する場合，「1.5×5＝7.5 W/cm²」の強度で出力される部分が生じる可能性がある．

表2 カップリング剤の伝導率

素材	伝導率（％）
脱気水	98
専用ゲル	95
オリーブオイル	88
パラフィン	78
水道水	59
空気	0

（古川義之：イラストでわかる物理療法．医歯薬出版；2019. p.41-51[2]）

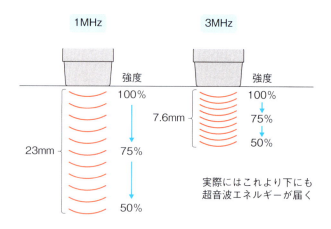

図8 透過半価層値

(5) 減衰率

超音波を生体に照射した場合，組織を通過するにつれ，吸収や拡散，散乱などにより，徐々に強度が低下していく．これを減衰とよぶ．超音波が1 cm透過するにつれ，どの程度強度が減少するかを組織ごとに示したものが減衰率である．生体の場合は吸収による減衰が大部分を占めるため，吸収係数と減衰率は近い値となる（**表1**[3] 参照）．

3）適応

適応は他の温熱療法と異なる．

急性期では，筋，関節，腱などの軟部組織の損傷やそれに伴う炎症，創傷，骨折などが適応となり，非温熱効果を目的として照射する．亜急性期以降では，軟部組織の短縮，筋スパズム，疼痛などが適応となり，温熱効果を目的として照射する．

その他にも，椎間板ヘルニアや腰部脊柱管狭窄症などの神経圧迫・刺激症状や，肩関節周囲炎後などの石灰化沈着組織なども適応となる．

金属挿入部位に照射できることや急性期から介入できるという点が，他の温熱療法と大きく異なる．

4）禁忌と注意事項

禁忌は，他の温熱療法で禁忌となっている悪性腫瘍や妊娠，ペースメーカ，深部静脈血栓症，眼球，精巣，重度循環障害などに加えて，インプラント処置部や成長期の骨端線において注意が必要である．

インプラントのなかでも，骨セメントや合成樹脂に代表される合成高分子化合物のインプラントは禁忌である．合成高分子化合物は吸収係数が高く，エネルギーを吸収しやすいため温度が上昇しやすい．

また，成長期の骨端線も注意が必要である．$3 W/cm^2$ 以上の高強度の場合は，骨端線を損傷し，発育を抑制するという報告があるが，低強度であれば影響はないという報告もある．そのため，成長期の骨端線は原則的には避けたほうがよいものの，絶対禁忌ではなく，相対禁忌として取り扱うことが重要である．

5）設定条件（パラメータ）

疾患や病期，治療部位などにより，いくつか事前に設定・選択する．

(1) 周波数（図9）

物理療法に用いられる超音波は，主に1 MHz（メガヘルツ）か3 MHzの2種類が選択できる．周波数が低いほど深部まで到達し，周波数が高いと浅部で吸収される（エネルギーが浅部に集約するため，温度上昇効果が高い）．治療対象部位が皮下

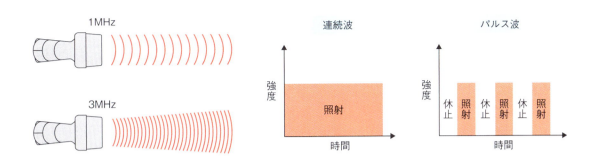

図9 周波数の違い　　　図10 照射時間率

2 cm 程度の浅層の場合は 3 MHz を，皮下 2 cm 以上の深層の場合は 1 MHz を選択する．

(2) 照射時間率・強度

治療時間のうち，実際に超音波を照射する時間の割合を照射時間率という．治療時間中すべての時間帯で超音波を出力する場合を連続波，超音波が出力されない休止時間がある場合をパルス波（間欠波）とよぶ（図10）．温熱か非温熱を決定する重要な要素である．温熱効果を目的とする場合には照射時間率 100% の連続波を，非温熱効果を目的とする場合にはパルス波を用いる．非温熱効果のパルス波は，通常，照射時間率 5〜50% で設定する．

超音波の照射強度は，単位面積あたりの出力値「W/cm^2」で表現される．出力値を導子の面積で除した値となり，これを空間平均強度という．治療用超音波の場合，導子の金属ヘッド面すべてから出力されていないため，近年では導子の全面積ではなく，有効照射面積（ERA）で除した値を使用している場合もある．

温熱効果を目的とする場合は照射時間率 100% にて 1.0〜2.0 W/cm^2 の出力強度に，非温熱効果を目的とする場合は照射時間率 5〜50% にて 0.1〜1.0 W/cm^2 の出力強度に設定する．通常，照射時間率 20% 以下であれば温度上昇は認めない．

(3) 導子のサイズと操作法

導子の金属ヘッド部分はいくつかのサイズがある．治療部位の大きさや形状などを考慮し，隙間がなく皮膚に直角に当てられるサイズを選択する（図11）．

MEMO
「出力×照射時間率＝超音波エネルギー量」ととらえることができる．超音波のエネルギー量のうち，組織に吸収しきれなかったエネルギーが熱に変換されるため，出力と照射時間率が高いほど温熱効果が得やすい．

気をつけよう！
術後の金属挿入部位への照射は注意が必要である．金属は超音波の反射率が高く，周囲組織の温度上昇が著しい．そのため，金属付近に照射する場合は非温熱効果を目的とするパラメータで行う必要がある．

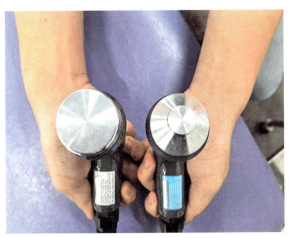

図11 導子のサイズ例
照射部位の大きさや形状に合わせて適切なサイズを選択する．

ストローク法	回転法	ストローク法＋回転法
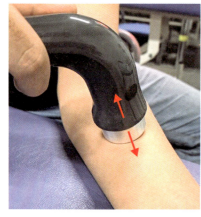	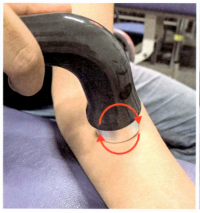	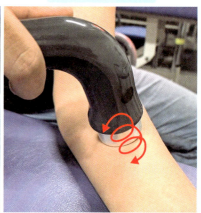

図 12　照射の様子（移動法）

導子の主な操作法として，移動法，固定法，水中法の 3 種類がある．

a. 移動法

一般的な操作方法である．有効照射面積（ERA）の 2 倍以内の範囲に対し，導子を移動させながら照射する．ビーム不均等率（BNR）が 5：1 以内であれば 1 cm/秒，6：1 を超える場合は 4 cm/秒の速度で移動させる．導子を直線的に往復させるストローク法，円を描くように移動させる回転法，ストローク法＋回転法などの移動方法がある（図 12）．照射部位の形状や大きさを考慮して移動方法を設定する．

b. 固定法

エネルギーが 1 か所に集約しやすいため通常は用いず，低出力パルス超音波実施時のみ適応となる．

c. 水中法

照射部位の形状が複雑で，導子が十分に接触しない場合は水中で行う．水道水は透過率が低く，身体に十分なエネルギーを伝えられないため，脱気水（沸騰させて空気を抜いた水）を用いる．導子と皮膚の角度が垂直を保てるように注意する．

(4) 照射時間

一般的に 5〜10 分で設定する．急性期や組織が過敏な状態の場合は，時間を短くするなどの配慮が必要である．

6) 手順

(1) 患者の準備

①オリエンテーションを行い，目的と効果，照射リスクを説明して同意を得る．基本的には他の治療法と同様である．

②患者がリラックスできる姿勢（必ずしも臥位をとる必要はない）をとり，照射部位を露出する．

③伸張刺激と同時に超音波照射を行う場合は，他動的ストレッチもしくは持続的他動運動，自重を使用した伸張などを行えるよう準備する．

(2) 照射法の設定

①目的に応じた機器パラメータ，治療時間を設定し，導子の操作法を決定する．

②機器の電源を入れる前に必ずアースを確認する．

(3) 本照射

①導子にカップリング剤を塗布し，隙間ができないよう治療部位に導子を密着させる．

②超音波の減衰を最小限にするため，導子は皮膚に対して垂直に当てる．

気をつけよう！
超音波照射が長くなると，導子自体が徐々に熱をもつ．これは接触による表在温熱であり，期待した温熱作用ではない．深部への音波エネルギーの伝播が温熱効果の主体である．

持続的他動運動（continuous passive motion：CPM）

③治療中は異変がないか常に確認すると同時に，患者の自覚症状も適宜確認する．

(4) 終了後の操作
終了後は速やかに治療部位と導子のカップリング剤を拭き取る．

3. 応用的な超音波治療

超音波照射の他にも，いくつか応用的な照射方法がある．

1) フォノフォレーシス

超音波照射により皮膚表面の透過率が高まることで，塗布された薬剤を浸透しやすくする治療法をいう．浸透させる薬剤は非ステロイド性抗炎症薬（NSAIDs）やステロイド性抗炎症薬（SAIDs）などの抗炎症作用をもつものが多い．炎症がある時期に実施する場合は非温熱設定，亜急性期以降の炎症が治まった時期では温熱設定とする．

2) 低出力超音波パルス療法（LIPUS）

骨癒合を目的として，通常より低い照射強度で持続的にパルス波を照射する治療法をいう．非温熱効果として，骨芽細胞の分化や細胞内カルシウムの増加，骨部分の血管新生の増加などが期待される．また，骨だけでなく軟部組織の損傷部位に照射することで，結合組織のコラーゲンや蛋白質の合成，線維芽細胞の増殖が促され，同部位の治癒を促進する．

LIPUS は照射設定が限定されていることが多く，一般的には周波数 750 kHz・1.5 MHz（3 MHz）から，強度は 30・45・60 mW/cm^2 から選択できる．照射時間率は 20％で固定されていることが多い．治療時間は 1 回につき 20 分程度で，固定法にて行う．

フォノフォレーシス（phonophoresis；超音波薬剤浸透法）
非ステロイド性抗炎症薬（non-steroidal anti-inflammatory drugs：NSAIDs）
ステロイド性抗炎症薬（steroidal anti-inflammatory drugs：SAIDs）

低出力パルス超音波（low-intensity pulsed ultrasound：LIPUS）

■引用文献

1) 杉元雅晴：超音波療法．柳澤 健編：理学療法学 ゴールド・マスター・テキスト 3 物理療法学．メジカルビュー社；2009．p.94-106．
2) 吉川義之：温熱療法（3）超音波療法．上杉雅之監：イラストでわかる物理療法．医歯薬出版；2019．p.41-51．
3) Cameron MH 原著，渡部一郎訳：超音波．EBM 物理療法．原著第 4 版．医歯薬出版；2015．
4) Draper DO, Castel JC, Castel D：Rate of temperature increase in human muscle during 1 MHz and 3 MHz continuous ultrasound. J Orthop Sports Phys Ther 1995；22（4）：142-50．

■参考文献

1) Rennie S：Electrophysical agents-contraindications and precautions：an evidence-based approach to clinical decision making in physical therapy. Physiother Can 2010；62（5）：1-80．
2) O'Brien Jr. WD：Ultrasound-biophysics mechanisms. Prog Biophys Mol Biol 2007；93（1-3）：212-55．
3) 杉元雅晴，田村 茂ほか：超音波療法．日本物理療法学会誌 1994；1（1）：21-6．
4) 前重伯壮：超音波療法．網本 和，菅原憲一編：標準理学療法学 物理療法学．第 4 版．医学書院；2013．p.37-48．

実習

1. 超音波導子のビーム不均等率（BNR）

実習目的
超音波導子から照射される超音波のBNRを視覚的に確認する．

準備物品
超音波治療器，セロハンテープ，水．

手順・リスク管理
①超音波治療器を3 MHz，照射時間率100％に設定する．
②導子（大サイズがよい）の金属ヘッド周囲にセロハンテープを巻く．その際，中に水がたまるようにヘッドからセロハンテープがはみ出すように巻く（**図1a**）．
③ヘッド部分を上向きにし，中に水をためる．
④水面の状態を確認しながら超音波の出力を上げていき，水が振動しているか確認する（**図1b**）．超音波の出力は，水がセロハンテープから飛び出さない最大強度まで上げる．

> **MEMO**
> 水が飛び出さないように，セロハンテープは金属ヘッド部分から最低1 cm以上の高さにする．高さが足りないときは2～3重に巻く．

実習課題1
- 水面が振動し始めた出力強度を確認し，水面がどのような状態になったか（波打った，泡立ったなど）を確認する．
- 超音波の出力を，水が飛び出さない最大強度まで上げた場合，水面がどのような形

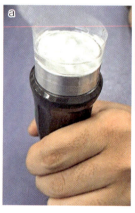

図1 ビーム不均等率（BNR）の確認
a：BNR確認のための準備，b：最大強度時の水面の様子．中心部分が盛り上がっている様子が確認できる．

になったか確認する（最も水面が高くなった部分が最大出力箇所である）．

2. 超音波照射による関節角度の変化

実習目的
超音波照射が生体にどのような影響を及ぼすか，実際に照射して確認する．

準備物品
超音波治療器，ゴニオメータ．

> **MEMO**
> 関節可動域の小さな変化を捉えるため，矢状面上から写真撮影をして画像上で角度変化を確認すると良い．

手順・リスク管理
①患者役のアキレス腱部に，炎症その他の超音波の禁忌事項がないか確認する．
②背臥位，膝伸展位にて足関節背屈の関節可動域を測定する．

③超音波治療器を3 MHz,照射時間率100％に設定し,大サイズの導子を準備する.
④アキレス腱部にカップリング剤を塗布し,導子を隙間があかないように直角に接触させる.
⑤1.5 W/cm² まで出力を上げ,ストローク法を用いて1 cm/秒の速度で照射する.疼痛が生じた場合は出力を 0.1 W/cm² ずつ下げる.
⑥終了後,速やかにカップリング剤を拭き取り,再度,足関節背屈の関節可動域を測定する.

実習課題2
- 超音波の照射時間を5分に設定し,照射前後の関節角度に変化が生じるか確認する.
- 照射直後,照射終了5分後,照射終了10分後の関節角度を測定し,関節角度がどのように変化するか確認する.
- 別な患者役に,照射時間を3分と10分に変えて照射し,5分照射時と関節角度に変化が生じるか確認する.終了後,終了5分後,終了10分後も測定する.
- 関節角度の変化を**表1**に記入する.

表1 関節角度の変化表

被験者	照射時間	関節角度			
		照射前	照射直後	終了5分後	終了10分後
被験者A	分				
被験者B	分				
被験者C	分				
被験者D	分				
被験者E	分				

MEMO
アキレス腱部は凹凸があるため,隙間が空かないように十分なカップリング剤を使用して,しっかりと皮膚に密着させる.

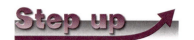

1. 超音波療法と運動療法の併用

　超音波は，単体で使用するよりも運動療法や他の物理療法と併用することが推奨されている．組織伸張性の増加を目的とする場合は，ストレッチと組み合わせて実施する．コラーゲン線維の伸張性を高めたい場合は，組織温を4℃以上上げることが推奨されており，組織の温度上昇率（表1）[1]を考慮する．温度上昇率とは，1分あたりの上昇温度を示したものであり，仮に骨格筋を周波数3 MHz，照射時間率100%，1.5 W/cm² の強度で照射しても約5分程度必要となる．超音波による加温は，治療終了後数分しか維持されないため，高い組織温のうちにストレッチを行うには超音波照射と同時か，超音波照射終了直後に行う必要がある．

2. 広範囲の超音波照射

　1回の治療において，一般的な超音波治療の照射範囲は有効照射面積（ERA）の2倍以内とされている．理由としては，広範囲に照射した場合，温熱効果が十分に得られないからである．超音波照射にて温度が上昇した部位は，温度の下降も非常に速い．そのため，広範囲に照射すると超音波が照射されない時間が増え，温度を保てずもとに戻ってしまう（図1）．

　一方，非温熱効果を得たい場合は，照射範囲を拡大する方法を選択することができる．ERA 10倍の範囲を照射時間率100%で照射した場合，ERA 2倍の範囲を照射時間率20%の非温熱モードで実施した場合と比べ，理論上は超音波エネルギー量が同等になる．治療部位の面積を考慮し，設定を調整することも重要である．

表1　組織ごとの温度上昇・下降率

	温度上昇率	温度下降率
筋	0.75℃/分	0.52℃/分
膝蓋腱	2.07℃/分	0.92℃/分
アキレス腱	1.97℃/分	0.91℃/分

3 MHz，1 W/cm²，有効照射面積（ERA）2倍にて4分照射した場合．
（庄本康治：PT・OT ビジュアルテキスト エビデンスから身につける物理療法．第2版．羊土社；2023．p.136-52[1]をもとに作成）

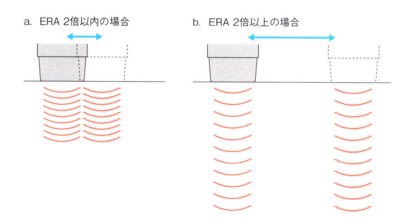

図1　有効照射面積（ERA）と温度上昇
a：温度が下がる前に次の超音波エネルギーが到達するため加温されていく．
b：一度温度が上がっても，次の超音波エネルギーが到達するのが遅いため組織温が下がる（非温熱効果自体は組織に蓄積される）．

■引用文献

1) 庄本康治：超音波療法．庄本康治編：PT・OT ビジュアルテキスト エビデンスから身につける物理療法．第2版．羊土社；2023．p.136-52．

■参考文献

1) 平賀 篤，髙木峰子ほか：下腿三頭筋に対するスタティックストレッチングと超音波療法の同時施行による効果の検討．理学療法科学 2019；34（4）：505-10.
2) 平賀 篤，佐野由季ほか：超音波療法における照射面積の違いによる効果の検証．国際エクササイズサイエンス会誌 2018；1（1）：6-11.

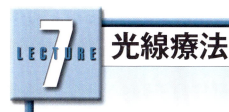

光線療法

到達目標

- 光線について，背景となる法則を理解する．
- 光線の生理的反応について理解する．
- 紫外線，レーザーの分類と特性，危険性を理解し，光線療法が実施できる．
- 最小紅斑量（MED）テスト，レーザー照射による圧痛の変化を確認する（実習）．

この講義を理解するために

この講義では，最初に基礎知識として光線の分類とそれぞれの特徴を学びます．さらに，光線が生体に与える影響を整理し，その特性だけでなく，リスクについても学びます．特に，紫外線などの波長が短い光線は光化学作用が強く，生体への影響がきわめて大きいため，十分に理解することが重要です．光線の特徴を学んだ後，実際に治療として活用するための事前準備と注意事項を把握し，一連の流れを学びます．

この講義を学ぶにあたり，以下の項目を学習しておきましょう．

- □ 光線にかかわる法則（逆二乗の法則，ランバートの余弦則など）を復習しておく（Lecture 4 参照）．
- □ 表皮から真皮までの構造と生理について復習しておく（Lecture 3 参照）．
- □ 熱エネルギーの基礎について復習しておく（Lecture 3〜5 参照）．
- □ 鎮痛の機序について学習しておく．

講義を終えて確認すること

- □ 光線療法の基礎となる法則について理解できた．
- □ 光線の生理的反応について理解できた．
- □ 紫外線療法，レーザー療法の特徴とリスクについて理解できた．
- □ 光線療法の手順を理解し，リスク管理を行いながら実施できた．
- □ 光線療法実施後の生体の変化をとらえることができた．

講義

1. 光線の基礎

1) 光線とは

　光線は電磁波の一種であり，空間上を伝わる横波を指す．身近な光線の代表例は太陽光で，太陽光には赤外線，紫外線，可視光線など，さまざまな種類の光線が含まれている．光線は，光子とよばれる極小の粒で構成され，明るく見える光ほど光子の数が多い．図1のような波型波形のうち，山から山までの距離を波長とよび，波長が短い（短波）ほど単位時間あたりの波が多く（高周波），波長が長い（長波）ほど波が少なくなる（低周波）．

　また，光線は波長により特性が大きく異なる（図2）．400～760 nm の波長帯は可視光線とよばれ，目で見える光である．可視光線でも波長の違いは色の違いとして認識され，最も波長が短い光は紫色，最も波長が長い光は赤色となる．

　可視光線は，電磁波のなかのごく一部であり，可視光線より波長が長いものを赤外線，電波といい，波長が短いものを紫外線，X線，γ線という．一般的に波長が短いほど高いエネルギーを有する．

2) 光線による刺激量の基本法則

　光線療法は，エネルギーを生体に吸収させることでさまざまな反応を引き起こす治療法である．以下に刺激量に関する基本法則を示す．

(1) アルント・シュルツの法則

　刺激量に関して，弱い刺激は生理的作用を引き起こし，中等度の刺激はこれを促進し，強い刺激はこれを抑制し，非常に強い刺激はこれを停止させるという法則である．物理療法機器の刺激は，エネルギーが弱すぎると生理的作用を生み出せず，逆にエネルギーが強すぎると組織損傷を引き起こすため，物理療法では基本的に適度な刺激量が推奨される．

(2) ゴルディロックスの原理

　アルント・シュルツの法則を受けて，近年ではゴルディロックスの原理が用いられることもある．ゴルディロックスの原理は，童話から生まれた経済学用語である．3段階の選択肢がある場合，無意識のうちに中間の選択肢を選ぶというもので，物理療法でも一定の範囲内でほどよい刺激量が望ましいという意味合いで応用されている．

3) 光線の生理的作用

　光線による生理的作用は，主に温熱作用と光化学作用である．

(1) 温熱作用

　物質を構成する分子は固有の振動（分子振動）をしており，水分子は3～30 μm の振動をしている．この波長帯と合う光線を照射することによって共鳴し，分子レベル

MEMO
電磁波 (electromagnetic wave)
磁気と電気の両方の特性をもつ横波である．磁場と電場が交互に発生することで波が生成され伝達される．

電磁波（放射線，光線，電波）の種類と波長帯域
▶ Lecture 4・Step up・図1参照．

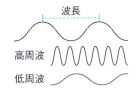

図1　波長

MEMO
虹
可視光線が波長別に分解されたもので，外側から赤，橙，黄，緑，青，藍，紫の順になる．

光線療法 (light therapy)

アルント・シュルツ (Arndt-Schultz) の法則

MEMO
ゴルディロックス (Goldilocks)
イギリスの童話「3匹のくま」に登場する少女の名前．童話のなかで少女は，ちょうどいい温度のおかゆ，ちょうどいいサイズの椅子，ちょうどいい硬さのベッドを選んでいる．

極性分子の振動
▶ Lecture 5・図3参照．

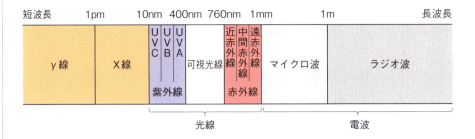

図2　波長と特性

での振動が活発化される．この振動により摩擦が生じ，熱エネルギーに変換される．輻射（放射）とよばれる熱方式ではこの仕組みが基本となる．

生体を構成する分子の固有の振動と波長帯が近い赤外線では温熱作用が強く，波長帯が短い紫外線では温熱作用はほぼみられない．紫外線の一部やγ線やX線などの放射線は波長が非常に短く，物質の固有の振動と波長が合わないため温熱作用はほぼない．

(2) 光化学作用

光子は，細胞に吸収されることでさまざまな化学反応を引き起こす．

a. 殺菌，細胞傷害

波長が短く高エネルギーを有する紫外線やX線，γ線などは，生体に照射されると細胞内DNAを損傷して細胞傷害を引き起こす．菌に照射した場合は殺菌作用となる．また，レーザー照射の一部においても細菌の成長を阻害する．

b. 神経への作用

神経系や末梢神経受容器への照射は，末梢神経の活動促進・抑制のどちらもある．これは，標準よりも興奮状態の神経を抑制し，活動が低下した神経を興奮させる作用があるためと考えられている．

c. 免疫機能への作用

紫外線照射により，真皮血管内のナチュラルキラー細胞（NK細胞）や，表皮有棘層のランゲルハンス細胞が損傷し，免疫機能が低下する．

d. 血管拡張作用

血管に照射すると，血管平滑筋が弛緩し，血管が拡張する．

e. その他の作用

炎症の抑制やコラーゲンの生成，ATP（アデノシン三リン酸）の生成などがある．

4) 光線療法の分類

光線療法は，波長帯の違いにより赤外線療法，紫外線療法，レーザー療法に分類される．赤外線療法は温熱効果が主であることから温熱療法に区分される場合もある．

2. 赤外線療法

Lecture 4 参照．

3. 紫外線療法

1) 紫外線とは

電磁波スペクトル上のX線と可視光線のあいだの10～400 nmの波長帯の電磁放射線である．可視光線のうち，最も波長の短いものが紫色であることから，紫色の外側という意味合いになる．一般的に，波長が短いほど皮膚透過性が低くエネルギーが大きいとされている．国際照明委員会（CIE）によると，紫外線は波長の長さによってUVA（長波長紫外線：315～400 nm），UVB（中波長紫外線：280～315 nm），UVC（短波長紫外線：200～280 nm）の3つに分類される（**図3**）．

- **UVA（長波長紫外線）**：紫外線のなかでも波長が長く，皮膚透過性が高いことから真皮層付近の深部まで浸透する．波長によりさらにUVA-1（340～400 nm）とUVA-2（315～340 nm）に分類される．紫外線曝露で生成されたメラニンを酸化させ，褐色化させる．乾癬や湿疹などの特定の皮膚疾患の治療に用いられるが，大量の曝露により真皮が損傷し，しわやたるみの原因となる．
- **UVB（中波長紫外線）**：ほとんどが表皮層で吸収される．UVAに比べ波長が短いため光化学作用が強く，メラニンを過剰に生成し日焼けやしみ，そばかすの原因となる他，皮膚がんを引き起こすリスクとなる．少量の曝露であればビタミンD生成

輻射（放射）
▶ Lecture 3・図3 参照．

MEMO
810 nmの波長帯の光線が大腸菌の成長を促したという報告もあるため，生理学的作用は波長帯により異なると考えられる．

DNA（deoxyribonucleic acid；デオキシリボ核酸）

調べてみよう
ナチュラルキラー細胞（natural killer cell：NK細胞）
細胞性免疫をつかさどるリンパ球の一種である．生体内には，その他にもマクロファージやキラーT細胞など，さまざまな免疫細胞が存在し，異なる役割をもっている．

気をつけよう！
ランゲルハンス細胞（Langerhans cell）は表皮有棘層にある樹枝状突起をもつ細胞で，ランゲルハンス島（Langerhans islands）は膵臓内にある内分泌線組織である．

MEMO
ATP（adenosine triphosphate；アデノシン三リン酸）
エネルギー分子の一つであり，ATPが加水分解をしてADP（adenosine diphosphate；アデノシン二リン酸）になる際にエネルギーを放出する．生体は，この放出されたエネルギーを利用して筋収縮などを行う．

紫外線（ultraviolet：UV）
国際照明委員会（Commission Internationale de l'éclairage：CIE）
UVA（ultraviolet A；長波長紫外線）
UVB（ultraviolet B；中波長紫外線）
UVC（ultraviolet C；短波長紫外線）

MEMO
サンスクリーン剤には，SPF（sun protection factor），PA（protection grade of UVA）という記載があるが，SPFはUVBに対する防御効果，PAはUVAに対する防御効果を示している．数値が高い，もしくは「＋」が多いものほど効果が高い．

メラニン（メラニン色素）
（melanin〈melanin pigment〉）

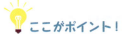

ここがポイント！
波長の長さと皮膚透過性の関係は，赤外線と紫外線で逆となる点に注意する．
- 赤外線：波長が長い（遠赤外線）＝皮膚透過性が低い．
- 紫外線：波長が長い（UVA）＝皮膚透過性が高い．

MEMO
成層圏にあるオゾン層が1％減少した場合，UVBの吸収率の減少によって地表に降り注ぐ量が2％増加するとされている．これにより，人体への影響（皮膚がんや白内障の増加など）にとどまらず，陸上および水中の生態系に影響を及ぼす可能性が指摘されている．

MEMO
紅斑はUVAでも起こり得るが，UVBの300～1,000倍という大量の照射が必要とされている．

サンバーン（sunburn；日焼け）

最小紅斑量（minimal erythema dose：MED）

メラノサイト（melanocyte；色素細胞）

を促進する．

- UVC（短波長紫外線）：紫外線のなかで最も波長が短く，光化学作用が最も強い．生体に対して強い細胞傷害性があり，殺菌作用をもつことから機器の殺菌などに用いられるが，生体への照射は行われない．

太陽光はUVA，UVB，UVCを含む広波長帯の紫外線を放射するが，UVCはほとんどがオゾン層で吸収され地表までは到達しない．UVBは一部分が吸収され，UVAはほとんど吸収されない．地表に到達する太陽光のうち約6％が紫外線であり，そのうち約5.5％がUVA，0.5％がUVBである（図4）．

2）紫外線による生理的反応

（1）紅斑
紫外線照射により生じる紅色の斑をいう．主にUVBが表皮の角化細胞を刺激することでサイトカインを産生し，炎症反応を生じることで表在血管の拡張と充血を引き起こす．紅斑は，一般的にUVB照射後の数時間以内に生じ，8～24時間でピークを迎える．この紅斑が生じる反応をサンバーンとよび，赤く日焼けした状態となる．

紫外線の感受性は個人差が大きいため，どの程度の照射で紅斑を生じるかはきわめて重要な基準となる（表1）[1]．表1[1]のE_1に示される「わずかに発赤が認められるが24～36時間で消失し，疼痛や後遺症が残らない」状態を最小紅斑量（MED）とよび，この照射量が治療の基準となる．

（2）色素沈着
紫外線照射により，基底層にあるメラノサイトが活性化してメラニンが過剰に生成される．さらに，UVAがメラニンを酸化させ褐色化を起こす．この褐色化したメラニンが表皮内に多く沈着することで皮膚が浅黒くなる．

（3）殺菌，細胞傷害
紫外線には強い光化学作用があり，細胞傷害を引き起こす．UVBとUVCで認め

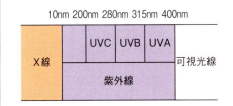

図3 紫外線の光スペクトラム分類
UVC：短波長紫外線，UVB：中波長紫外線，UVA：長波長紫外線．
波長200 nm以下の紫外線は真空紫外線とよばれ，酸素分子に吸収されるため，空気中を透過しない．

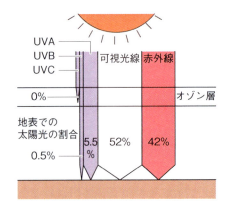

図4 紫外線と太陽光

表1 紫外線照射による紅斑の程度の分類

紅斑量	反応	概算照射量	潜伏時間	視診状況	持続時間	色素沈着	疼痛
E_0	変化なし			変化なし		なし	なし
E_1	最小紅斑量（MED）	1 MED	6～8時間	ごく軽度の発赤	24～36時間	なし	なし
E_2	軽度日焼け	2.5 MED	4～6時間	著明な発赤	2～3日	軽度	軽度
E_3	著明な日焼け	5 MED	3～4時間	発赤＋熱感，浮腫後水疱	7日程度	深部まで	中等度
E_4	破壊	10 MED	1～2時間	水疱，水腫	14日程度	深部まで	重度
E_5	E_4の2倍の照射量	20 MED					

（嶋田智明ほか：物理療法マニュアル．医歯薬出版；1996．p.110-34[1]）をもとに作成）

られ，特に波長の短いUVCの大量照射で生じる．細胞核内のDNAやRNAの破壊と細胞増殖の抑制が主要因とされる．なお，UVBを生体に照射した場合，皮膚透過性が低いことから表皮上の殺菌作用にとどまる．

(4) ビタミンDの産生

紫外線（特にUVB）を照射することで，皮膚内のプロビタミンD_3がビタミンDに変換される．太陽光の場合は，10〜20分の照射で十分量のビタミンDが生成される．

(5) 免疫抑制

UVAとUVB，UVCではそれぞれ機序が異なる．UVAは真皮血管内のナチュラルキラー細胞（NK細胞）を損傷し，自然免疫能を低下させる．UVBとUVCは，表皮の有棘層の樹状細胞であるランゲルハンス細胞を損傷し，獲得免疫能を低下させる．

(6) 表皮の過形成

刺激に対する防御反応の一種で，表皮の角質層を肥厚させることで紫外線透過性を低下させる．基底細胞の急激な活動が要因と考えられている．

(7) 発がん作用

殺菌，細胞傷害に続く作用であり，生体内の細胞核内DNAが破壊され修復が困難な場合，色素性乾皮症から皮膚がんを発症するリスクが高くなる．

3) 紫外線療法の概要

紫外線が初めて治療に用いられたのは1900年代前半であり，主にくる病の治療に使用された．一定の効果が得られたことで紫外線療法が注目されたが，現在はあまり用いられていない．

UVCは生体に対して強い細胞傷害を引き起こすため，紫外線療法としては用いられず，機器の殺菌などに使用される．一般的に光線療法として使用されるのは，UVAもしくはUVBである．UVAを用いた治療の代表例はPUVA療法で，光感受性物質であるソラレンを事前投与した後，UVAを照射する．UVBを用いた治療の代表例はナローバンドUVB療法で，UVBよりもエネルギーが少ない311±2 nmの波長帯を選択的に用いる．いずれも皮膚疾患に用いられ，理学療法士が紫外線療法に携わることは現在ではきわめてまれである．

4) 適応

乾癬，尋常性白斑，アトピー性皮膚炎，結節性痒疹，円形性脱毛症などの皮膚疾患に加え，褥瘡部や潰瘍の創傷面の殺菌などに用いられる．

5) 禁忌

皮膚悪性腫瘍の合併もしくは既往例，発がんリスクの高い人，光線過敏症，皮膚疾患の急性期，出血傾向，妊娠中・授乳中の女性は禁忌となる．また，小児や高齢者，著しく抵抗力の下がっている人，重篤な心・腎・肝障害をもつ人などは注意が必要である．

6) 手順

(1) 患者の準備

①オリエンテーションを行い，目的と効果，照射リスクを説明して同意を得る．
②紫外線照射量を決定するために最小紅斑量（MED）テスト（図5）を実施する．

(2) 本照射

MEDテストは24時間以上かかるため，本照射はそれ以降となる．
①テストにより算出されたMEDをもとに照射時間を決定する．初回はMEDの1/2程度の照射時間から開始し，問題がないことを確認後に段階的に照射時間を長くしていく．
②照射中ならびに照射終了後に皮膚トラブルがないか確認する．

RNA (ribonucleic acid；リボ核酸)

太陽光による皮膚でのビタミンDの産生
▶ Lecture 3・図10参照．

MEMO
自然免疫とは，生まれつき身体に備わっている免疫機能であり，主にNK細胞が担っている．獲得免疫は，後天的に得られた免疫機能であり，キラーT細胞やヘルパーT細胞などが担っている．キラーT細胞やヘルパーT細胞に指令を出すのが樹状細胞（dendritic cell）である．

MEMO
くる病
ビタミンDの欠乏もしくは機能不全により骨の石灰化が妨げられる疾患である．現在は栄養状態の改善によりくる病患者の減少が顕著であることに加え，薬物療法の発展などにより紫外線照射が行われることはほとんどなくなった．

PUVA療法
(psolaren ultraviolet A therapy)
ナローバンドUVB (narrow-band ultraviolet B；狭帯域UVB)

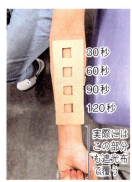

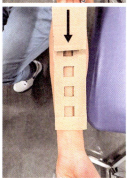

時間ごとに厚紙を窓上にかぶせていく

図5 最小紅斑量（MED）テスト

③照射は1日1回までとし，20回以上の照射で治療効果が得られない場合は，リスクを考慮して治療の中止を検討する．

7) 実施上の注意事項

(1) 眼球保護

紫外線療法時は治療者，患者ともに眼球への照射を防ぐため，保護眼鏡などを装着する．眼球への照射は水晶体の蛋白質の凝集による白内障を引き起こすため，十分な注意が必要である．

(2) 照射角度，距離の設定

逆二乗の法則，ランバートの余弦則に準じるため，アプリケータを慎重に設定し，過剰照射とならないよう注意する．

4. レーザー療法

1) レーザーとは

原子や分子は，外部からエネルギーが加わると，高エネルギー状態（上準位）に変化する．この状態は不安定なため，容易に低エネルギー状態（低準位）に戻ろうとするが，その際にエネルギー差相当の光線を放出する．この光線が上準位になっている他の原子や分子に衝突して同じような現象を起こす．このときに生じた光を誘導放射とよび，誘導放射を増幅して出力したものをレーザーという．レーザーとは，赤外線や紫外線などの自然光とは異なる人工的な光線である．

(1) 単色性（図6a）

誘導放射とその増幅された光は，波の形や方向が同一である（同位相）．波長が同じであるため，レーザーの色は単色となる．なお，自然光の場合，さまざまな波長の光が混ざっているため白色（のように見える）の光線となる．

(2) 指向性（直進性）（図6b）

複数の光が同じ方向を向いている程度を指向性（直進性）という．レーザーは通常の光と異なり，光の方向が同一であることから指向性がきわめて高く，エネルギーが拡散せず直線的に進む．

(3) 可干渉性（コヒーレンス）

複数の光の波の山（波長）と谷（位相）が揃っている程度を可干渉性という．レーザーは同位相であるため可干渉性が高く，山同士と谷同士が互いを強め合うことができる．山と谷が一致した光をコヒーレント光，不一致である光をインコヒーレント光とよぶ．

(4) 収束性（高輝度性）

光を一点に集めることを収束という．レーザーは減衰や拡散がほぼ起こらないため，非常に収束性が高い．一点に集められるエネルギーは密度が圧倒的に高く，同距離・単位面積あたりの他の光と比べると光の輝きが強く見える．出力量によっては，さまざまなものを切断することができ，レーザーメスや金属の切断，溶接，表面装飾用機器など，さまざまな分野で応用されている．

2) レーザーの分類　（表2）[2]

レーザーを発振する際にはさまざまな媒質が用いられ，その素材によって固体レーザー，液体レーザー，気体レーザー，半導体レーザーの4種類に分類される．固体媒質にはYAGやYVO$_4$を用いたものがあり，小さな機器でも出力を大きくできることが特徴である．液体媒質は色素分子（Dye）をアルコールに溶かしたものが使用され，さまざまな波長のレーザー光を作ることができる．気体媒質は二酸化炭素（CO$_2$）やHe-Ne，アルゴンガスなどを用いており，大きな機器を作ることができる．半導体

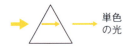

a. 単色性

異なる位相
通常の光線

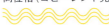

同位相（レーザー）

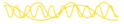

同位相（コヒーレント光）

異なる位相（インコヒーレント光）

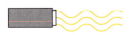

b. 指向性（直進性）

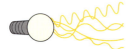

レーザーは同位相のため同じ向きとなる

電球はさまざまな方向の波が生じる

図6　レーザーの特性：単色性，指向性（直進性）

MEMO
レーザー（laser）
light amplification by stimulated emission of radiation の略．誘導放射による光の増幅という意味の人工光線である．

MEMO
レーザーと逆二乗の法則
赤外線などは逆二乗の法則に従い，光源からの距離が伸びると急激に強度が減少する．この理由としては，光線の指向性が低く，さまざまな向きの光があることから減衰が著しいためと考えられる．レーザーは，指向性の高さから逆二乗の法則が適応されず，距離が伸びても強度が保たれる．
▶ Lecture 4 参照．

コヒーレント光（coherent light）
インコヒーレント光（incoherent light）

YAG（イットリウム・アルミニウム・ガーネット）
YVO$_4$（イットリウム・バナデイト）

表2 レーザーの分類

媒質種別	媒質	波長	特徴
個体	YAG	1,064 nm	汎用波長
		532 nm	緑色
		355 nm	UVAと同波長
	YVO₄	1,064 nm	高出力
	Yb（イッテルビウム）	1,090 nm	小型，高出力
	ルビー	694.3 nm	赤色，高出力が安定しない
液体	Dye	330〜1,300 nm	高出力は難しいが500種類以上の波長が作成可能
	CO₂	10.6 μm	レーザーメスなど超高出力
気体	He-Ne	630 nm	一般的には赤色，低出力 形状測定などに使用
	アルゴン	488〜514 nm	光化学作用が強い
半導体	Ga-AL-As	600〜870 nm	医療用レーザー治療器の多くに使用
	In-Ga-AS-P	1,300〜1,550 nm	長距離通信などに使用

（霜田光一：レーザー研究 2010；38〈1〉：10-2[2]）をもとに作成）

媒質はGa-AL-AsやIn-Ga-As-Pを用いたものが一般的であり，物理療法にて使用されているレーザー治療器の多くは，この半導体レーザーを使用している．

3）レーザーによる生理的反応

（1）温熱効果，循環の改善

レーザーにはさまざまな波長帯があるため，皮膚表面で吸収されない波長帯を選択することで皮下組織までの刺激が可能である．赤外線の作用機序と同様，生体に対して分子の振動を引き起こし，摩擦熱を生じることで温熱効果をもたらす．低出力レーザー治療（LLLT）においても，局所に温熱効果は生じるとされている．さらに，光化学作用により，特に微小循環系の血管拡張が起こる．

（2）消炎，疼痛の緩和

炎症などが原因で感覚神経の興奮や疼痛誘発物質が産生されるが，レーザーが生体に照射されることで侵害受容器や末梢神経の興奮性が低下し疼痛が緩和される．さらに，血管拡張作用により酸素の供給ならびに疼痛誘発物質が除去されることで疼痛緩和が促進される．

また，星状神経節に照射することで，交感神経ブロックを引き起こすことが報告されている．

（3）筋緊張の低下

温熱作用，光化学作用により，痙縮を抑制する効果がある．

（4）創傷治癒の促進

光化学作用により細胞内のATP産生が促進され，創傷治癒が促進される．同時に，温熱作用や血管拡張作用により創傷部位への酸素・栄養供給量も増大する．

4）レーザー療法の概要

医療用ではレーザーメスやレーザー内視鏡などがすでに実用化されており，さまざまな分野で開発が進められている．物理療法に使用されるレーザー機器は，主に半導体を媒質にした低出力レーザー治療器である．これは，出力がおおむね500 mW以下に設定されており，消炎，疼痛の緩和を主な目的として使用される．最近では，パルス波を使用した出力値が10 W程度までの治療器が普及している．

5）適応

鎮痛を目的として，肩関節周囲炎や変形性関節症，慢性腰痛などに用いられる他，三叉神経痛や脳血管障害後の神経性疼痛などにも活用される．また，交感神経ブロッ

MEMO

レーザーと直線偏光近赤外線

レーザーと直線偏光近赤外線はどちらも指向性が高い光線であるが，異なる点もある．レーザーは同位相で単色性を示すのに比べ，直線偏光近赤外線は波長が制限されているが複数の波長帯の光を有するため，単色にはならない．

Dye（色素，染料）
He-Ne（ヘリウム-ネオン）
Ga-AL-As（ガリウム-アルミニウム-ヒ素）
In-Ga-As-P（インジウム-ガリウム-ヒ素-リン）

低出力レーザー治療
（low reactive level laser therapy：LLLT）

MEMO

神経損傷部位に対する神経修復や，骨折部に対する骨形成促進などの効果についても徐々に報告が増えている．今後さらなる生理的反応による治療効果が期待されている．

星状神経節ブロック
▶ Lecture 4 参照.

クを目的に星状神経節に照射される．皮膚潰瘍や褥瘡などの創傷治癒にも用いられる．温熱効果が小さいため，急性期や炎症期でも用いることができる．金属挿入部への照射も可能である．

6) 禁忌

基本的には他の物理療法機器と同様に，悪性腫瘍や眼球，精巣などへの照射は禁忌となる．また，妊婦の腹部にも禁忌となる．小児や高齢者に対しては相対禁忌となる．

7) 手順

(1) 患者の準備

オリエンテーションを行い，目的と効果，照射リスクを説明して同意を得る．基本的には他の治療法と同様である．

(2) 照射法の設定

接触照射と非接触照射があるが，接触照射が一般的である（図7a）．創傷部など直接触れることができない場合は，非接触照射を選択する（図7b）．連続照射とパルス照射を選択できる機器もある．

(3) 照射時間，強度の設定

レーザーの照射部位は狭いため，広範囲に照射したい場合は1回1部位20分以内として複数セット行う．一般的に，レーザーは照射感がないため，熱感などが感じられないレベルに強度を設定する．強度が固定された機器の場合は，連続照射時間により調整する．

(4) 本照射

照射部位にプローブ先端を当てると自動的に照射される．治療設定時間が経過すると自動的に停止する機器が多い．

8) 実施上の注意事項

(1) 眼球保護

眼球保護のための眼鏡を装着し，直接光源を見ないよう注意する．

(2) 全身状態，皮膚状態の確認

照射中は照射部位に発赤や，その他変化がないか常に確認する．全身状態にも注意を配り，異変が起きたらすぐに照射を中止する．

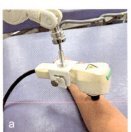
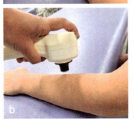

図7 照射法の設定
a：接触照射．皮膚への接触を検知して照射される．
b：非接触照射．人差し指のボタンを押すと照射される．

気をつけよう！
非接触照射の場合，レーザー光が眼に入り失明の危険性があるため十分に注意する．

気をつけよう！
レーザー光は黒い色素に吸収されやすい．黒い部分に照射すると熱をもつため，黒い服やほくろに照射しないよう注意が必要である．

■引用文献
1) 嶋田智明, 田口順子：光線療法．嶋田智明, 田口順子ほか：物理療法マニュアル．医歯薬出版；1996．p.110-34.
2) 霜田光一：レーザーの50年．レーザー研究 2010；38 (1)：10-2.

■参考文献
1) 大矢暢久：光線療法―紫外線療法・赤外線療法・レーザー療法．上杉雅之監，杉元雅晴，菅原仁編著：イラストでわかる物理療法．医歯薬出版；2019．p.63-75.
2) 竹内伸行：光線療法．庄本康治編：エビデンスから身につける物理療法．第2版．羊土社；2023．p.168-99.
3) Heckman CJ, Chandler R, et al.：Minimal Erythema Dose (MED) testing. J Vis Exp 2013；28 (75)：e50175.
4) 目黒 力：電磁波療法Ⅱ―光線療法．松澤 正, 江口勝彦監：物理療法学．改訂第3版．金原出版；2021．p.99-135.
5) Anderson RR, Parrish JA：The optics of human skin. J Invest Dermatol 1981；77 (1)：13-9.
6) 正木 仁：太陽光線に対する皮膚生理反応について．粧技誌 2013；47 (3)：197-201.

実習

1. 最小紅斑量（MED）テスト

実習目的

患者役ごとに異なる MED を確認し，紫外線照射時の反応を理解する．

準備物品

紫外線照射器，保護眼鏡2つ，遮光布，5×15 cm 程度の厚紙2枚，マスキングテープ，ストップウォッチ，皮膚マーカー．

手順・リスク管理

①厚紙のうち，1枚の中央部に 2 cm 四方の穴を4か所あける（講義・図5参照）．

②患者役，検査者とも保護眼鏡を装着し，患者役は前腕部を露出する．なお，紫外線を照射する前腕部は事前によく洗って乾燥させておく．

③前腕掌側に，穴をあけたほうの厚紙をテープで固定する．それ以外の部位は遮光布で覆い隠し，安楽な姿勢をとる．

④紫外線照射器を前腕に垂直に当たるように設定する．距離は 70 cm 程度離す．

⑤照射を開始する．30秒経過した段階で一番端の穴をもう一枚の厚紙で隠す（講義・図5参照）．30秒ごとに穴を1つずつ隠していく（4か所の穴は端から30秒，60秒，90秒，120秒照射されたことになる）．

⑥照射終了後，照射部位がわかるように穴の形を皮膚マーカーで書き込む

⑦24時間後に照射部位を観察し，紅斑の判断基準に沿って判定する．

実習課題1

- 患者役ごとに MED（E_1 となった照射時間）を判定する（講義・表1参照）．
- 120秒の照射でも E_1 の反応が出なかった場合は，照射の時間配分を変更する．具体的には60秒，120秒，180秒，240秒照射し，上記同様に判定する．

2. レーザー照射による圧痛の変化

実習目的

レーザー照射が生体にどのような影響を及ぼすか，実際に照射して確認する．

準備物品

半導体レーザー治療器，圧痛計．

手順・リスク管理

①肩周囲に僧帽筋や肩甲挙筋などの筋硬結由来の圧痛が生じる患者役とする．

②端座位にて硬結部の圧痛が生じる圧力値を測定し，同時に視覚的評価尺度（VAS）を聞き取る．

③部位を露出し，半導体レーザーの設定をパルスモード，出力10 W に設定してプローブを皮膚に密着させる．

④10分照射する．

⑤終了後，速やかに圧痛と VAS を聞き取る．

実習課題2

- 照射前後の圧痛と VAS の変化を確認する．
- 自動運動を患者役に促し，自覚的な硬結感や動きやすさを聞き取る．
- 照射時の感想を患者役に確認する（温熱感があったか，どのような刺激だったかなど）．

> **MEMO**
> 紫外線の初回照射は 1/2〜2/3 MED，2回目で 3/4 MED，照射部位に問題がなければ3回目以降で 1 MED の照射を行う．

視覚的評価尺度（visual analog scale：VAS）

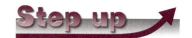

1. 光線に関与するウィーン変位則とキルヒホッフの法則

Lecture 4 における光線療法の補足としてウィーン変位則とキルヒホッフの法則を紹介する.

1) ウィーン変位則

熱をもつ物質からは連続的な電磁波（赤外線）が放出されており，表面の絶対温度とその物質が発する赤外線の波長には反比例の関係が成り立つという法則である（図1）[1]．「波長（μm）＝2,898/絶対温度（K）」であり，絶対温度がわかれば放射される波長がわかり，逆に物質から放射される波長がわかれば絶対温度がわかる．37℃の表面温度の人体は絶対温度 310 K（37＋273）となり，約 9.3 μm の波長をもつ遠赤外線が放出される．

絶対温度（K）は熱力学温度ともよばれ，物質を構成する原子や分子の振動がすべて止まる温度を0度と定義したものである．摂氏温度（℃）とは，以下の関係で示される．

絶対温度（K）＝摂氏温度（℃）＋273.15

2) キルヒホッフ（Kiechhoff）の法則

一般的に不透明な物体の場合，吸収率と放射率は一致するという法則である．つまり，放射率が小さい場合は吸収率も小さく，逆も成り立つということになる．放射率が小さい場合は鏡面のような凹凸がなく滑らかな表面であることが多く，逆に放射率が大きい場合は表面がデコボコの場合が多い．

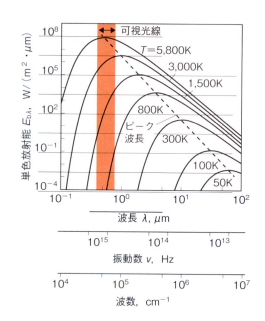

図 1　プランク分布とウィーン変位則
ある物体から放射される電磁波のピーク波長が放射体の温度が高くなる（実線の上側にあるほど高温）ほど短波長側にシフトする法則を示す．ピーク波長を示す点線が右下がりの直線となり，温度と波長の関係が反比例となる．
（花村克悟：伝熱 2009；48〈205〉：1-6[1]）

2. 赤外線による生理的反応

①温熱作用：赤外線照射により表皮から皮下組織を中心に温熱効果をもたらす．電磁波自体には熱はないが，生体分子の固有の振動数に近い赤外線は共鳴を起こし，分子の振動が加速する．その結果，摩擦熱を生じ，表在部分に熱を産生する．赤外線は輻射（放射）熱の一種で，特定の媒介物質が不要である．遠赤外線では皮膚の表層でほぼ吸収され同部分の加温に，近赤外線では皮下組織までの深達度となる．

②循環の改善：温熱作用により，照射部位の血管拡張と血液の粘性低下が生じる．赤外線の場合は光化学作用による血管拡張も起こり，さらなる循環の改善を得る．

③疼痛の緩和：温熱作用に準じた疼痛を緩和する作用に加え，光化学作用による侵害受容器の興奮性の低下などによる．

④筋緊張の低下：温熱作用，光化学作用により痙縮が抑制される．

⑤創傷治癒の促進：赤外線照射による温熱作用と，それに伴う循環の改善により創傷部位への酸素や栄養の供給が強化され，創傷治癒を促進する．さらに，光化学作用によるコラーゲン生成の増加も治癒を促進させる．

■引用文献

1）花村克悟：マックス・プランク（1858～1947）の功績．伝熱 2009；48（205）：1-6.

■参考文献

1）青木政一：放射に関する法測．写真測量とリモートセンシング 1975；14（2）：37-46.
2）清水 賢：遠赤外線の基礎・計測（1）．繊消誌 1988；29（5）：170-6.

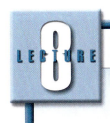

寒冷療法

到達目標

- 寒冷療法の種類と生理的作用について理解する．
- 寒冷療法の適応と禁忌を理解する．
- 種々の障害に対して最適な寒冷療法を選択できる．
- 寒冷療法の生理的作用を評価できる．
- 冷却に伴う皮膚，感覚，運動機能，運動パフォーマンスの変化を確認する（実習）．

この講義を理解するために

　浮腫の軽減，機能回復の促進，疼痛の軽減，筋緊張の亢進や痙縮の軽減などを目的として，臨床ではさまざまな場面で寒冷療法が実施されています．寒冷療法は，アイスパック，コールドパック，アイスマッサージ，冷水浴など，その方法は多岐にわたります．安全かつ効果的な寒冷療法を実施するには，種々の障害に対する最適な方法を選択することと，その生理的作用を十分に理解しておく必要があります．
　この講義を学ぶにあたり，以下の項目を学習しておきましょう．

- □ 炎症に関する病理学について学習しておく．
- □ 脈管系に関する解剖学と生理学について学習しておく．
- □ 末梢神経系に関する解剖学と生理学について学習しておく．

講義を終えて確認すること

- □ 寒冷療法の種類が理解できた．
- □ 寒冷療法が血管系に及ぼす影響が理解できた．
- □ 寒冷療法が神経・筋機能に及ぼす影響が理解できた．
- □ 寒冷療法の適応と禁忌が理解できた．
- □ アイスパック，コールドパック，アイスマッサージ，冷水浴を実施し，冷却に伴う生理的変化が確認できた．

講義

寒冷療法（cryotherapy, cold therapy, psychrotherapy）

MEMO
RICE 処置
捻挫や打撲などの外傷に対する応急処置で，Rest（安静），Icing（冷却），Compression（圧迫），Elevation（挙上）の頭文字から成る．

MEMO
浮腫（edema）
細胞外液が通常よりも増した状態であり，四肢や顔面の腫れとして現れる．栄養障害，低アルブミン血症，肝疾患，腎疾患，心疾患，リンパ管の閉塞，不活動などによって生じる．疾患の治療に加えて，水分やナトリウムの制限，利尿薬，運動，弾性ストッキング，各種の圧迫療法などが適応される．
▶ Lecture 14 参照．

MEMO
一次損傷は外部からの衝撃による直接的な損傷であり，二次損傷は直接的損傷に引き続く出血や浮腫などに由来する間接的な損傷である．打撲に伴う即時的な筋挫傷は一次損傷，打撲から2日ほど後に生じる浮腫や虚血に伴う損傷部位の広がりは二次損傷である．

アイスパック（ice pack）

コールドパック（cold pack）

MEMO
相交換物質（phase changed material：PCM）
温度変化に応じて相が変化する物質である．氷は，温度上昇に伴って固体という相（氷）から液体という相（水）へと状態を変化させる．固体から液体といった相の変化の間は温度が一定であるため，最適な冷却温度に一致した相交換物質であれば，長時間，安定して冷却することができる．

アイスマッサージ（ice massage）

1. 寒冷療法とは

身体から熱を奪うことで組織温を低下させ，その作用を損傷や障害の治療に利用する物理療法である．特に，急性の筋骨格系の損傷に対する応急処置である RICE 処置は，スポーツ分野などにおいて医療従事者だけでなくアスリートにも用いられている．

歴史的にみると，寒冷療法は紀元前から利用され，ヒポクラテスは雪や氷を使用することで浮腫の軽減を図ったとされている．1960 年代，氷を用いた寒冷療法が筋骨格系の損傷に対して推奨されていた．1970 年代，スポーツ外傷に対する理解が広まり，一次損傷と二次損傷が区別されるようになり，二次損傷を軽減する目的で寒冷療法の研究が進んだ．2000 年代になり，寒冷療法は二次的な筋損傷の軽減に加えて，損傷後の再生や修復に及ぼす影響について注目されるようになり，損傷後における最適な方法が議論されている．

筋骨格系の損傷に対する治療法としてだけでなく，運動（トレーニングや競技）後のクールダウンなどとして行われる寒冷療法が一般的である．ヒトを対象とした寒冷療法の生理的作用が研究され，分子レベルでの作用機序が解明されつつあるが，いまだ一定した見解は得られておらず，その有効性を示す報告がある一方で有害性を示す報告も存在する．特に，ヒトで得られたエビデンスと動物モデルで得られたエビデンスは乖離することがあり，その適応頻度や適応期間に関しては，いまだ議論の必要がある．よって，損傷後や運動後における寒冷療法の意義を再考しつつ，臨床においては，寒冷療法の影響を正確に評価したうえで慎重に適応を決定することが求められる．

2. 寒冷療法の種類

寒冷療法として，アイスパック，コールドパック，氷やクリッカーを用いたアイスマッサージ，冷水浴，コールドスプレー，持続的冷却装置，極低温刺激装置などが用いられている．これらすべてに共通して，皮膚の温度や色調，感覚異常など，治療中だけでなく，治療前後における評価が必要である．

1）アイスパック

アイスパック（氷嚢）やビニール袋などに，氷片を入れて治療部位を冷却する方法である（図1）．接触部位に凹凸ができないように，クラッシュアイスなど，細かい氷片を使用する．全身ではなく局所に対して使用し，一般的に，単回の使用時間は30分未満とする．より長時間の冷却が必要な場合は頻繁に交換し，複数回繰り返す．

2）コールドパック

冷凍庫で冷却したゲル状の保冷剤が入ったパックを用いて，治療部位を冷却する方法である（図2）．さまざまな大きさや形状のものが市販されているため，治療部位に応じたものを選択する．アイスパックと比較して，交換することなく，より長時間使用できる．相交換物質を用いることで冷却温度が一定し，その温度を長時間持続できるため，コールドパックに用いられている材料を確認しておく．

3）アイスマッサージ
(1) 氷

氷を用いて治療部位を冷却する方法である（図3）．治療部位の形状に応じた氷が便利であり，紙コップなどを利用して，適当な大きさや形の氷を準備する．また，治療中，氷が溶けて治療部位以外が冷却されるため，タオルやグローブを準備しておく．

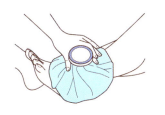
図1 アイスパック

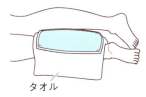
図2 コールドパック
タオル

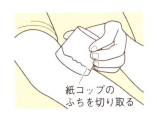
図3 氷を用いたアイスマッサージ
紙コップのふちを切り取る

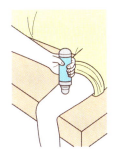
図4 クリッカーを用いたアイスマッサージ

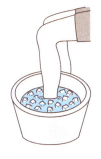
図5 冷水浴

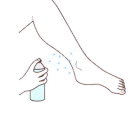
図6 コールドスプレー

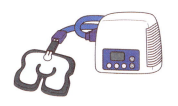
図7 持続的冷却装置

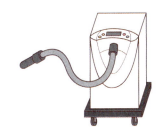
図8 極低温刺激装置

(2) クリッカー

アルミなど，熱伝導性に優れた素材で作られた円筒形の容器（クリッカー）を用いて治療部位を冷却する方法である（図4）．一般的に，クリッカーの両端のヘッド部分はサイズが異なっているため，治療部位の形状に応じて使い分ける．クリッカーの内部には氷片を入れ，食塩を少量加えたうえでふたをしてよく振り，クリッカーのヘッドが十分に冷却されたことを確認後に使用する．

4) 冷水浴

バケツなどの大きな容器や浴槽に冷水を入れ，その中に治療部位を浸すことで冷却する方法である（図5）．手や手指，足や足指など，凹凸の多い部位であっても，その表面を均等かつ広範囲に冷却できる．また，全身を浸水させる冷水浴は，運動後において短期的な機能回復や疼痛の軽減に有効とされている．一般的に，水温は15℃以下，1回あたり15分以下で実施される．

冷水浴（cold bath）

5) コールドスプレー

液化させたガスを噴霧し，その気化熱を利用して治療部位を冷却する方法で，局所に対する応急処置として用いる（図6）．噴霧後の液化ガスはすぐに気化するため，急速な冷却が可能であるが，冷却の持続時間は短い．メントールを配合することで冷涼感の延長を図るものも多く市販されている．

コールドスプレー（cold spray）

6) 持続的冷却装置

冷媒を自動的に循環させることができる装置であり，治療部位を一定の温度で長時間継続して冷却できる（図7）．一般的に，外傷後における治療としてよりも術直後において使用される．人工膝関節置換術などで，手術直後から2〜3日間の長時間の連続的な冷却により，早期の機能回復や疼痛の軽減に有効とされている．

持続的冷却装置（continuous cold therapy device）

人工膝関節置換術（total knee arthroplasty：TKA）

7) 極低温刺激装置

液体窒素などが気化する際に発生する冷気を利用して治療部位を冷却する装置で（図8），局所や全身の治療に用いられる装置が市販されている．全身冷却療法は，

全身冷却療法（whole body cryotherapy：WBC）

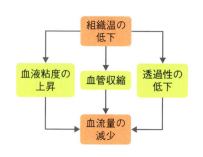
図9　寒冷療法に伴う局所における血流量の減少

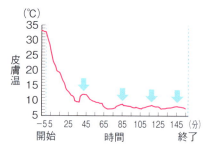
図10　冷却時間と皮膚温の関係

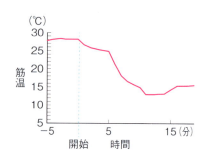
図11　冷却時間と筋温の関係

−110℃から−140℃の冷気を充満させた空間に，2〜4分，全身を曝露する治療法で，運動後における短期的な機能回復を目的として使用される．

3. 寒冷療法の生理的作用

寒冷療法による生理的作用は数多く報告されているが，リハビリテーション分野における適応に限れば，血管系への作用と神経・筋機能への影響に着目する必要がある．

1）血管系への作用

寒冷療法による局所の冷却により，局所における血流量の減少と代謝の低下が生じる．寒冷療法に伴うこの局所的な代謝の抑制は，古くから急性外傷に対する処置として，炎症の軽減，すなわち二次損傷の広がりや重症化を軽減することを目的に利用されている．

経皮的に局所を冷却した場合，熱放散を調節する機構がはたらく．局所における組織温の低下は，皮膚の温度受容器の興奮を介して表皮に近い血管を収縮させる．同時に，血液粘度が上昇し，毛細血管の透過性が低下するため，寒冷療法を実施した局所の血流量が減少する（図9）．

一方，外傷などによって急性炎症が生じた組織では，ブラジキニンなど，血管から漏出した血漿成分を介して血管拡張と血管透過性が亢進する．この局所的な組織における血管拡張と血管透過性の亢進は，主として毛細血管や毛細血管後細静脈で生じる．局所的な血流量の増加と併せて血流速度が低下するため，血液中に局在する白血球の組織浸潤が促進され，損傷組織における異物の除去が開始される．外傷に対するここまでの反応は，秒単位から数日単位で生じる急性の応答である．この急性期の炎症に対する応急処置として寒冷療法を実施した場合，局所における血流量の減少と代謝の低下によって急性炎症が抑えられ，その結果として二次損傷の広がりや重症化の軽減につながると考えられている．

（1）冷却時間と皮膚温の関係

経皮的に局所を冷却し続けた場合，皮膚温は時間の進行に応じて徐々に低下していく．アイスパックを用いてラットの後肢を冷却した際における皮膚温の経時的変化を図10に示す．図10から，皮膚温はアイスパックによる冷却開始直後から急激に低下し，時間経過とともに徐々に低下していくことが読み取れる．また，皮膚温が10℃前後に達すると，それまでの温度の低下は不規則になり，上昇と低下が繰り返されている．この冷却の継続に伴う皮膚温の上下変動の繰り返しは，乱調反応とよばれる．乱調反応は，急激な冷却による血管収縮に続いて生体防御機構としての血管拡張が生じ，冷却の継続によって血管の収縮と拡張が繰り返されていることを示唆している．よって，この応答は生理的限界を超えたものと考えられ，寒冷療法が有害に作用する

MEMO

外傷や感染など，組織傷害に引き続いて生じる急性期の応答として，血管拡張に伴う血流量の増大や毛細血管の透過性の亢進が生じる．これらはケルスス（Celsus）の四徴候，すなわち，発赤（rubor），腫脹（tumor），熱感（calor），疼痛（dolor）とよばれる．

乱調反応（hunting reaction）

可能性を避けるため，治療の際にはこれ以下の冷却時間を設定する必要がある．

(2) 冷却時間と筋温の関係

経皮的に局所を冷却し続けた場合，皮膚温と比較して，筋温の低下は緩徐である．アイスパックを用いてラットの後肢を冷却した際における筋温の経時的変化を図11に示す．図11から，筋温はアイスパックによる冷却開始直後から徐々に低下するものの，15℃前後からは低下していないことが読み取れる．

一般的に，寒冷療法によって生じる皮膚温の変化と筋温の変化は強く相関するが，冷却の温度帯や継続時間によっては両者に強い関係性はない．筋温の変化を推察するうえで，皮膚温の変化のみを観察するだけでは不十分といえる．寒冷療法は，主に経皮的に行われるため，皮膚が最初に冷却され，皮膚温の低下は筋温の低下よりも速い．また，経皮的な冷却における筋温の低下は，皮下脂肪による影響を強く受け，皮下脂肪の量に応じて熱伝導率は低くなる．よって，骨格筋への処置として寒冷療法を実施しているものの筋温をモニタリングすることが難しい場合，組織温の変化は層ごとに大きく異なり，皮膚や浅層の組織はより温度が低くなることに留意する．

運動後において，骨格筋の機能回復や疼痛の軽減を目的として寒冷療法を実施する場合，最適な皮膚温や筋温の設定はいまだ不明である．ただし，寒冷療法に伴う生理的作用は筋温の低下量に依存するため，皮膚温を目安に乱調反応のような異常所見に注意しつつ，治療前後でより大幅な温度勾配を筋温にもたらす必要がある．治療部位が小さく，炎症の程度が軽度である場合は冷却の時間を短く，一方，炎症の程度がより重度であり，より深層の組織にまで波及している場合は，皮膚温の低下だけでは治療効果が不十分になる可能性がある．骨格筋の機能回復や疼痛の軽減を目的として寒冷療法を実施する場合，温度設定を一定にするのではなく，ターゲットとする骨格筋の層に応じた熱の除去を考慮する．

2) 神経・筋機能への影響

寒冷療法が神経・筋機能に及ぼす影響として，神経伝導速度の低下，感覚受容器の閾値上昇，神経筋接合部の活動低下，筋紡錘の活動低下，結合組織の粘性の増加などがあげられる．

皮膚の冷却温度と神経伝導速度の関係

経皮的に局所を冷却した場合，皮膚の温度低下と末梢神経伝導速度の低下には正の相関がある（図12）[1]．この冷却に伴う末梢神経伝導速度の低下は，小径線維で顕著である．よって，より小径の神経線維であり，痛みを伝達するAδ線維の神経伝導速度の低下は疼痛閾値を上昇させるため，寒冷療法は痛みの軽減に貢献すると考えられている．また，寒冷療法は，中枢神経疾患のクローヌスを軽減することが知られており，これは冷却によるγ運動ニューロンの抑制が関与していると考えられている．

4. 適応と禁忌

寒冷療法は，冷却による血流量の減少と代謝の低下を応用することで，急性の筋骨格の損傷および運動後における短期的な機能回復に用いられる．また，冷却による局所の代謝の低下は神経伝導速度を遅延させるため，疼痛の軽減，異常な筋緊張亢進や痙縮の軽減を目的として用いられることもある．

冷却による血流量の減少や代謝の低下は，治療に応用することができる一方で，血管などの循環器や自律神経などの神経系の障害など，対象によっては禁忌となる．

気をつけよう！
臨床において，筋温の測定は困難であることが多い．よって，代替として皮膚温を測定し，少なくとも治療前後の皮膚温に大きな差があることを確認し，筋温の低下を推察する．

MEMO
摂取する食事の内容よって皮下脂肪の量は明らかに異なってくる．下図は通常食（a：粗脂肪含有量5％），および高脂肪食（b：粗脂肪含有量32％）を与えて2か月程度飼育したラットの第5腰椎レベルにおけるマイクロCT所見をもとに，脂肪組織の局在を可視化（青い点線の外側のオレンジが皮下脂肪，内側の黄色は内臓脂肪）したものである．高脂肪食による飼育では皮下脂肪が通常食飼育の2倍以上存在している．よって，経皮的な冷却を実施する際，熱伝導率が低い組織である脂肪が浅層にあればあるほど，深層への冷却効果が軽減されることを考慮する必要がある．

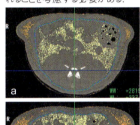
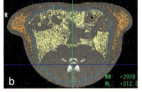

MEMO
寒冷刺激によって自覚的感覚は時間とともに変化し，最終的には感覚の鈍麻（無痛覚）へと変化する．

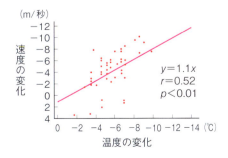

図12 皮膚の冷却温度と神経伝導速度の関係
（Halar EM, et al.：Arch Phys Med Rehabil 1980；61〈5〉：199-203[1]）

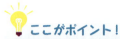

ここがポイント！
神経線維は，髄鞘の有無，直径，伝導速度，機能などによって分類される．有髄線維は，直径に応じて α, β, γ, δ に分類され，最も細い Aδ 線維は痛覚への関与が示唆されている．
▶ Lecture 10・表 1 参照．

ここがポイント！
寒冷療法を実施する際，その目的を明確にしておく必要がある．スポーツ外傷に対する有効性を検討する際，外傷直後で早期の競技復帰を目的とする場合，冷却に伴う局所的な代謝の低下により，浮腫の軽減や疼痛の抑制を行う寒冷療法は適応であると考えられる．一方，長期的な視点での機能回復が目的である場合，冷却に伴う局所的な代謝の低下は再生を遅延させる可能性があり，寒冷療法は最適な処置にならない．このように，寒冷療法の適応は，背景や目的に応じて判断する．

運動後に行う寒冷療法は機能回復を遅延させるか
▶ Step up 参照．

● 寒冷過敏症
急な局所の冷却により冷却部位に膨疹が生じる反応をいい，一過性の赤みを帯びた膨らみはかゆみを伴うことがある．
● レイノー（Raynaud）現象
急な冷却により発作的な血流障害が生じる現象をいい，皮膚の色調が青白く変化し，痛みやしびれを訴えることがある．
● 凍傷
皮膚の激しい冷却によって生じる組織傷害であり，凍結に由来する場合と循環障害に由来する場合がある．寒冷療法においては，たとえ低温であっても長時間曝露される場合は注意する．

1）急性の筋骨格の損傷や外傷における二次損傷の軽減

寒冷療法は，損傷部位への血流量を減少させ，代謝を低下させることで損傷部位周辺における二次損傷を防ぎ，急性炎症を軽減する．急性炎症に伴う浮腫の軽減によるさらなる組織損傷の予防として，挫滅，捻挫，打撲，骨折など，筋骨格の損傷の急性期は，寒冷療法の主な治療対象となる．筋骨格の損傷の急性期や外傷，手術などの侵襲に対する寒冷療法は，血流量の制限や二次損傷の予防によって予後を改善するが，一次損傷の回復を期待するものではなく，その適応は損傷直後に限られる．

2）運動（トレーニング，競技）後における機能回復

スポーツ分野では，運動によって生じた微細な筋損傷における炎症を軽減し，その後の機能回復を促進する目的で，全身および局所に対する寒冷療法が用いられている．しかし，これの促進を目的とした寒冷療法の効果に関しては，有効とする報告と，無効であり，場合によっては有害とする報告があり，効果の検証には議論が必要である．

最初に，寒冷療法を適応とする時期をよく検討する．冷却は代謝を低下させ，温度が 10℃ 低下するごとに代謝は半減するといわれている．よって，アスリートにおいて，シーズン中などは競技によって生じる異化作用を避け，コンディションの回復を優先する時期には寒冷療法を実施し，シーズンオフなど，負荷量の大きいトレーニング後に生じる同化作用を期待する時期には，長期の適応を優先するために寒冷療法を避けるなど，実施時期を工夫する．

3）疼痛の軽減

冷却に伴う浮腫の軽減により，急性炎症における疼痛の軽減が，また，冷却によって生じる神経伝導速度の低下，疼痛閾値の上昇により，鎮痛作用が期待できる．

4）異常な筋緊張亢進や痙縮の軽減

冷却に伴う γ 運動ニューロンにおける神経伝導速度の低下は，筋紡錘の活動を抑制し，神経筋接合部の活動低下，結合組織の粘性増加と併せて，中枢神経疾患の異常な筋緊張亢進や痙縮を軽減すると考えられている．

5）禁忌

寒冷過敏症やレイノー現象など，寒冷に対して過剰な反応が生じる場合，また，循環障害のある部位など，寒冷療法による血流量の減少が有害に作用する可能性がある場合は禁忌とする．加えて，感覚障害や循環障害のある部位に対しては，凍傷の可能性があるため禁忌となる．また，患者が寒冷療法を拒否する場合，十分に説明したうえで実施しない．

■引用文献

1) Halar EM, DeLisa JA, Brozovich FV：Nerve conduction velocity：relationship of skin, subcutaneous and intramuscular temperatures. Arch Phys Med Rehabil 1980；61（5）：199-203.

■参考文献

1) Kwiecien SY, McHugh MP：The cold truth：the role of cryotherapy in the treatment of injury and recovery from exercise. Eur J Appl Physiol 2021；121（8）：2125-42.
2) 網本 和，菅原憲一編：標準理学療法学　専門分野　物理療法学．第 5 版．医学書院；2020．

1. 冷却に伴う皮膚色の変化

実習目的

寒冷に対する過敏性を確認する．

準備物品

氷片，タオル，ストップウォッチ，デジタルカメラ．

手順

①氷片を用いて，皮膚に紅斑が生じるまで3分アイスマッサージを行う．

②アイスマッサージ終了から5〜10分後，紅斑が発疹に変化したら陽性とする．

③冷却開始前5分，冷却終了後，1分ごとに，実施部位を写真撮影する．

リスク管理

- 実施中，皮膚の感覚が消失した場合は終了する．
- 凍傷の危険があるため，狭い範囲で同一部位を持続的に冷却することは避ける．

実習課題1

- 寒冷に対する過敏性を確認する．

2. 冷却に伴う皮膚温と感覚の変化

実習目的

アイスパック（もしくはコールドパック）によって冷却される皮膚温の変化を確認し，運動の有無による変化の違いを確認する．

アイスパック（もしくはコールドパック）による冷却で生じる感覚の変化を確認する．

準備物品

アイスパック（もしくはコールドパック），タオル，ストップウォッチ，サーモグラフィカメラ（皮膚温検査），感覚検査に使用する器具．

手順1（皮膚温の確認）

①アイスパック（もしくはコールドパック）を用いて，10〜20分，前腕の前面を冷却する．

②冷却開始前5分，冷却実施中，冷却終了後10分，1分ごとに，実施部位をサーモグラフィカメラで撮影する．

手順2（皮膚温の確認）

①手のグー，パー運動を最大速度で3分実施し，前腕における手指屈筋群の筋温を上昇させたうえで，アイスパック（もしくはコールドパック）を用いて，10〜20分，前腕の前面を冷却する．

②冷却開始前5分（手のグー，パー運動実施中を含む），運動後の冷却実施中，冷却終了後10分，1分ごとに，実施部位をサーモグラフィカメラで撮影する．

手順3（皮膚温の確認）

①手順1における温度低下量を算出し，冷却に伴う皮膚温の変化を確認する．

②手順1と手順2における温度低下量の差を算出し，冷却前における運動の有無が皮膚温の変化に及ぼす影響を確認する．

手順4（感覚の確認）

①アイスパック（もしくはコールドパック）を用いて，10〜20分，大腿部の前面を広く冷却する．

気をつけよう！
撮影する部位とカメラレンズの距離など，撮影の条件は常に同じとする．

気をつけよう！
写真撮影の際，アイスパック（もしくはコールドパック）は一時的に除去する．このとき，温度上昇を避けるため，短時間で撮影する．

気をつけよう！
オーダーエフェクト（順序効果）を避けるため，手順1と手順2は左右別々の上肢で行う．ただし，温度を測定する部位は左右で共通とし，前腕における手指屈筋群の筋腹とする．

MEMO
温度低下量の算出
①冷却開始前と冷却終了後の皮膚温の差を算出する（手順1）．
②冷却開始前（手のグー，パー運動実施直後）と冷却終了後の皮膚温の差を算出する（手順2）．
③手順1における温度低下量と手順2における温度低下量を比較する．

②冷却開始前と冷却終了後に，実施部位に対する感覚検査（表在感覚，深部感覚）を行い，冷却の前後で比較する．

リスク管理
- 実施中，皮膚の感覚が消失した場合は終了する．
- 事前に寒冷に対する過敏性を確認してから実施する．

実習課題 2
- 冷却による皮膚温の変化，およびその持続効果を確認する．
- 冷却による感覚の変化を確認する．

3. 冷却に伴う運動機能の変化，運動パフォーマンスの変化

実習目的
アイスパック（もしくはコールドパック）による冷却で生じる運動機能の変化を確認する．

冷水浴で生じる感覚と運動機能の変化が運動パフォーマンスに及ぼす影響を確認する．

準備物品
- 運動機能：アイスパック（もしくはコールドパック），タオル，ストップウォッチ，打鍵器，ハンドヘルドダイナモメータなどの筋力測定機器．
- 運動パフォーマンス：バケツなどの容器，水，氷，水温計，タオル，ストップウォッチ，デジタルカメラ．

手順 1（運動機能）
①アイスパック（もしくはコールドパック）を用いて，10～20分，大腿部の前面を広く冷却する．
②冷却開始前と冷却終了後に，膝蓋腱反射と大腿四頭筋の筋力を測定し，冷却の前後で比較する．

手順 2（運動パフォーマンス）
①冷水浴にて，下肢の感覚が低下するまで冷却する．
②裸足の歩行動作を動画で記録し，冷却開始前と冷却終了後の違いを観察し，冷却の前後で比較する．

リスク管理
- 実施中，皮膚の感覚が消失した場合は終了する．
- 事前に寒冷に対する過敏性を確認してから実施する．
- 転倒防止のため，歩行前にタオルで下肢の水分を十分に拭き取っておく（運動パフォーマンス）．

実習課題 3
- 冷却による運動機能の変化を確認する．
- 冷却による感覚と運動機能の変化が歩行動作に及ぼす影響を確認する．

気をつけよう！
冷却終了後に行う感覚検査は，温度上昇を避けるため，短時間で実施する．

気をつけよう！
筋力測定機器がない場合は，垂直跳びの高さを測定して代用する．

気をつけよう！
歩行動作が，冷却の前後にそれほど変わらない場合は，スキップ動作など，運動の難易度を上げると，違いを観察しやすくなる．

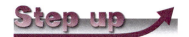

1. 運動後に行う寒冷療法は機能回復を遅延させるか

　寒冷療法は，トレーニングや競技などの運動によって生じた微細な筋損傷に伴う急性炎症を軽減し，その後の機能回復を促進する目的で広く利用されてきた．しかし，近年，運動後における寒冷療法の有害性も報告されており，その適応は慎重に判断する必要がある．

　Takagiら[1]は，繰り返しの伸張性収縮によって筋損傷を惹起したモデル動物において，運動後の冷却がその後の機能回復を遅延させることと，その機序として筋小胞体内のカルシウムイオンの漏出を介したカルシウムイオン濃度の上昇が関与している可能性を報告している．運動直後にアイスパックを用いた冷却を20分実施した場合，非実施の場合と比較して，運動1日後，2日後における筋力低下が顕著であった（図1）[1]．また，運動2日後の組織学的所見において，運動直後にアイスパックを用いて冷却した場合，非実施の場合と比較して，筋腱移行部付近における筋損傷領域が広範囲に確認された（図2）[1]．

　生体内イメージングにてカルシウムイオン濃度の動態を確認したところ，伸張性収縮後の筋線維では，カルシウムイオン濃度が上昇した部位が限局的に確認され，それは10℃の冷却によって助長された（図3）[1]．また，カルシ

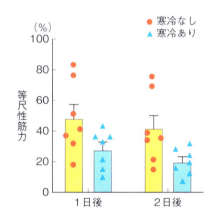

図1　運動1日後，2日後における骨格筋の張力の変化
運動前の筋力を100％とした場合，運動1日後は50％以下，運動2日後は40％以下に低下している．また，そのような筋力低下が寒冷療法によって助長されている．
（Takagi R, et al.：Am J Physiol Regul Integr Comp Physiol 2021；320〈2〉：R129-37[1]）

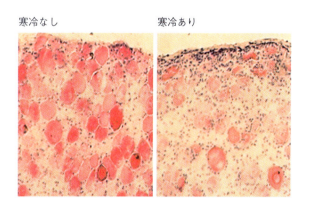

図2　運動2日後における骨格筋の組織学的所見
運動2日後の骨格筋では壊死した筋線維が確認されるようになる．また，その所見は寒冷療法によって助長されている．
（Takagi R, et al.：Am J Physiol Regul Integr Comp Physiol 2021；320〈2〉：R129-37[1]をもとに作成）

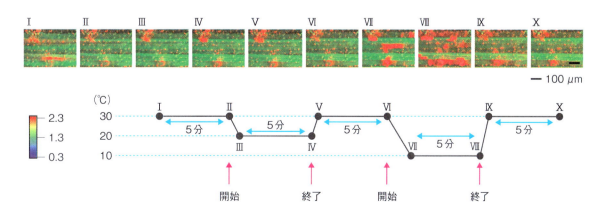

図3　冷却に伴う筋線維におけるカルシウムイオン濃度の変化
20℃の冷却ではカルシウムイオン濃度に顕著な変化は生じない（Ⅱと比較してⅢおよびⅣはほぼ同等）．一方，10℃の冷却ではカルシウムイオン濃度が大きく上昇している（Ⅵと比較してⅦおよびⅧでは赤色の領域が増加）．
（Takagi R, et al.：Am J Physiol Regul Integr Comp Physiol 2021；320〈2〉：R129-37[1]をもとに作成）

ウムイオン濃度の上昇は20℃の冷却では助長されず，冷却温度に依存することが確認された．

2. 筋損傷後に行う寒冷療法は筋再生を遅延させるか

　繰り返しの筋収縮によって誘導される微細な筋損傷だけでなく，重度な筋損傷においても同様に，寒冷療法による有害性が報告されている．

　Takagiら[2]は，圧挫滅によって重度な筋損傷を惹起したモデル動物において，損傷直後の冷却がその後の再生を遅延させることと，冷却が損傷部位へのマクロファージの遊走を遅延させることを報告している．損傷直後にアイスパックを用いた冷却を20分実施した場合，非実施の場合と比較して，損傷14日後，28日後における筋再生に関する組織学的所見が顕著に遅延し，線維化が助長された（図4）[2]．また，損傷12時間後の組織学的所見において，冷却は壊死した筋線維内へのマクロファージの遊走を遅延させるとともに，損傷2日後における貪食された筋線維を制限することが確認された（図5）[2]．

　これらの寒冷療法の有害性を示唆する結果は，ゲッ歯類を用いたモデルによって得られたものであるため，ヒトに当てはまるかどうかは慎重に判断する必要がある．ラットの皮下脂肪はヒトと比較して圧倒的に少ないため，断熱作用の差異により，アイスパックによる冷却温度は両者で大きく異なる可能性がある．いずれにせよ，寒冷療法を実施する場合，正確な冷却温度の確認と機能の評価が求められる．

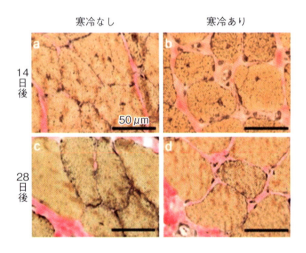

図4　冷却に伴う骨格筋の挫滅損傷後における筋再生の変化
寒冷なしと比較して寒冷ありでは筋線維の間隙が広い．寒冷療法により膠原線維の堆積が助長された可能性がある．
(Takagi R, et al.：J Appl Physiol 2011；110〈2〉：382-8[2]に掲載のモノクロ画像のオリジナルカラー画像を示す)

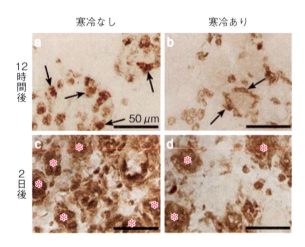

図5　冷却に伴う骨格筋の挫滅損傷後におけるマクロファージの動態の変化
損傷12時間後において，寒冷なしでは壊死した筋線維内にマクロファージ（→）が確認されるものの，寒冷ありではマクロファージは壊死線維内にまで遊走できておらず，膜周囲に局在している．また，損傷2日後において，壊死線維（＊）は寒冷なしにて多く確認できる．
(Takagi R, et al.：J Appl Physiol 2011；110〈2〉：382-8[2]に掲載のモノクロ画像のオリジナルカラー画像を示す)

■引用文献

1) Takagi R, Tabuchi A, et al.：*In vivo* Ca^{2+} dynamics during cooling after eccentric contractions in rat skeletal muscle. Am J Physiol Regul Integr Comp Physiol 2021；320（2）：R129-37.
2) Takagi R, Fujita N, et al.：Influence of icing on muscle regeneration after crush injury to skeletal muscles in rats. J Appl Physiol 2011；110（2）：382-8.

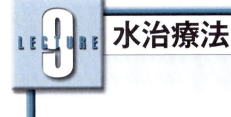

水治療法

到達目標

- 水治療法における水の物理的特性を理解する．
- 水治療法の種類について理解する．
- 水治療法の生理的作用について理解する．
- 水治療法の適応と禁忌を理解する．
- 種々の障害に対する最適な水治療法を選択できる．
- 水治療法の生理的作用を評価できる．
- 渦流浴，気泡浴，交代浴，人工炭酸泉浴による皮膚温の変化を確認する（実習）．

この講義を理解するために

　水の温度を利用するだけでなく，水の浮力，抵抗，静水圧などを利用した水治療法が，臨床におけるさまざまな場面で実施されています．渦流浴，気泡浴，交代浴，人工炭酸泉浴など，その方法は多岐にわたり，部分浴や全身浴だけでなく，運動用プールを用いた水中運動療法を実施する場合もあります．種々の障害に対する最適な水治療法を選択し，安全かつ効果的に実施するには，その生理的作用を十分に理解しておく必要があります．

　この講義を学ぶにあたり，以下の項目を学習しておきましょう．

- □ 循環器系，呼吸器系，泌尿器系に関する解剖学と生理学について学習しておく．
- □ 温熱と冷却の生理的反応について復習しておく（Lecture 1～3，8）．
- □ 運動処方に含まれる要素について学習しておく．

講義を終えて確認すること

- □ 水の物理的特性として，浮力，抵抗，静水圧が理解できた．
- □ さまざまな種類の水治療法について違いと手順が理解できた．
- □ 水の物理的特性が水治療法の生理的作用として影響することが理解できた．
- □ 水治療法の適応と禁忌が理解できた．
- □ 渦流浴，気泡浴，交代浴，人工炭酸泉浴を実施した場合の局所の血流の変化が確認できた．

LECTURE
9

講義

水治療法(hydrotherapy)

1. 水治療法とは

この講義では，水を利用した治療法の総称として水治療法を取り上げ，渦流浴，気泡浴，交代浴，人工炭酸泉浴，運動用プール，ハバードタンクなどを用いた治療法を学習する．各種の水治療法は，浮力，抵抗，静水圧など，水の物理的特性を利用した治療法であり，部分浴と全身浴がある．

2. 水の物理的特性

1) 浮力

アルキメデスの原理により，水中に身体の一部や全身を浸すと，浸水によって排除した水の重量 (上昇した水位) に等しい上方への圧として浮力が発生する．ヒトの身体の比重は 0.97 とされ，全身を浸水すると浮力によって水に浮く．実際は，比重は骨格筋 1.06，骨 2.0，脂肪 0.85 であり，身体を構成する組織によって異なるため，体組成や換気の状態により，浮きやすさには個体差が生じる．ただし，体脂肪率の大小にかかわらず，陸上に比べて水中では身体が軽く感じられることは共通する．

また，浮力は浸水の深度に比例して大きくなる．これは下肢への荷重量の軽減につながるため，免荷が必要な場合において，水中運動療法として浮力が利用されている．身体を深く沈めるほど浮力が大きくなり，足底面への荷重は，上前腸骨棘までの浸水で約 80%，剣状突起までの浸水で約 30%，第 7 頸椎までの浸水で約 10% となる (図 1)．

2) 抵抗，粘性

水の粘性を，流速が異なる領域間における速度を一様にしようとする性質であるとすると，水中運動では，運動を妨げる方向に生じる抵抗力としてとらえることができる．この抵抗力は運動速度に比例するため，水中運動における免荷の調節に利用できる．すなわち，速い運動では抵抗が大きくなり (図 2a)，遅い運動では抵抗が小さくなる (図 2b) ため，免荷が必要な水中運動の場合，ゆっくりとした運動が推奨される．

また，水中で運動する場合，抵抗力は運動方向に対する身体の接触面積にも比例する．水中で上肢を内外転させる際，手に生じる抵抗は，前腕回内位 (図 3a) と比較して中間位 (図 3b) で大きくなる．レジスタンス運動など，負荷量の増大が必要な水中運動の場合，摩擦抵抗や形状抵抗を利用するため，運動速度の増加に加えて表面積を大きくする工夫が必要である．

MEMO
アルキメデスの原理
浮力の発生を示した法則であるが，浸水した物体と，それによって排除された水の量は一致するため，体積を測定する際の基本となる．

MEMO
比重
ある物体の一定体積における質量と，それと同体積の標準物質の質量との比である．通常，4℃の水を標準物質とする．

水中運動療法
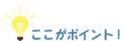

ここがポイント！
上前腸骨棘，剣状突起，第 7 頸椎の触診
- 上前腸骨棘：腸骨稜を前方にたどると，その前端にて前方に突出しているため確認できる．
- 剣状突起：胸骨体の下に続く突起であり，下内方に張り出しているため，上方へ圧迫するようにして確認する．
- 第 7 頸椎：頸部を前屈させると，項部の正中最下部で最も突出しているため確認できる．

MEMO
- **摩擦抵抗**
液体と，液体が接する物体の表面との間に生じる摩擦に伴う効力であり，その表面積に依存する．
- **形状抵抗**
物体が液体中を移動する際，物体の進行方向の正面よりも後面の圧力が低くなって生じる圧力への抗力であり，物体の形状に依存する．

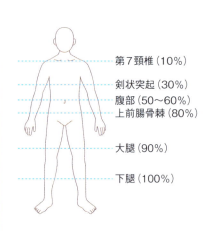

図 1 浸水深度による荷重量の変化

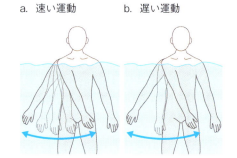

図 2 運動速度による抵抗の違い

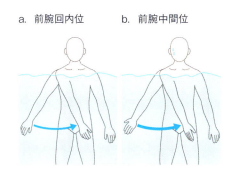

図3 接触面積による抵抗の違い　　図4 浸水時の身体各部に生じる静水圧

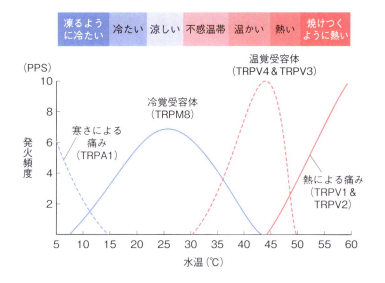

図5 水温が温度感覚に及ぼす影響
TRPA：transient receptor potential ankyrin, TRPM：transient receptor potential melastatin, TRPV：transient receptor potential vanilloid.
40℃前後の温度帯では冷覚受容体よりも温覚受容体の興奮が顕著であり、また、熱に由来する痛みの受容体の興奮は生じていない。そのため、この温度帯では心地よい温かさが期待できる。
(Tansey EA, Johnson CD：Adv Physiol Educ 2015；39〈3〉：139-48[1])

温度感受性 TRP チャネル
▶ Lecture 3 参照．

3) 静水圧，動水圧

水中に身体を浸した場合、水に対する身体の接触面には、浸水の深度に比例した水圧が加わる（図4）。このとき、静止した水中において生じる圧力を静水圧といい、水深1mごとに約0.1気圧（約76 mmHg）の静水圧が生じる。身長160 cmのヒトが立位で水深110 cmまで浸水した場合、水深110 cmにある足部の静水圧は「1.1×76＝83.6 mmHg」となり、水深80 cmにある股関節の静水圧は「0.8×76＝60.8 mmHg」となる。正常血圧を目安にすると、足部には拡張期血圧以上の静水圧が生じ、一方、股関節は拡張期血圧以下の静水圧であり、下肢遠位部の静水圧は近位部に比べて大きくなるため、静脈還流量が増大する。

静止した水中において生じる圧力である静水圧に対して、流水による抵抗を動水圧という。渦流浴や気泡浴など、他動的に動水圧を発生させる治療装置は、動水圧で皮膚や骨格筋における感覚受容体を刺激している。

覚えよう！
1気圧＝1,013.25 hPa（ヘクトパスカル）＝1,013.25 mb（ミリバール）＝760 mmHg（水銀柱ミリメートル）＝760 Torr（トール）

水温による自律神経活動と生理的反応
▶ Lecture 3・図 7 参照.

MEMO
感覚受容器からの情報により，34〜37℃は他覚的不感温度となる．

渦流浴 (whirl pool bath)
気泡浴 (air bubble bath)

気をつけよう！
渦流浴，気泡浴において，開放創や疼痛部位に水流を直接当てないようにする．

交代浴 (contrast bath)

4) 水温
水の熱伝導率は空気の 20 倍以上であるため，陸上と比較して，水中での運動にはより大きな温度効果が生じる．よって，水治療法の目的に応じて温度を設定することが必要である．一般的に，渦流浴や気泡浴を部分浴として実施する場合，温熱効果を期待して，水温を約 38〜42℃に設定する（図 5）[1]．一方，運動用プールを利用した水中運動療法では，全身浴として実施することが多いため，水温を約 29〜31℃に設定する．

3．水治療法の種類

1) 渦流浴，気泡浴
浴槽に水流や気泡を発生させる装置が付属しており，治療部位に温度刺激を加えつつ，動水圧によって感覚刺激を加えることができる（図 6，7）．通常，手や手指，足や足指など，凹凸の多い部位への一定した温熱効果を目的として使用する．浴槽のサイズによって，部分浴タイプのものと全身浴タイプのものが存在する．

手順
①治療部位に応じて，部分浴か全身浴を選択する．
②水温を設定し，治療部位の状態に応じて消毒液を注入する．
③渦流や気泡の強弱，方向を設定後，楽な姿勢で入浴し，治療を開始する（通常 10〜20 分）．
④治療中，治療部位の運動を実施してもよい．
⑤治療終了後，治療部位の状態を確認し，水をタオルで拭き取る．
⑥排水し，浴槽を洗浄する．

2) 交代浴
温水と冷水を準備し，治療部位を両者に交互に浸す方法である（図 8）．温水は 38〜43℃，冷水は 10〜18℃に設定する．温水浴から開始し，温水浴と冷水浴を繰り返した後，温水浴で終了することが一般的である．血管が拡張と収縮を繰り返すことで血管機能の向上を図り，循環の改善を目的として実施する．

手順
①温水と冷水を準備する．
②温水浴を 4 分実施する．
③冷水浴を 1 分実施する．
④温水浴と冷水浴を繰り返す（通常 10〜30 分）．

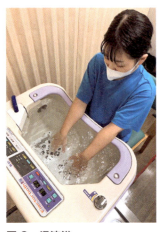

図 6　渦流浴

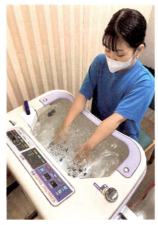

図 7　気泡浴

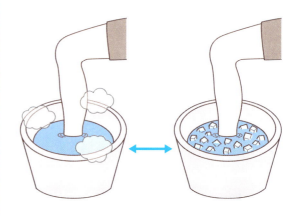

図 8　交代浴

⑤治療中，治療部位の運動を実施してもよい．
⑥治療終了後，治療部位の状態を確認し，水をタオルで拭き取る．
⑦排水し，浴槽を洗浄する．

3）人工炭酸泉浴

浴槽に 1,000 ppm 以上の二酸化炭素（CO_2）を発生することができる装置が付属しており（図9），主にボーア効果による循環改善を目的として実施する．一般的に，水温は 34〜35℃ の不感温帯に設定するが，37〜42℃ に設定することで温熱効果も得られる．装置がない場合，炭酸ガスを含有した入浴剤で代用してもよいが，浴槽のサイズに応じた入浴剤を準備する必要があり，入浴剤が不十分な場合，高濃度の炭酸ガスを長時間にわたって発生させることはできない．

手順

①治療部位に応じて，部分浴か全身浴を選択する．
②水温を設定し，治療部位の状態に応じて消毒液を注入する．
③CO_2 の発生装置をオンにし，炭酸泉を浴槽に注入した後，楽な姿勢で入浴し，治療を開始する（通常 20 分）．
④治療終了後，治療部位の状態を確認し，水をタオルで拭き取る．
⑤排水し，浴槽を洗浄する．

4）運動用プール

水の浮力を利用した介助運動や，水の抵抗を利用したレジスタンス運動（図10）など，水中運動療法を実施することができる．

5）ハバードタンク

周囲にくぼみがあるひょうたん型をした浴槽であり，臥床した状態で入浴しても，くぼみの部分にセラピストが位置することで，介助しやすいように設計されている

人工炭酸泉浴（carbon dioxide-rich water bath）

MEMO
ボーア（Bohr）効果
血液中の二酸化炭素濃度や pH の変化がヘモグロビンの酸素結合能に与える影響をいう．二酸化炭素分圧が高い組織ではヘモグロビンは酸素を遊離しやすい．また，赤血球内に取り込まれた二酸化炭素は重炭酸イオンとプロトンに解離され，赤血球内の pH が低下する．pH が低下することでヘモグロビンの酸素結合能が低下し，ヘモグロビンは酸素を遊離しやすくなる．

水中運動療法
(aquatic exercise, water exercise, hydrokinesiotherapy)

ハバードタンク（Hubbard tank）

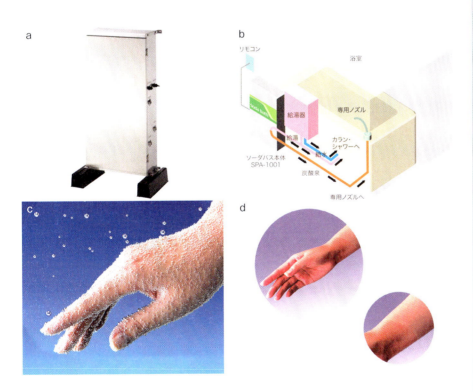

図9 人工炭酸泉浴
a：人工炭酸泉製造装置，b：循環システムの構成図，c：炭酸ガスの小胞（入浴中），d：明瞭な境界線を有する皮膚の潮紅（入浴後）．
（三菱ケミカルアクア・ソリューションズ株式会社より）

> **MEMO**
> 流水プール
> 身長の約2倍程度の長さを有する水槽に流水発生装置が付属しており，流水プールにおける流速を調節し，流水に抗して泳ぐことで，トレッドミルのように一定の場所で泳ぎ続けることができる．流水プールを用いたレジスタンス運動は，一部のアスリートにおいて実施されており，リハビリテーションにおける利用も期待されている．

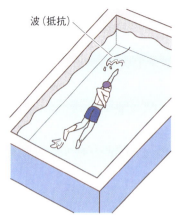

図10 運動用プール（流水プール） 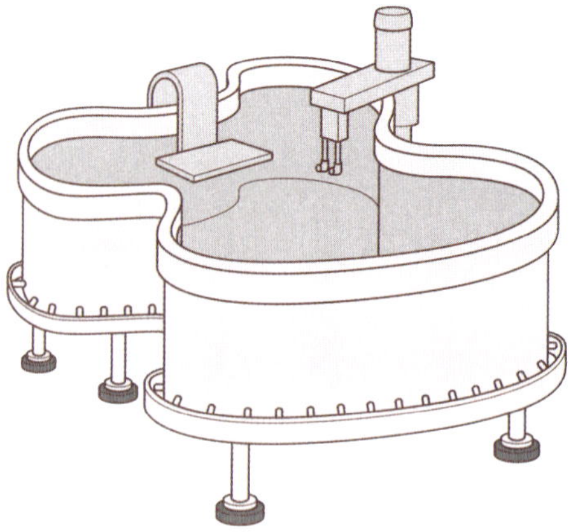　　図11 ハバードタンク

（図11）．全身浴で渦流浴や気泡浴を選択し，四肢の関節可動域の運動を実施でき，温熱効果も得られる．

手順

①水温，渦流や気泡の強弱と方向を設定し，浴槽を満たす．
②患者をストレッチャーに移乗させ，臥位のまま，昇降機でタンク内に移動して治療を開始する（通常15〜20分）．
③治療中，治療部位の運動を実施してもよい．
④治療終了後，全身状態や治療部位の状態を確認し，水をタオルで拭き取る．
⑤排水し，浴槽を洗浄する．

4. 生理的作用

生理的作用には，浮力，抵抗，静水圧，水温など，水の物理的特性が関与する．重度の肥満や下肢関節の疾患などに対して，浮力による腰や膝への疼痛軽減は運動の促進につながる．加えて，循環器系，呼吸器系，泌尿器系などへの影響に着目する必要がある．

1) 循環器系への影響

静水圧は，浸水深度に比例して上昇する．水中での立位の場合，四肢の遠位部には近位部と比較して高い静水圧が作用するため，浸水の深度に応じて静脈還流量が増大し，心拍数が低下する．スターリングの法則により，静脈還流量の増大に伴って右心系が伸展した場合，心収縮力と1回拍出量が増加するため，水中では陸上と比べて心拍数が低下すると考えられている．

水中運動を実施する場合，この浸水に伴う心拍数の増加を考慮する．同じ強度の運動による循環器系の変化を水中と陸上で比較した場合，水中運動では心拍数と収縮期血圧が低くなる．カルボーネン法などによって心拍数を予想する場合，水中における循環器系の応答を考慮して算出する．

2) 呼吸器系への影響

循環器系と同様に，浸水の深度に応じて，胸壁や腹壁に高い静水圧が作用する．胸壁への静水圧の上昇は，呼気に対しては介助として作用するものの，吸気に対しては抵抗となる．また，腹壁に対する静水圧の上昇は横隔膜の挙上を誘導し，予備呼気量を減少させる．

水中運動を実施する場合，深い浸水では肺活量が減少する可能性を考慮する．陸上と同じ運動を水中で実施する場合，呼吸器系への負荷が増加し，酸素消費がより大き

> **MEMO**
> ● スターリング（Starling）の法則
> 心臓のポンプ機能は心筋の伸展に依存するという考え方で，一定量までではあるが，心室内の血液量が増大し（静脈還流量），心室が伸展すると（拡張末期容積），収縮力が強くなる（1回拍出量）．
> ● カルボーネン（Karvonen）法による目標心拍数の計算式
> 目標心拍数＝｛(220−年齢)−安静時心拍数｝×運動強度(%)＋安静時心拍数
> 20歳，安静時心拍数50拍/分，運動強度60%の場合，目標心拍数は140拍/分になるが，水中運動の場合は17拍/分減じた123拍/分とする．

> **MEMO**
> 肺活量
> 1回の呼吸量に予備吸気量と予備呼気量を加えたものであり，健康な成人男性の場合，3,500〜4,500 mL 程度である．

くなる．

3）泌尿器系への影響

浸水の深度に応じた静脈還流量の増大により，腎血流量も増加する．腎血流量の増加は，尿細管における水やナトリウムの再吸収を減少させ，尿量を増加させる．また，抗利尿ホルモンも抑制されるため，特に水温が低い場合，水中では尿意が生じやすくなる．

4）体性感覚器への影響

水の抵抗は，皮膚に対して刺激として作用するため，陸上運動と比較して，水中運動では表在感覚の入力が大きくなる．よって，水中運動では，身体の動きによって生じる皮膚への水抵抗を表在感覚源として利用することで，陸上と比較してより多くのフィードバックが得られるため，バランス機能の改善などが期待される．

5）心理面への影響

水中運動には，身体的効果に加えて心理的な効果があるとされており，ストレスや不安の低下，メンタルヘルスの改善などが期待されている．浮力による疼痛の軽減に加えて，うつ症状や疲労感の軽減，不眠の改善などが知られている．近年，水中運動療法は，陸上での運動と比較して，神経発達障害を有する子どもの運動機能やメンタルヘルスの改善に有効である可能性が示されている．

5．適応と禁忌

1）渦流浴，気泡浴

部分浴と全身浴，また水流や気泡によって生じる動水圧の有無にかかわらず，温熱効果を目的として実施され，局所の循環，慢性炎症，拘縮などの改善が期待されている．水治療法を含む温熱効果に関して，骨格筋の損傷や蛋白質の分解の軽減が知られている．具体的には，ギプス固定などの不動によって誘導される筋萎縮や酸化ストレスの軽減，運動によって誘導される蛋白質の合成の促進，骨格筋損傷後における再生の促進，プレコンディショニングとしての骨格筋損傷の予防などが報告されている．これらの温熱効果は温度依存性であり，38℃では効果が乏しく，約40℃の水温が必要とされている．一方，部分浴や全身浴，ホットパックや水治療法などの温度刺激の方法に関して，個々の違いが温熱効果に影響するかどうかについては，さらなる検証が必要である．ただし，治療部位の温度上昇を効率化するうえで，ホットパックと水治療法のどちらを選択するかなど，治療部位の形状に応じた使い分けは重要である．

急性炎症，感染症などの皮膚疾患，悪性腫瘍など，渦流浴と気泡浴の作用によって症状の増悪が予想される場合は禁忌である．

2）交代浴

治療部位を温水と冷水に交互に浸すことで血管の拡張と収縮を繰り返し，血管機能を向上させ，循環改善を目的として実施される．一般的には，複合性局所疼痛症候群など，自律神経系由来の疼痛などの症状の緩和を目的として実施される．2009年に報告されたシステマティックレビュー[2]では，交代浴によって皮膚温と筋温の変化は生じるものの，それらの作用は対象者の健康状態（関節リウマチ，糖尿病，外傷など）や実施方法に依存する可能性があるとされている．

開放創や出血部位，重度の感覚障害，悪性腫瘍は禁忌であり，実施中，特に冷水浴にて疼痛が増悪する場合は中止する．

3）人工炭酸泉浴

人工的に作製した炭酸水（1,000 ppm 以上）を用いることで，ボーア効果によってヘモグロビンの酸素結合能が低下し，周辺組織における酸素分圧が上昇する．これに

MEMO
水とナトリウムの再吸収
主に腎臓の尿細管で行われ，レニン・アンジオテンシン・アルドステロン系が関与する．腎血流量の減少や血中におけるナトリウム濃度の低下は緻密斑に感知され，糸球体傍細胞からレニンが分泌される．レニンはプロテアーゼ（蛋白質加水分解酵素）であり，アンジオテンシノゲンを分解し，アンジオテンシンにまで変換されると細動脈を収縮させるとともに，副腎皮質からアルドステロンを分泌させる．アルドステロンは，尿細管に作用して水やナトリウムの再吸収を促進し，血流量を増加させる．

MEMO
抗利尿ホルモン
バソプレシンに代表される尿量の減少に作用するホルモンである．バソプレシンは尿細管における水の再吸収を促進する．

MEMO
温熱刺激による骨格筋損傷や蛋白質分解の軽減には熱ショック蛋白質（heat shock protein：HSP）の関与が知られている．HSPには種々の機能があるが，分子シャペロン（蛋白質のフォールディングとアンフォールディングを制御する蛋白質）として，熱ストレスに応答し，細胞における蛋白質の恒常性の維持に作用している．
▶ Lecture 3 参照．

MEMO
複合性局所疼痛症候群
（complex regional pain syndrome：CRPS）
外傷などによる組織損傷後に，その原因事象の程度とは不釣り合いに強く，かつ長期にわたって持続し，原因事象と直接因果関係のない症状を伴う慢性疼痛症候群であり，時に重度の運動障害をきたす．特徴とされる症状はきわめて多様で，さらにそのときどきによって変化する．神経損傷がなく痛みと自律神経症状様の症状を示すI型，明らかに神経損傷を認めるII型に分類される．

システマティックレビュー
（systematic review；系統的レビュー）
研究論文を系統的に検索し，類似した研究内容をまとめることであり，統計学的に複数の研究結果を検討することもある．

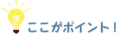

交代浴に限らず，物理療法の多くは，対象者の健康状態に応じてその有効性が異なる．温熱刺激による蛋白質の分解抑制作用を例にすると，不活動や神経損傷によって蛋白質の分解が相対的に亢進している場合，温熱刺激によって蛋白質の分解が抑制された結果，筋量の増加につながる可能性がある（筋萎縮の抑制）．一方，健康状態に大きな問題がなく，蛋白質の合成と分解が釣り合っている場合，たとえ温熱刺激によって蛋白質の分解が抑制されたとしても，蛋白質の合成が促進されるには至らず，筋量は増加しない．このように，各種の治療結果は個体レベルで一様ではなく，状況に応じた適応を検討する必要がある．

より，血圧および深部温の低下，心拍数および呼吸数の減少などが生じる．これらの循環器系に及ぼす影響を利用して，高血圧を対象とした全身浴，間欠性跛行，褥瘡，壊疽などの末梢循環障害を対象とした部分浴の有効性が報告されている．

一方，低血圧，低体温症，重度心疾患，呼吸器疾患など，人工炭酸泉浴の作用によって症状の増悪が予想される場合は禁忌である．

4）運動用プール

水の浮力による免荷を利用する場合，関節疾患や肥満などが適応になる．また，水の抵抗を利用したレジスタンス運動としての適応，静水圧によって肺活量を低下させた持久力運動としての適応，静水圧による静脈還流量の増大に伴う浮腫に対して適応とすることもある．2023年に報告されたシステマティックレビュー[3]では，成人に対する水中運動療法は，体重や体脂肪量を減少させ，除脂肪体重や骨格筋量の増加に有効であり，これらの有効性は，運動強度と運動時間に依存し，中等度から高強度の運動で，週に120分以上の時間を確保する必要性が示唆されている．

ただし，重度肥満や高齢者の場合，中等度から高強度の運動は下肢損傷のリスクに注意して実施する．また，体力低下などの場合，低強度の運動負荷でも問題はない．

5）ハバードタンク

臥床した状態でも入浴できる大型の浴槽であるため，移動能力が低下した患者が良い適応となる．患者をストレッチャーに乗せたまま浸水させ，浴槽周囲にあるくぼみの部分にセラピストが位置し，渦流浴や気泡浴を実施しながら四肢の関節可動域の運動に利用する．

主に重症例に対して使用されるため，温熱によって全身状態の増悪が予想される場合は禁忌である．

■引用文献

1) Tansey EA, Johnson CD：Recent advances in thermoregulation. Adv Physiol Educ 2015；39 (3)：139-48.
2) Stanton DEB, Lazaro R, Macdermid JC：A systematic review of the effectiveness of contrast baths. J Hand Ther 2009；22 (1)：57-69.
3) Zhu H, Jin J, Zhao G：The effects of water-based exercise on body composition：a systematic review and meta-analysis. Complement Ther Clin Pract 2023；52：101766.

■参考文献

1) McGorm H, Robertts LA, et al.：Turning up the heat：an evaluation of the evidence for heating to promote exercise recovery, muscle rehabilitation and adaptation. Sports Med 2018；48 (6)：1311-28.
2) 網本 和，菅原憲一編：標準理学療法学 専門分野 物理療法学．第5版．医学書院；2020．

1. 渦流浴，気泡浴に伴う皮膚温の変化

実習目的

温熱によって誘導される温度の変化を確認し，渦流浴と気泡浴を併用した際の効果と比較する．

準備物品

渦流浴と気泡浴の装置（バイブラバス），タオル，ストップウォッチ，水温計，サーモグラフィカメラ．

手順 1

① 42℃の温水を用いて，10分，前腕から遠位部を温める．
② 温熱開始前，温熱終了後10分，1分ごとに，実施部位をサーモグラフィカメラで撮影する．

手順 2

① 渦流（もしくは気泡）発生装置をオンにしたうえで，42℃の温水を用いて，10分，前腕から遠位部を温める．
② 温熱開始前，温熱終了後10分，1分ごとに，実施部位をサーモグラフィカメラで撮影する．

手順 3

① 手順1で得られた結果から，温熱開始前と温熱終了直後の差を算出し，温熱効果を確認する．
② 手順1で得られた結果から，温熱終了直後と温熱終了後各時点の差を算出し，温熱の持続効果を確認する．
③ 手順2で得られた結果から，温熱開始前と温熱終了直後の差を算出し，温熱と渦流（もしくは気泡）の併用効果を確認する．
④ 手順2で得られた結果から，温熱終了直後と温熱終了後各時点の差を算出し，温熱と渦流（もしくは気泡）の併用による持続効果を確認する．

リスク管理

● 温度管理を確実に行い，高温に注意する．

実習課題 1

● 皮膚温を測定し，温熱効果とその持続効果を確認する．

2. 交代浴に伴う皮膚温の変化

実習目的

交代浴によって誘導される温度の変化を確認する．

準備物品

温水と冷水，タオル，ストップウォッチ，水温計，サーモグラフィカメラ．

手順 1

① 40℃の温水を用いて，4分，前腕から遠位部を温める（温水1回目）．
② 15℃の冷水を用いて，1分，前腕から遠位部を冷却する（冷水1回目）．
③ 40℃の温水を用いて，4分，前腕から遠位部を温める（温水2回目）．
④ 15℃の冷水を用いて，1分，前腕から遠位部を冷却する（冷水2回目）．
⑤ 40℃の温水を用いて，4分，前腕から遠位部を温める（温水3回目）．
⑥ 15℃の冷水を用いて，1分，前腕から遠位部を冷却する（冷水3回目）．

試してみよう
サーモグラフィカメラがない場合はデジタルカメラで代用し，皮膚色の変化を確認する．

気をつけよう！
測定部位とカメラレンズの距離など，測定条件は常に同じにして実施する．

気をつけよう！
温度の測定部位は3つの条件のすべてで統一し，温度の低下を避けるため，温熱終了直後はなるべく短時間で測定する．

気をつけよう！
オーダーエフェクト（順序効果）を避けるため，手順1と手順2は左右別々の上肢で行う．

気をつけよう！
温浴，冷浴ともに，浸水する位置を統一する．

⑦40℃の温水を用いて，4分，前腕から遠位部を温める（温水4回目）．
⑧温浴，冷浴の各回の前後に，実施部位をサーモグラフィカメラで撮影する．

手順2
①手順1で得られた結果から，温浴の各回の開始前後における差を算出し，交代浴の繰り返しによって生じる温度変化の違いを確認する．
②手順1で得られた結果から，冷浴の各回の開始前後における差を算出し，交代浴の繰り返しによって生じる温度変化の違いを確認する．

リスク管理
- 温度管理を確実に行い，温浴の高温や冷浴の過敏性に注意する．

実習課題2
- 交代浴による皮膚温の変化，および交代浴の繰り返しによる変化を確認する．

3. 人工炭酸泉浴に伴う皮膚温の変化

実習目的
人工炭酸泉浴によって誘導される温度の変化を確認する．

準備物品
高圧・高濃度CO_2発生装置，タオル，ストップウォッチ，水温計，サーモグラフィカメラ．

手順1
①35℃の温水を用いて，10分，前腕から遠位部を温める．
②温熱開始前，温熱終了後10分，1分ごとに，実施部位をサーモグラフィカメラで撮影する．

手順2
①CO_2発生装置をオンにしたうえで，35℃の温水を用いて，10分，前腕から遠位部を温める．
②温熱開始前，温熱終了後10分，1分ごとに，実施部位をサーモグラフィカメラで撮影する．

手順3
①手順1で得られた結果から，温熱開始前と温熱終了直後の差を算出し，35℃の温熱効果を確認する．
②手順1で得られた結果から，温熱終了直後と温熱終了後各時点の差を算出し，35℃の温熱の持続効果を確認する．
③手順2で得られた結果から，温熱開始前と温熱終了直後の差を算出し，人工炭酸泉浴の効果を確認する．
④手順2で得られた結果から，温熱終了直後と温熱終了後各時点の差を算出し，人工炭酸泉浴の持続効果を確認する．

リスク管理
- 二酸化炭素の大量かつ急激な吸引を避けるため，顔を水面に近づけすぎない．

実習課題3
- 人工炭酸泉浴による皮膚温の変化，およびその持続効果を確認する．

試してみよう
高圧・高濃度CO_2発生装置がない場合は，炭酸ガスを含有した入浴剤で代用する．このとき，10L程度の水に対して2〜3個の入浴剤を使用すると効果が確認しやすくなる．

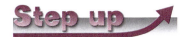

水中運動時における筋活動の評価

　水中運動では，水の浮力は免荷に，粘性は抵抗として利用できるため，関節疾患や肥満，さらにはアスリートなどにおいて広く実施されている．運動療法において，浮力，抵抗，静水圧，水温など水の物理的特性は古くから利用されており，その有効性も確認されている[1]．しかし，水中運動時の筋活動の正確な評価は困難であり，陸上運動における研究データや水の物理的特性をもとにして，水中運動における筋活動を推測してきた．近年，電極の無線化や防水加工の技術が進歩し，水中で筋活動が測定できる表面筋電図が普及したことにより，水中運動時の筋活動を正確に評価することが可能になってきた．動画と同期させながら，筋電図を用いて運動時の筋活動を測定することで，時間的かつ量的に運動を解析することができる．今後，水中筋電図を利用した研究が進んでいくことで，水の物理的特性を十分に活用し，水中運動のより良い適応を見出す必要がある．

　パイロットスタディの段階ではあるが，動作時の筋活動に関して，陸上運動と水中運動の違いを提示する．健常成人を対象に，膝関節屈曲 0〜90 度まで 3 秒かけてしゃがんだ後，膝関節屈曲 90 度で 1 秒静止し，膝関節屈曲 0 度まで 3 秒かけて戻るというスクワット運動を，陸上（図 1a）と水中（図 1b）でそれぞれ行い，電極は腹直筋，大殿筋，中殿筋，大腿直筋，内側広筋，半腱様筋，前脛骨筋，腓腹筋内側頭に貼付して（図 2），筋活動を測定した．

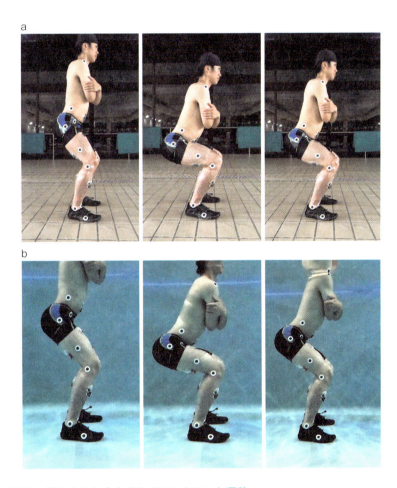

図 1　陸上（a）と水中（b）でのスクワット運動
（愛知医科大学病院 岡本卓也先生からご提供）

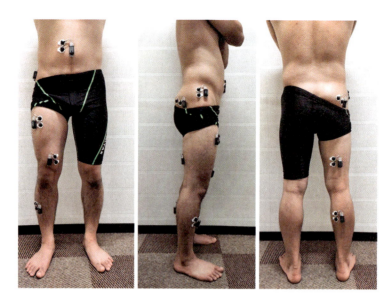

図2 電極の貼付位置
（愛知医科大学病院 岡本卓也先生からご提供）

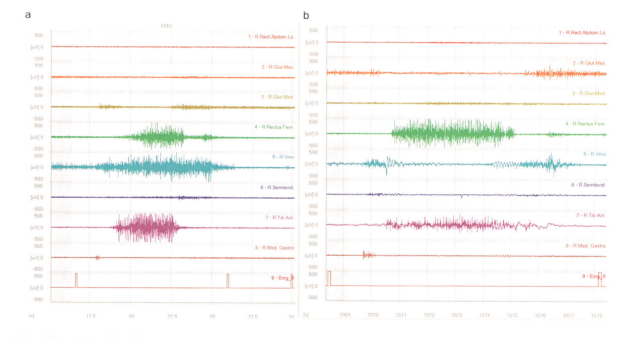

図3 陸上（a）と水中（b）でのスクワット運動の筋電図
（愛知医科大学病院 岡本卓也先生からご提供）

なお，水深は臍と剣状突起の中点とした．陸上でのスクワット運動（図3a）と比較して，水中でのスクワット運動（図3b）は多くの筋活動が低下しており，水の物理的特性が反映された結果となった．今後，下肢の関節疾患などを対象にしたデータを蓄積し，障害に応じた水中運動での筋活動を検討する必要がある．

■引用文献

1）Zhu H, Jin J, Zhao G：The effects of water-based exercise on body composition：a systematic review and meta-analysis. Complement Ther Clin Pract 2023；52：101766.

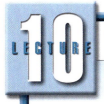

電気刺激療法（1）
総論

到達目標

- 電気刺激療法とは何かを理解する．
- 電気刺激療法では対象となる組織をどのように刺激しているかを理解する．
- 電気刺激療法の効果に影響を与える設定条件（パラメータ）を理解する．
- 強さ−時間曲線（SD 曲線）を描く（実習）．
- 設定条件（周波数，電極間距離，電極面積）の違いを確認する（実習）．

この講義を理解するために

　この講義では，電気刺激療法とは何か，どのような組織にどのような原理で作用しているのかについて学習します．神経や筋への刺激を理解するうえで，特に静止電位，活動電位などでは神経と筋の生理学の基本的な知識が必要となります．また，電気刺激療法の作用を理解するうえで，電気刺激により刺激される神経の種類や機能，神経伝導速度の知識が重要です．生理学とともに学習することが効果的です．

　この講義を学ぶにあたり，以下の項目を学習しておきましょう．

- □ 静止電位，活動電位について調べておく．
- □ 神経線維の種類，機能，伝導速度を学習しておく．

講義を終えて確認すること

- □ 電気刺激療法とは何かが理解できた．
- □ 電気刺激療法では，どのような原理で神経や筋などの組織を刺激するか理解できた．
- □ 電気刺激療法の効果を最大化させるためのパラメータについて理解できた．
- □ SD 曲線を理解して描くことができた．
- □ 設定条件（周波数，電極間距離，電極面積）の違いを確認できた．

講義

1. 総論：電気刺激療法

1）電気刺激療法とは

電気エネルギーによって起こる生体の反応を，組織の治療や失われた機能の補完および再建に応用した治療法である．ヒトの身体は，細胞自体が電荷を帯びている場合や，神経細胞や筋細胞のように膜の内外で電位差（電圧）をもっている場合がある．そのため，外部から電気刺激を与えることで細胞に電気的な変化をもたらすことができる．電気で刺激して治療するとは，ヒトの身体に対して外部から電気的な変化を与えることにより治療効果を発揮させることであり，この講義ではそれを電気刺激療法とよぶ（図1）．

2）治療組織・目的

電気刺激療法で対象とする組織は，神経，筋，骨，皮膚など，さまざまである．治療の目的は，疼痛の軽減，筋力増強，筋萎縮の予防，神経筋の再教育，筋緊張の緩和，痙縮の改善，循環の改善，浮腫の軽減，関節可動域（ROM）の改善，創傷治癒，薬剤浸透性の促進などであり，さまざまな分野において用いられている．さらに，失われた動作・歩行機能の再建にも応用されている（図2）．

3）電気刺激療法の分類

電気刺激療法は，大きく治療的電気刺激（TES）療法と機能的電気刺激（FES）療法に分けられる．

FESは，末梢神経損傷などで動かなくなった筋を，電気刺激によって収縮させる

電気刺激療法 (electrical stimulation therapy)

関節可動域 (range of motion: ROM)

治療的電気刺激 (therapeutic electrical stimulation: TES)

機能的電気刺激 (functional electrical stimulation: FES)
▶ Lecture 12 参照．

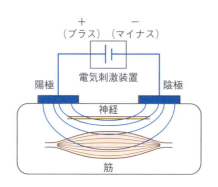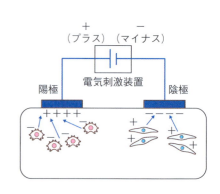

図1 電気刺激療法のしくみ

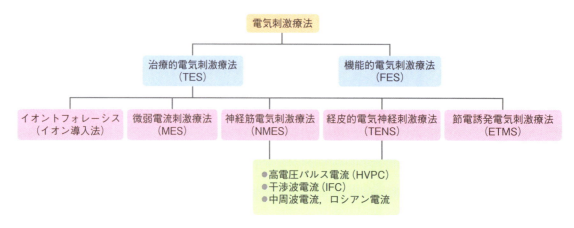

図2 電気刺激療法の分類

ことで身体機能を代償する．深腓骨神経麻痺などで前脛骨筋の収縮がないと下垂足となり，歩行に支障をきたす．前脛骨筋を収縮させる程度の電気刺激を用いることで，遊脚相で足関節を背屈させ，トゥクリアランスを確保できる．そして，踵の下にスイッチを入れ，踵接地と同時に電気刺激をオフにすることで歩行機能を代償する．その他，心臓ペースメーカなども，心筋を電気刺激によって動かすFESの一種といえる．

一方，TESには神経筋電気刺激（NMES），経皮的電気神経刺激（TENS），微弱電流刺激（MES），イオントフォレーシス（イオン導入法），筋電誘発電気刺激（ETMS）など，さまざまな方法がある．

2. 生理学的知識の基礎

1）静止電位と活動電位

神経線維（細胞）の膜内にはカリウムイオン（K$^+$）が，外側にはナトリウムイオン（Na$^+$）が多数存在している．刺激がない状態では，細胞内の電位は細胞外に対して約70 mV（ミリボルト）低い（−90〜−60 mV；陰性）状態で保たれており，これを静止電位という（**図 3a**）[1]．末梢神経が走行している皮膚上から神経線維にある一定の刺激を加えると，脱分極が起こり細胞膜の内外の電位差が逆転する．これを活動電位という（**図 3b**）[1]．神経の脱分極中には，さらなる活動電位は起こらない．どんなに強い刺激を与えても新たな活動電位が発生しない時期を絶対不応期といい，ある程度大きな刺激を与えれば活動電位が発生する時期を相対不応期という（**図 4**）[1]．

神経線維の興奮（活動電位の発生）は，刺激が加わった位置から両方向に伝わる．末梢神経を刺激した場合，興奮は刺激した部位から遠心性（筋の方向）だけでなく，求心性（脳，脊髄の方向）にも伝わる．その神経線維の興奮が各臓器に伝わり，筋収縮を起こすなどの治療に適応される．

2）神経線維の種類と機能

刺激の伝導速度は，神経線維の太さや有髄線維か無髄線維かによって決定される．太い線維のほうが細い線維より伝導速度は速く，有髄線維のほうが無髄線維よりも伝導速度は速い（**表 1**）．神経線維の分類はいくつかあるが，皮膚や内臓の神経線維に対して用いられるアーランガーとガッサーの分類や，筋骨格系への神経線維に対して用いられるロイドの分類がある．侵害受容器からの入力は，高閾値機械受容器からは

神経筋電気刺激
(neuromuscular electrical stimulation : NMES)
経皮的電気神経刺激
(transcutaneous electrical nerve stimulation : TENS)
微弱電流刺激 (microcurrent electrical stimulation : MES)
イオントフォレーシス
(iontophoresis；イオン導入法)
筋電誘発電気刺激
(electromyography-triggered neuromusclar stimulation : ETMS)

MEMO
脱分極
細胞膜の透過性が変化してイオンチャネルを介してナトリウムイオンが細胞内に流入し，カリウムイオンが細胞外に流出することで，細胞内の電位が約40 mVまで上昇する現象である．

MEMO
単相矩形波を含む直流電流で刺激する場合は，神経の近位部に陽極をおくと，遠位部の刺激によって生じた神経の興奮が，近位部の陽極の過分極によりブロックされてしまう．

アーランガーとガッサー
(Erlanger-Gasser) の分類
ロイド (Lloyd) の分類

MEMO
●侵害受容器
痛みを感知する受容器である．
●高閾値機械受容器
熱刺激や圧迫などの機械的な感覚刺激を受容する．

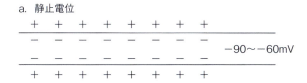

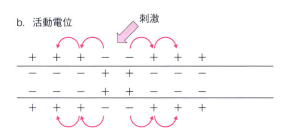

図3 静止電位と活動電位
(日髙正巳ほか編：15レクチャーシリーズ 理学療法テキスト．物理療法学・実習．中山書店；2014．p.97[1])

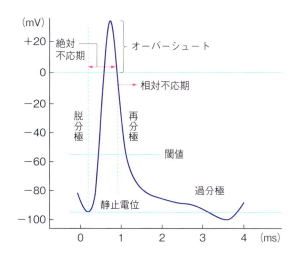

図4 脱分極と過分極
(日髙正巳ほか編：15レクチャーシリーズ 理学療法テキスト．物理療法学・実習．中山書店；2014．p.97[1])

表1 神経線維の分類と機能

線維タイプ (アーランガーと ガッサー, 1937)	機能	群 (ロイド, 1943)	機能	平均線維直径 (μm)	平均伝導速度 (m/s)
Aα	筋紡錘からの一次性線維,運動神経線維	I	筋紡錘からの一次求心性線維	15	95
Aβ	皮膚における触覚,圧覚の求心性線維	II	腱器官,皮膚の機械受容器からの求心性線維	8	50
Aγ	筋紡錘への運動神経線維	—	—	6	20
Aδ	皮膚における温度覚,痛覚の求心性線維	III	筋における深部圧受容器からの求心性線維	3	15
B	交感神経節前線維	—	—	3	7
C	皮膚における痛覚の求心性線維(無髄),交感神経節後線維	IV	無髄神経線維	0.5	1

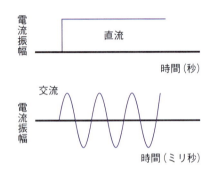

図5 直流と交流
直流では,荷電粒子が一方向に流れる.電流の持続時間は1秒よりも長い.交流では,電子やイオンが1秒間に最低1回は陽極相,陰極相を交互に連続的に流れる.
(日髙正巳ほか編:15レクチャーシリーズ 理学療法テキスト.物理療法学・実習.中山書店;2014. p.98[1])

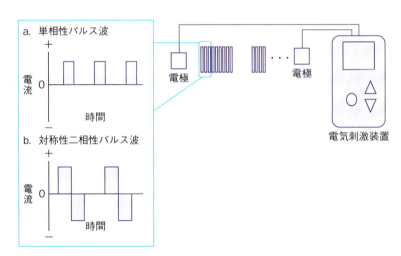

図6 パルス波
非常に短い時間だけ流れる電流や電波のことをパルス波という.図では非常に短い時間の電流のオン・オフが連続するものをパルス波としている.

Aδ線維へ入力され,ポリモーダル受容器からの入力はC線維に入力される.

3. 電気の基礎

1) 直流と交流　(図5)[1]

直流(直流電流)は,一方向に持続的に流れる電流で,電極のプラスとマイナスの極性が固定されている.直流は,皮膚に流すと陽極(プラス極)にはマイナスイオンまたはマイナスに荷電した細胞を引き寄せ,陰極(マイナス極)にはプラスイオンまたはプラスに荷電した細胞を引き寄せる.

交流(交流電流)は,一定の時間で電流の流れる向きや電圧が変化する電流で,電極のプラスとマイナスの極性が交互に変化する.正弦波(サイン波)が使われることが多い.

2) パルス波

パルス波は,電流の周期的な中断があるものをいう.パルス波のパルス幅は直流や交流より短く,μs(マイクロ秒)単位である.パルス波は,直流の電気特性をもつ単相性パルス波(図6a)と,交流に類似した対称性二相性パルス波(図6b)がある.

4. 電気刺激の設定条件(パラメータ)

電気刺激療法は,生体に電流を加えることで,細胞あるいは神経細胞が興奮し電位

MEMO
- ポリモーダル受容器
▶ Lecture 3 参照.

直流(direct current:DC)
交流(alternating current:AC)
正弦波(sinusoidal wave;サイン波)

MEMO
電流の流れやすさは,皮膚や皮下脂肪層の電気的な抵抗により変化する.皮下脂肪層はコンデンサーの役割を果たすとされ,直流に比べて交流のほうが流れやすい(コンデンサーにおける電気的な抵抗は,周波数に反比例する).

MEMO
電気刺激の設定条件(パラメータ)
- 刺激間隔(interval)
- 刺激強度(intensity)
- パルス持続時間(duration)

の変化（活動電位）を誘発する．治療効果を得るためには，設定すべきパラメータを理解し，その意味を知ったうえで正しい値を設定する．パラメータの組み合わせにより，疼痛の軽減や筋機能の改善，創傷治癒などの効果を発揮する．

電気刺激療法は，神経筋電気刺激（NMES）や経皮的電気神経刺激（TENS），干渉波電流（IFC），高電圧パルス電流（HVPC），微弱電流刺激（MES），ロシアン電流など，さまざまな名称で分類されているが，これはいくつかのパラメータを組み合わせたものである．

1）波形

波形とは，縦軸を刺激強度（電流振幅；電流強度または電圧強度），横軸を刺激時間（パルス持続時間）とする直交座標に表したときの形である．代表的な直流の波形は，矩形波とよばれる長方形の形をした波形である（図7a）．矩形波は立ち上がりが急峻（直角）であるため，強い筋収縮を起こすことができる．代表的な交流の波形は正弦波である（図7b）．図7cは三角形をしており，刺激強度とパルス持続時間は同じであるが，徐々に刺激強度が上昇し，その後，徐々に下降していることを表している．これが刺激の時間的変化率を意味する．これらの波形の面積が，一つの波形の総エネルギー量を表している．基本的には，面積が大きいほど生体の反応は大きくなる．

2）刺激強度（電流強度，電圧強度）

神経線維を閾値以上の刺激強度で刺激することにより，感覚神経では感覚入力が起こり，運動神経では筋収縮が起こる．

3）パルス持続時間（パルス幅）

パルス持続時間が増大すれば，少ない刺激強度で運動神経を脱分極させることができる．しかし，同時に感覚神経も刺激することになり，筋収縮量を増大させるが痛みを引き起こしやすくなる．単位は，ms（ミリ秒）やµs（マイクロ秒）が用いられる．

刺激量と強さ-時間曲線（SD曲線）

その神経線維がどれだけの刺激強度とパルス持続時間で興奮するかを表したものが，強さ-時間曲線（SD曲線）である．1つの矩形波における刺激強度およびパルス持続時間を，それぞれ変化させたときの各神経線維の反応を図示している．

最初に，パルス持続時間を図8bで一定とした場合，刺激強度を上げていくとAβ線維が刺激され，興奮する．Aβ線維は，触覚を伝導する求心性線維であり，興奮するとピリピリした感覚が生じる．さらに強度を上げていくと，筋収縮が起こる．これはα運動ニューロンが興奮した筋収縮である．引き続き強度を上げていくと，筋収縮が強くなるとともに，鋭い痛みを感じる．これはAδ線維が興奮したことによる痛みである．Aβ線維が興奮するまでの強度を感覚閾値以下，Aβ線維が興奮し，筋収縮が生じるまでの強度を感覚レベルの強度，そしてそれ以上を筋収縮レベルの強度という．

また，各神経が興奮するのに必要な強度は，パルス持続時間によって変化する．パルス持続時間が図8aのとき，Aβ線維を興奮させるのに必要な強度は図8②で，運動神経線維を興奮させるのであれば図8①となる．ここで，パルス持続時間を図8a

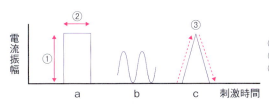

図7　電気刺激のパラメータ：刺激強度，パルス持続時間，時間的変化率

① 刺激強度（intensity）
② パルス持続時間（duration）
③ 時間的変化率（波形の立ち上がり変化）

MEMO

● 干渉波電流（interferential current：IFC）

原理は，単純にいえば複数の交流（中周波電流：1,000～1万 Hz）をぶつけて（干渉させて）生体内に生じる別の低周波電流（変調波：干渉波電流）をつくり，治療に用いたものである．2つ以上のチャンネル（2対の電力）を交差させて配置し，干渉波電流を発生させる．搬送電流の差として干渉波電流が生じる．メリットは，①搬送電流は周波数が高いため皮膚への刺激感が少ない，②生体内深部への刺激が可能である，③発生する電流は変調されるため順応が起こりにくいことがあげられる．NMESやTENSの目的で使用される．

● 高電圧パルス電流（high voltage pulsed current：HVPC）

150～500 Vの高電圧で，200 µs以下のパルス持続時間を用いた電気刺激で，ツインピークパルス波という2つ一組のスパイク波が特徴である．ツインピークパルス波は，スパイク波であるため，同じ振幅の矩形波に比べて総エネルギー量を少なくでき，短いパルス持続時間を示すため，皮膚への刺激が少なくなり，より強い振幅の電気刺激を行うことができる．関節運動が起きるような強い筋収縮を起こしても皮膚抵抗は変わらないという特徴がある．NMESやTENSの目的で使用される．

● ロシアン電流（Russian current；ロシアンカレント）

2,500 Hzの搬送周波数の交流波形を，1秒間に50バースト（1バーストが2,500 Hzの交流波形10 ms分）生成することで，低周波成分を作り出す方法である．交流波形を用いてインピーダンスを下げることで皮膚刺激を最小にし，かつ50 Hzのバースト波によって効率よく筋収縮を惹起させる方法として，1977年にコッツ（Kots Y）によって考案された．中周波電流を用いて電気的な抵抗を下げることにより効率的に筋収縮を惹起させる方法であるが，パルス電流と比較して，筋収縮の効率は低いとされる．NMES目的で使用される．

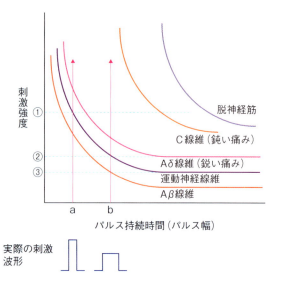

図8 強さ-時間曲線（SD曲線）

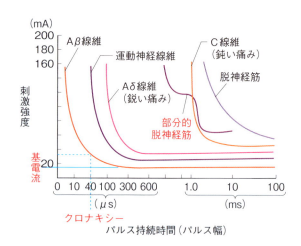

図9 SD曲線：基電流とクロナキシー
（網本 和ほか編：標準理学療法学 専門分野 物理療法学. 第5版. 医学書院：2020[2]）をもとに作成）

MEMO
波形
波形には単相と二相がある. 単相矩形波の場合, 陰極（－）と陽極（＋）の位置が効果に影響を与える. 陰極直下で脱分極が起こるため, 神経刺激によって感覚入力を期待する場合は, 陰極は近位に, 筋刺激にてモーターポイントを刺激する場合はモーターポイント上を陰極にする. 二相性波形の場合は, 電荷が生体に残りにくいため, 長時間, 高強度で実施しても皮膚反応は起こりにくい.

MEMO
刺激強度
● 定電流刺激装置
刺激強度を, 電流で制御する装置で, オーム（Ohm）の法則（電圧 V＝抵抗 R×電流 I）に則り, 電極と皮膚の接地面積が減少した場合や, 汚れなどで皮膚抵抗が増加した場合は, 結果として電流密度が上がり, 痛みや熱傷などの副作用を増強させる. 単位は, A（アンペア）や mA（ミリアンペア）, 微弱電流刺激では, μA（マイクロアンペア）となる.
● 定電圧刺激装置
刺激強度を, 電圧で制御する装置で, オームの法則に則り, 接地面積が減少した場合や, 皮膚抵抗が増加した場合は電流値が下がるため, 副作用のリスクが少ない.

強さ-時間曲線（strength-duration curve；SD曲線）

クロナキシー（chronaxie；時値）

から図8bに長くすると, Aβ線維の興奮は, 図8③の強度で生じ, 運動神経線維であれば図8②の強度で筋収縮が生じる.

刺激強度とパルス持続時間の関係の点を結んだものがSD曲線である. SD曲線上で, それ以上パルス持続時間を長くしても, 興奮が起こり始める強度に変化がみられない電流を基電流といい, 基電流の2倍の電流を流したときに興奮し始めるパルス持続時間をクロナキシー（時値）という（図9）[2].

低周波療法を行う場合, クロナキシー周辺のパルス持続時間で刺激することが, 刺激強度とパルス持続時間の関係において最も効率的な刺激となる. また, 脱神経状態の筋（以下, 脱神経筋）を収縮させる場合, α運動ニューロンではなく, 筋線維自体を直接刺激して興奮させるため, 長いパルス持続時間と強い刺激強度が必要となる. そのため, SD曲線は図中の右上方に描かれる（図9）[2]. 脱神経筋を支配する軸索が伸長してくるとSD曲線は左下方に移動するが, 神経再支配が起きている過程では, 二峰性を示す.

4）周波数

一定時間に何回の刺激波形が出現しているかを周波数といい, 1秒間に1回刺激波形が出現している状態を1Hz（ヘルツ）と定義している. 皮膚および皮下組織のインピーダンス（抵抗）は, 周波数に依存する. 疼痛の軽減を目的に電気刺激療法を行う場合であれば, 周波数によって放出される内因性オピオイド物質の種類が異なるなど, 非常に重要なパラメータである.

また, 筋収縮を目的に電気刺激療法を行う場合, 低い周波数では, 1回ごとに筋収縮を生じる. これを単収縮という. 周波数を徐々に上げていくと, 1回ずつ収縮は生じるものの, 完全には戻らない不完全強縮という状態になる. さらに周波数を上げると1回ずつは反応しない完全強縮という状態になる. ヒトにおける生理的な筋収縮は, 強縮によって起こる（図10）.

神経筋の興奮は, 全か無かの法則に従って, 閾値を超える刺激が入ると興奮するが, その反応の強さは, 刺激の頻度に比例する. 筋収縮レベルで刺激した場合は, 周波数が大きいほど強い筋収縮が生じる.

5）時間的変化率

刺激強度の時間的変化を表したものが波形である. 波形は電気刺激療法において主

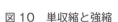
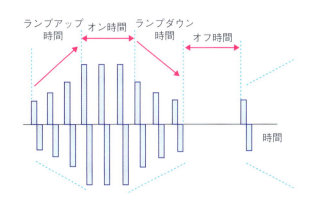

図10 単収縮と強縮

図11 ランプアップ時間，ランプダウン時間
（網本 和ほか編：標準理学療法学 専門分野 物理療法学．第5版．医学書院：2020[2] をもとに作成）

に矩形波と正弦波が用いられる．波形で囲まれた面積は生体に与えられるエネルギーの総量とみなすことができ，異なる形状であっても，面積が同じであれば，与えられるエネルギー量は等しい．図11[2]のようなバースト波（パルス波の塊）の場合，電流がゼロから最大になるまでの時間をランプアップ時間，最大電流の時間をオン時間，最大電流からゼロに減少していく時間をランプダウン時間という．

6）極性

電気刺激を与える際に，直流を用いて刺激する場合，電極の陽極（＋）と陰極（－）をどのように配置するかを考慮する必要がある．矩形波を用いる場合，陰極で刺激したほうが陽極で刺激するよりも速やかに脱分極が起こるため，刺激感が少なく，筋収縮を起こすことができる．

二相性で陽極と陰極の電流量が等しい波形で刺激した場合は，組織内に電荷が残ることなく神経筋などを興奮させることができ，熱傷などのリスクを回避できる．そのため，ほとんどの電気刺激は二相性の波形を用いている．

一方，生体内の電荷を利用して効果を発揮する電気刺激療法では，どちらかの極性を選択して用いるのが一般的である．陽極で刺激した部位では，陽極（＋）に荷電した物質はその場から遠ざかり，陰極（－）に荷電した物質は引き寄せられる．創傷治療のための電気刺激では，電荷を帯びた細胞を引き寄せ，あるいは遠ざけることで，治癒を促進させることができる．

7）刺激間隔

刺激を与える時間（オン：バースト波が流れている時間）と休止時間（オフ）の割合が刺激間隔（オン・オフ時間）である（図11）[2]．一般的に，電気刺激を用いて筋収縮を生じさせる場合，オン・オフ時間は筋疲労を考慮して1：2～1：5に設定する．

8）電極

電極は生体に電流を流すための唯一の接点である．通常は2つ以上の電極が用いられ，その電極間を電流が通るが，さまざまな電極の形態や刺激方法がある．電極にはスポンジに水分を含ませて用いるスポンジ電極や自着性のある電極などがある．これらの電極に汚れが付着していると，電気抵抗となり熱を発し，熱傷の原因となる．さらに，汚れた部分は電流が流れないため刺激電流を上げる必要があり，熱傷のリスクを高める．スポンジ電極の場合，スポンジに十分な水分を含ませ，自着性の電極の場合，汚れたら速やかに交換する．

（1）単極法と双極法

生体内に電流を流すためには，2つ以上の電極が必要である．電極には，刺激を行

MEMO
一般的に，ランプアップ時間が長いほど不快感が少なく，痛みに耐えやすい．

MEMO
イオントフォレーシスは，イオン化された薬剤と電極の極性との間の電気的反発作用を利用したものであり，極性を考慮する必要がある．

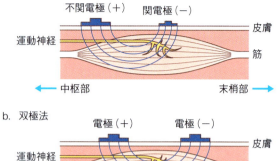

図 12　単極法と双極法
（網本 和ほか編：標準理学療法学 専門分野 物理療法学．第 5 版．医学書院：2020[2]）をもとに作成）

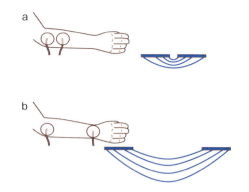

図 13　電極の距離
a では伸筋群のみが収縮し，b では電極間距離が長いため，屈筋群が同時収縮する．
（日髙正巳ほか編：15 レクチャーシリーズ 理学療法テキスト．物理療法学・実習．中山書店：2014．p.102[1]）

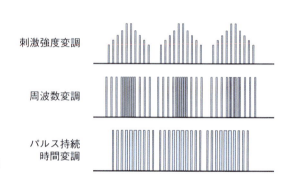

図 14　変調
（日髙正巳ほか編：15 レクチャーシリーズ 理学療法テキスト．物理療法学・実習．中山書店：2014．p.102[1]）

うための関電極（－）と電流の通り道となる不関電極（＋）を用いる単極法と，どちらも刺激を行うために用いる双極法の 2 つがある．

a．単極法（図 12a）[2]

関電極は，刺激を行うための電極であり，プローブ電極のように任意の部位にピンポイントに使用できるメリットがある．近年では，プローブ電極側で強度を設定できるものや超音波の導子が関電極となり，超音波療法と電気刺激療法を同時に行うことができる機器が市販されている．単極法では，関電極に対する不関電極が必要であるが，一般的に関電極の 3 倍以上の面積のものを用いる．その理由としては，関電極の面積が小さいほど電流密度が高くなり，強く刺激できるためである．

b．双極法（図 12b）[2]

双極法は，面積がほとんど同じ 2 つの電極を用いる．電極間の生体組織を電気回路とみなし，電極を貼付する．電極を貼付したままにでき，極性を考慮する必要がないというメリットがある．

(2) 電極の位置（図 12）[2]

電極を貼付する位置は，治療目的によって異なる．疼痛の軽減に用いるのであれば，痛みを生じている組織が何かを把握すること，筋収縮を目的とする場合は，モーターポイントを刺激することで，効率よく筋収縮を生じさせる．

(3) 電極の距離と深さ

2 つの電極間では，図 13a[1]のように電流が流れる．電極間の距離が離れると図 13b[1]のように深部を電流が通る．下腿三頭筋をターゲットに筋収縮を起こす場合，電極の位置が遠ければ，腓腹筋の深層部およびヒラメ筋に対しても刺激が到達し，筋収縮が生じる．深部組織をターゲットにしたい場合は，電極を離して貼付する．

9) 変調

神経は同じ刺激が続くと反応性が低下し，慣れが生じる．これを順応という．順応を防ぐためには，刺激強度，周波数，パルス持続時間などを変化させる．このように1つ以上のパラメータを変化させることを変調という（**図 14**）[1]．変調させることで，長時間刺激できる他，いくつかのパラメータを組み合わせることによって，経皮的電気神経刺激（TENS）におけるシナプス前抑制や内因性オピオイドの放出など，いくつかの作用を同時に刺激することが可能となる．

5. 禁忌と注意事項

以下の場合，禁忌となる．

- 心臓をまたぐ電極配置は，不整脈を引き起こすおそれがある．また，デマンド型心臓ペースメーカや不整脈がある場合，心拍を変えるおそれがある．
- 圧可変式シャントバルブの近傍は，機器の誤作動のおそれがある．
- 頸動脈洞上の電極配置は，血圧低下や意識消失を引き起こす可能性がある．
- 静脈または動脈血栓症，血栓性静脈炎の範囲では，血流増加により血栓の遊離を引き起こす可能性がある．
- 妊婦の骨盤，腹部，体幹，腰背部では，胎児や子宮への影響が明らかではない（ただし，感覚レベルのTENSは，軽度から中等度の陣痛の軽減において安全とされている）．
- コントロールされていない出血部位は，筋収縮により血液量が増加し，出血が増加する可能性がある．
- 感染症，骨髄炎，結核などの炎症が関連する疾患は，血流増大により炎症が悪化するおそれがある．

注意事項として，以下がある．

- 心疾患患者への電気刺激療法は，心拍を変えるおそれがある．
- 精神障害，感覚障害のある部位への刺激は，自ら訴えることができないため，理学療法士による安全性の確認が必要である．
- 悪性腫瘍では，がん細胞の浸潤や成長を早める可能性が指摘されている．
- 皮膚の過敏症または開放創への刺激は，感染を引き起こす可能性があるため，感染予防対策をとる．創を治療することを目的とした場合であっても，感染と出血に対する配慮は常に必要である．

その他，電気刺激療法を行う際の配慮として，以下がある．

- 皮膚と皮下組織のインピーダンス（抵抗）が高くなると電気熱傷を起こしやすい．
- 電極に対して，皮膚にアレルギー反応が生じることがある．
- 電気刺激による痛みや嫌悪感をもつ患者がいることに留意する．

■引用文献

1) 坂口 顕：電気刺激療法（1）総論．石川 朗総編集，日髙正巳，玉木 彰責任編集：15レクチャーシリーズ 理学療法テキスト．物理療法学・実習．中山書店；2014．p.97-100，102．
2) 網本 和，菅原憲一編：標準理学療法学 専門分野 物理療法学．第5版．医学書院；2020．

■参考文献

1) 庄本康治編：PT・OTビジュアルテキスト エビデンスから身につける物理療法．第2版．羊土社；2023．

MEMO
頸動脈洞
総頸動脈から内頸動脈に分岐した地点にある血圧受容器をいう．頸動脈洞への刺激により，徐脈や血圧低下をきたして脳血流量が低下し，意識消失に陥ることがある．これを頸動脈洞性失神という．

MEMO
血栓性静脈炎
静脈にできた血栓によって静脈が梗塞し，周囲の血管などに炎症症状を引き起こす．

実習

1. 強さ-時間曲線（SD曲線）

実習目的
SD曲線の実習をとおして，基電流，クロナキシーについて理解する．

準備物品
携帯型電気刺激装置（図1）またはクロナキシー計．

手順・リスク管理
①長橈側手根伸筋上に電極を貼付する．
②機器の電源を入れ，刺激を経皮的電気神経刺激（TENS）コンスタントモードにする．
③周波数を1Hz，パルス持続時間を50μsに設定する（時間は10分程度）．
④刺激強度を上げ，ピリピリという刺激を感じたら，そのときの強度を記録する．
⑤さらに強度を上げ，筋収縮が表れ始めたら強度を記録する．
⑥一度強度を0に戻し，パルス持続時間を60μsに変更し，④，⑤を繰り返す．
⑦パルス持続時間を長くしていき，250μsまで繰り返す．
⑧表1に記入する．

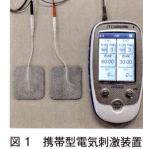

図1 携帯型電気刺激装置
低周波治療器イトー ESPURGE（伊藤超短波）．

 MEMO
時間のないときは，長くする間隔を広げて行う．

表1 刺激強度（記入用）

	50 μs	70 μs	90 μs	110 μs	130 μs	150 μs	170 μs	200 μs	250 μs
感覚	mA	mA	mA	mA	mA	mA	mA	mA	mA
筋収縮	mA	mA	mA	mA	mA	mA	mA	mA	mA

⑨この表をもとに折れ線グラフ（図2）を作成する．

実習課題1
・SD曲線を描き，そこから基電流とクロナキシーを求める．

図2 SD曲線（記入用）

2. 通電設定の違い

実習目的
電気刺激療法において，刺激強度，パルス持続時間，周波数のいずれかのパラメータを変化させることで反応が変わることを理解する．

準備物品
TENS装置．

手順・リスク管理
①長橈側手根伸筋上に電極を貼付する．

 MEMO
・連続的な電気刺激療法を経験し，電気刺激による筋収縮は疲労しやすいことを理解する．
・電気刺激を行う場合の電極の貼付位置や大きさによる反応の変化を観察し，電極間での通電状況を理解する．

②機器の電源を入れ，刺激を TENS コンスタントモード，周波数を 1 Hz，パルス持続時間を 200 μs に設定する．
③周波数を 1 Hz，1 回筋収縮が起こる単収縮を確認する．
④徐々に周波数を 2～10 Hz まで上げていき，1 秒間に 2 回，3 回と単収縮が増えることを確認する．
⑤10 Hz でもう一度観察し，1 回ずつ収縮は起きているものの完全に弛緩までしない不完全強縮の状態であることを確認する．
⑥20 Hz に周波数を上げ，1 回ずつの筋収縮が起こらず収縮し続ける完全強縮の状態になることを確認する．
⑦さらに 10 Hz ずつ周波数を上げていくとどうなるか感じてみる．周波数が高くなるごとに筋収縮が強くなることを確認する．
⑧電源を切り，皮膚および筋の状態を確認する．

実習課題 2
- パラメータを変えながら電気刺激を体験し，周波数と収縮の関係を観察する．
- 筋収縮における単収縮，不完全強縮，完全強縮の違いを観察する．

3. 電極の位置

実習目的
電極の位置を変化させることで筋収縮に違いがあることを理解する．

準備物品
TENS 装置．

手順・リスク管理
①長橈側手根伸筋上に電極を貼付する．
②刺激を TENS コンスタントモード，周波数を 50 Hz，パルス持続時間を 200 μs で筋収縮が起こるまで刺激強度を上げる．
③2 条件（電極間の距離を 1 cm 離す，一方の電極をリスター結節付近に離す）で皮膚への刺激，筋収縮に相違があるか確認する．

リスター（Lister）結節

実習課題 3
- 電極の距離が近いと伸筋群のみが収縮し，電極の位置を遠くすると屈筋群の収縮が認められることを確認する．

4. 電極の面積の違い

実習目的
電極の大きさが違うことで皮膚への刺激感や筋収縮に違いがあることを理解する．

準備物品
TENS 装置．

手順・リスク管理
①内側広筋に電極を貼付する．
②機器の電源を入れ，刺激を TENS コンスタントモード，周波数を 50 Hz，パルス持続時間を 200 μs で筋収縮が起こるまで刺激強度を上げる．
③刺激強度を一定にし，2 条件（5 cm×5 cm の電極を用いる，5 cm×9 cm の電極を用いる）で皮膚への刺激，筋収縮に相違があるか確認する．

実習課題 4
- 同じ強度を用いて同じ反応を出すとしていても，電極の面積によって皮膚への刺激感や筋収縮が変化することを確認する．

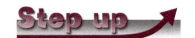

コンビネーション治療

さまざまな物理療法機器が開発されているが，それぞれの機器に一長一短があり，単体よりも他の機器や運動療法などの治療法と組み合わせることで相加・相乗効果を得ることができる．

1) 筋力増強を目的とした電気刺激と等尺性収縮または遠心性収縮との組み合わせ治療

電気刺激の効果は，抵抗負荷運動と同じく負荷量に依存するが，筋力増強に必要な電流を流すことで不快感を訴える患者が多く，目的の負荷量を与えることができないことがある．そこで，関節を固定して，関節運動が起こらない状態にし，電気刺激にて等尺性収縮を惹起する．求心性収縮より等尺性収縮のほうが負荷量を高くできるため，廃用性筋萎縮の予防に刺激強度を抑えた状態で十分な負荷量を与えることができる．また，特別な機器が必要となるが，遠心性収縮を組み合わせることができれば，筋力増強に必要な負荷量を与えることができる．一方，遠心性収縮を惹起させる際には，筋損傷のリスクがあるため，関節運動の角速度を低く（角速度を30度/秒以下）する[1]．

2) 電気刺激療法と超音波療法のコンビネーション治療

超音波療法の導子を関電極として用いることができ，超音波を照射しながら経皮的電気神経刺激（TENS），微弱電流刺激（MES），干渉波電流（IFC），高電圧パルス電流（HVPC）による神経筋電気刺激（NMES）およびTENSなどの電気刺激療法を併用できる．治療時間が短縮し，相乗効果が期待できるため，効率がよく，患者の受け入れもよい．

超音波には，深部への温熱効果や神経伝導速度の低下など，痛みに対する作用がある．超音波療法を併用することで，組織温が上昇して電気抵抗が下がるため，通電性が向上し，効率的に電気刺激療法を行うことができる．特に，疼痛の軽減を目的に電気刺激療法を行う場合には，併用することでより良好な疼痛軽減効果が得られる．また，超音波療法には，マイクロマッサージやキャビテーション，放射圧などの組織に振動を与え，組織を動かす作用がある．外傷による腫脹など，急性期症状に対しては，MESが施行されるが，超音波のパルス波による非温熱的（機械的）作用がある超音波療法を併用することで，疼痛の軽減だけでなく炎症や腫脹が軽減する．

痛みを伴う筋スパズムなどの病態であれば，HVPCとのコンビネーション治療は非常に有用である（図1）．強力な筋収縮を伴う電気刺激は，痛みや不快感を伴う．HVPCはこれを極力抑えた電気刺激であるが，超音波を併用することで，さらに刺激感が少なくなるため，十分な筋収縮を起こすことができる（図2）[2]．

3) 電気刺激による筋収縮を利用した相反抑制と運動療法の組み合わせ治療

電気刺激により主動作筋の収縮を起こすことにより，拮抗筋に相反抑制を惹起することができる．脳血管疾患など筋緊張が亢進する疾患の場合，筋緊張のコントロールとして電気刺激を用いた相反抑制を惹起することにより，筋緊張の切り替えがスムーズになり，動作や歩行動作の改善につなげることができる[3]．

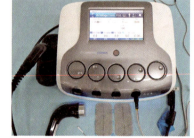
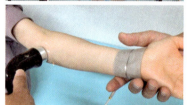

図1 コンビネーション治療器
低周波治療器イトー ESTIMUS（伊藤超短波）．

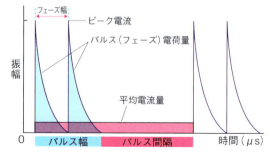

図2 高電圧ツインピークパルス波
高電圧ツインピークパルス波は電圧（振幅）を高く設定することができるため電気刺激による痛みや不快感を抑えながら十分な筋収縮を起こすことができる．
（鳥野 大ほか：理学療法の歩み 2004；15〈1〉：27-40[2]）

■引用文献

1) Tanaka M, Nakanishi R, et al.: Effects of eccentric contractions induced electrical stimulation training system on quadriceps femoris muscle. Int J Clin Med 2017; 8 (9): 519-33.
2) 鳥野 大, 千賀富士敏, 太田厚美：高電圧パルス電流療法— High voltage pulsed current therapy. 理学療法の歩み 2004; 15 (1): 27-40.
3) Moriguchi M, Maeshige N, et al.: Modulation of plantar pressure and gastrocnemius activity during gait using electrical stimulation of the tibialis anterior in healthy adults. PLoS One 2018; 13 (5): e0195309.

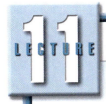

LECTURE 11 電気刺激療法 (2)
神経筋電気刺激, 経皮的電気神経刺激, 微弱電流刺激, 筋電誘発電気刺激

到達目標

- 神経筋電気刺激 (NMES) の作用機序を理解する.
- 経皮的電気神経刺激 (TENS) の疼痛軽減作用を理解する.
- 微弱電流刺激 (MES) の作用機序を理解する.
- 筋電誘発電気刺激 (ETMS) の作用機序を理解する.
- NMES, TENS を実施し, その効果と身体の変化を確認する (実習).

この講義を理解するために

この講義では, 筋力の低下や筋緊張の亢進などの筋機能の障害を改善するための電気刺激療法である NMES, 疼痛の軽減を目的とした TENS, 炎症症状や組織修復を目的とした MES, ETMS について学びます.

この講義を学ぶにあたり, 以下の項目を学習しておきましょう.

- □ 筋収縮と筋力増強のメカニズム, 筋紡錘の役割について学習しておく.
- □ 痛みの上行路について学習しておく.
- □ 組織損傷後に起こる炎症反応, 損傷組織の修復過程について学習しておく.

講義を終えて確認すること

- □ 筋機能の改善を目的とした NMES について理解し, 確認できた.
- □ 疼痛軽減を目的とした TENS について理解し, 確認できた.
- □ MES について理解できた.

講義

神経筋電気刺激
(neuromuscular electrical stimulation：NMES)

MEMO
サルコペニア（sarcopenia）
加齢による転倒，骨折，身体機能の低下などの危険が高まった，進行性かつ全身性の骨格筋の疾患である．

MEMO
生理的な収縮では，小さい運動単位から順に大きい運動単位を動員していくのに対して，電気刺激による収縮は，すべての運動単位を発火させる．随意的なトレーニング初期の筋力増強効果は，運動単位の増加による効果である．また，電気刺激では運動単位の動員が同期化されるため，トレーニングの初期に電気刺激を利用するのは非常に効果的である．

MEMO
生理的な収縮はサイズの原理に則るため，運動強度に合わせて細いタイプⅠ線維から太いタイプⅡ線維を収縮させる．電気刺激は，この原理に則らないため，大きな筋力を発揮しやすく，運動効果を高めることができると考えられている．一方，タイプⅡ線維は持久性に乏しいため，刺激間隔をあけ，十分な休止時間をとって実施する．

1. 神経筋電気刺激（NMES）

1）神経筋電気刺激（NMES）とは

ヒトの身体運動に伴う筋活動は，信号が脳から脊髄，脊髄前角から末梢神経を通って筋に伝わり，筋が収縮することで生じる．筋の機能不全は，脳や脊髄など中枢系（一次運動ニューロン），末梢神経（二次運動ニューロン），あるいは神経筋接合部，そして筋そのものの障害によって起きる．筋力低下が起きる原因は，脳血管障害などの中枢神経障害や末梢神経の損傷もあれば，廃用による筋力低下，サルコペニアのような疾患に伴うものなどさまざまである．

一方，筋の機能障害には，随意的に筋収縮を起こすことができないという障害だけでなく，痙性や筋スパズムのように，筋緊張が過度になり起こる障害もある．このような筋力低下あるいは筋緊張の亢進を改善することを目的とした電気刺激を神経筋電気刺激（NMES）とよぶ．筋力増強や筋萎縮の予防，神経筋の再教育，痙縮の抑制などを目的に，運動神経や筋に対して電気刺激を実施する．四肢・体幹筋だけでなく，嚥下にかかわる筋にも利用される．

2）筋力増強のための設定条件（パラメータ）

(1) 電極の位置

電極は，支配神経幹やモーターポイント（図1）[1]をとらえて貼付する．単極法では関電極を刺激ポイントに，双極法では神経に沿わせるか，モーターポイントを挟み込むように貼付する．大きい骨格筋に対しては，電極は大きめのものを使用したほうが，疼痛や不快感を抑え，十分な筋収縮を誘発することができる．また，電極が一部剝がれるなど，皮膚との接触面積が減少することで，治療中の痛みや不快感が増すため，電極の接地面積が変わらないように留意する．

(2) 波形

対称性二相性パルス波とロシアン電流（ロシアンカレント）を含む中周波（交流波）電流のバースト波が用いられる．二相性パルス波および交流（正弦波）は，安定して筋収縮が得られ，皮下組織に大きな電荷を残さないことから筋力増強として用いやすい．

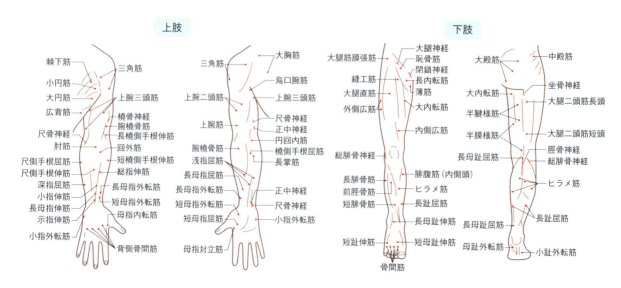

図1 上下肢の主なモーターポイント
（村岡慶裕ほか：リハビリテーションのための臨床神経生理学．中外医学社；2015．p.45-6[1]）

11 電気刺激療法（2） 神経筋電気刺激，経皮的電気神経刺激，微弱電流刺激，筋電誘発電気刺激

(3) 刺激強度，パルス接続時間（パルス幅）

電気刺激の筋力増強効果は，随意収縮による筋力増強運動と同じく過負荷の原理に基づく．基本的には，健常者の筋力増強効果を得るためには，最低でも最大随意等尺性収縮の50％の刺激強度が必要である．手術や損傷からの回復過程において，健側の最大随意等尺性収縮の10％かそれ以上の刺激強度で電気刺激がなかった場合と比較して，筋力増強や機能的な改善がみられたことが報告されている[2]．ただし，より効果を上げるには刺激強度を上げる必要があり，一方，強い収縮を起こすには，より大きな電気エネルギーで刺激することになるが，刺激強度を上げると痛みが強まるため，適切な筋収縮を起こし，痛みを抑制する刺激強度とする必要がある．運動効果は「総負荷量＝負荷×反復回数×セット数」に依存することを利用し，刺激強度を30％程度に下げ，反復回数やセット数を調整することも考慮する．

(4) ランプアップ時間とランプダウン時間

電気刺激による筋収縮では，急激な筋収縮が起こることを避けるために，ランプアップ時間とランプダウン時間を設けることが多い．刺激時間の20％程度のランプアップ時間とランプダウン時間を設定する．

(5) 周波数

筋力増強のために筋収縮を起こす場合，強縮を起こすだけの周波数が必要であり，主に30～100 Hzが用いられる．筋力増強には，多くの場合50～100 Hzが用いられる．高周波数で刺激したほうが筋力増強効果が大きいとされているが，一方，周波数が高くなるほど筋疲労が早く出現するため，疲労の度合いに合わせて調整する．

(6) 刺激間隔

刺激時間をオン時間，休止時間をオフ時間という．オン時間を5～10秒，オフ時間を10～50秒とするなど，オン時間とオフ時間の割合を1：2～5程度に設定することが一般的である．休止時間を長く設定することで筋疲労が生じにくく，十分な運動効果も得られる．

(7) 治療時間・期間

疲労の度合いによって調整する必要があるが，1日20分程度の治療を，3～8週間継続する．

3) 脱神経筋に対する設定条件

脱神経状態の筋（以下，脱神経筋）および末梢神経の損傷によって筋収縮が行えない筋に対して行う電気刺激療法の作用としては，神経再生に関するものと筋の病態に関するものの2つがある．ただし，脱神経筋が最終的に回復するかについては，神経再生だけの問題ではなく，運動神経終板の残存や，筋の興奮性の問題など，さまざまな条件があるため，予後予測および詳細な評価をしながら治療を進めていく．

神経再生における問題点を**表1**に示す．

(1) 損傷神経の再生促進

脳神経に支配される筋に対する電気刺激は，神経再生を抑制するという報告と促進するという報告があり，結論が出ていない．したがって，ティネル徴候などを確実に評価しながら，神経再生が予定どおりに行われていない場合は使用を中止するなど検討する．

パルス持続時間100～250 μs（マイクロ秒），周波数1～20 Hz（ヘルツ）で，感覚閾値以上の振幅を用いる．陰極で30分以上刺激する．

(2) 脱神経筋の萎縮予防

脱神経筋の筋収縮には，速さ-時間曲線（SD曲線）の最も右上にある曲線を刺激しなければならない．一般的には，10 ms（ミリ秒）以上のパルス持続時間が必要とな

MEMO

- **タイプⅠ線維**
遅筋または赤筋に多く含まれる筋線維で，他の筋線維に比べてパワーやスピードでは劣るが持久性にすぐれる．
- **タイプⅡ線維**
速筋または白筋に多く含まれる筋線維で，タイプⅠ線維に比べてパワーやスピードにすぐれるが，易疲労性である．

ここがポイント！
モーターポイント（motor point；運動点）
神経筋接合部が集積している場所であり，興奮閾値が低く，筋収縮を誘発しやすい部位である．モーターポイントを刺激することで，効率よく筋収縮を起こすことができる．

単極法と双極法
▶ Lecture 10 参照．

ここがポイント！
大きい骨格筋へは，大きめの電極を使用することで，十分な筋収縮を起こしながら，疼痛や不快感を抑えることができる．

MEMO
ロシアンカレント
（Russian Current）
ロシア人のヤコブ・コッツによって開発されたNMES（神経筋電気刺激療法）の刺激電流の1つである．筋力強化を目的として，2,500 Hzの搬送波形で刺激をする方法である．

LECTURE 11

ここがポイント！
電気刺激の条件は，運動処方と同じく，運動の原則（過負荷の原則，特異性の原則，個別性の原則，可逆性の原則）をふまえて設定する．効果的な治療には，電気刺激を単体よりも他の治療法と組み合わせることが有効な場合がある．
▶ Lecture 10・Step up 参照．

ランプアップ時間，ランプダウン時間
▶ Lecture 10・図11 参照．

表 1 神経再生における問題点

運動神経終板の残存の有無
- 約1年間は残存
- 再支配を受けると機能回復
- 神経支配率の変化

筋の病態の有無
- 廃用による筋萎縮
- 筋線維の変化
- 興奮性の変化

再生の不正確性
- 運動神経は感覚神経よりも早く再生
- 病的共同運動の出現

ティネル（Tinel）徴候

MEMO
末梢神経の損傷
外傷や圧迫などの物理的な要因や，中毒，ギラン-バレー（Guillain-Barré）症候群のような炎症，糖尿病などの代謝性疾患など，さまざまな原因によって生じる．神経周囲組織やシュワン（Schwann）鞘の変化については，セドン（Seddon）の分類が一般的に用いられる．

速さ-時間曲線（SD曲線）
▶ Lecture 10・図8参照．

MEMO
神経過誤支配現象
再生した運動神経軸索が感覚神経シュワン管に，再生した感覚神経が運動神経シュワン管に再生した場合を神経過誤支配という．神経過誤支配が起こると機能回復はみられない．また，神経過誤支配でも再生した運動神経軸索が本来と異なる筋に再生すると，異なる筋の同時収縮が起こるというような運動が観察される[3]．

神経線維の分類と機能
▶ Lecture 10・表1参照．

Ib抑制による筋緊張の低下
▶ Lecture 13・図6参照．

電気刺激による筋収縮を利用した相反抑制と運動療法の組み合わせ治療
▶ Lecture 10・Step up 参照．

経皮的電気神経刺激
（transcutaneous electrical nerve stimulation：TENS）

る．脱神経筋では，モーターポイントに関係なく，最も筋収縮が起こる部位を刺激する．時間は筋疲労が生じるまでの10～20分とし，刺激強度は健側の最大随意等尺性収縮の10%以上とする．神経の再生が予定どおり進んでいない場合は，使用を中止する．

(3) 神経が再生した筋の強化

神経が順調に再生し，再生した神経が筋に到達すれば，対象となる筋を強化する．ただし，適切な運動療法を併用し，神経過誤支配現象による病的共同運動が生じないように注意する．パルス持続時間150～350 μs，周波数は強縮が起こる程度まで上げ，随意収縮と組み合わせて筋力増強が期待できる荷重量となる刺激強度とする．刺激部位はモーターポイントとし，オン・オフ時間は疲労を考慮して1：5程度とする．実施頻度は，筋力増強運動に従う．

4) 痙縮筋に対する作用と設定条件

痙縮筋への電気刺激は，電気刺激によるI群線維，II群線維などの感覚神経線維全体を興奮させ，α運動ニューロンを抑制する．これは，反回抑制やIaシナプス前抑制，Ib抑制などによる．また，拮抗筋に対して行う電気刺激では，相反性Ia抑制による効果が期待できる．これら電気刺激に運動療法を併用することで，さらなる治療効果が得られる．電気刺激により痙性が抑制されているあいだに運動療法を実施し，運動学習を促すことで治療効果を高めることができる．

パラメータは周波数100 Hz程度，パルス持続時間120～300 μsに設定し，モーターポイントを対象とし，感覚閾値以上から運動閾値に設定する．感覚閾値の強度であっても，痙縮抑制の効果は期待できる．刺激時間は20～60分，2週間以上実施する．ただし，痙縮筋は感覚障害を伴っていることが多いため，常に皮膚の状態などを観察して皮膚の損傷に注意する．

5) 適応
- 廃用性筋萎縮の改善と筋力増強．
- 整形外科疾患，アスリートの筋力増強．
- 脳血管障害後片麻痺，回復可能な脱神経筋．
- 心疾患，呼吸器疾患，糖尿病患者の下肢筋．

6) 禁忌

電気刺激療法に関する一般的な禁忌に準ずる．術後については，創部の感染にも注意する．

2. 経皮的電気神経刺激（TENS）

1) 経皮的電気神経刺激（TENS）とは

疼痛の軽減を目的とした電気刺激療法で，皮膚を介して行うため，人体に対する侵襲がなく，簡便な手段として実施できる．

2) 疼痛軽減の作用機序

痛みは，末梢の受容器から中枢神経系へと伝達される．痛みを軽減するために用いる電気刺激は，その刺激方法の違いによって作用機序が異なる．疼痛軽減の作用機序は，ゲートコントロール理論，内因性オピオイドの放出，下行性疼痛抑制機構によって説明されている．

(1) ゲートコントロール理論

電気刺激によって侵害刺激を伝えるゲート（ペインゲート）をコントロールして疼痛を軽減させるという理論である（図2）[4]．

ゲートコントロールの古典的理論では，疼痛と関係しないAβ線維など直径の太い神経線維をTENSで刺激することによって，Aδ線維やC線維など細い神経線維に

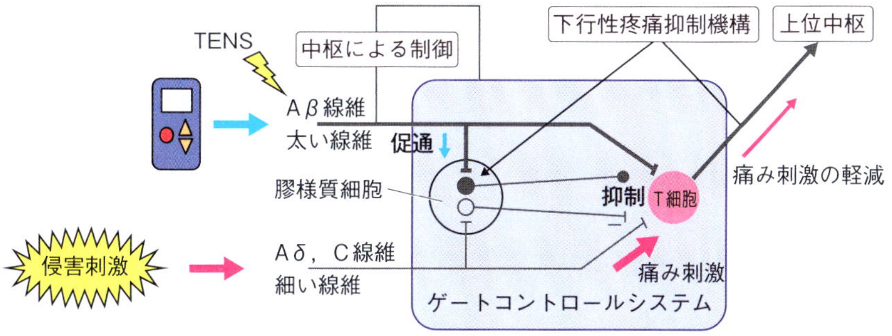

11 電気刺激療法（2） 神経筋電気刺激，経皮的電気神経刺激，微弱電流刺激，筋電誘発電気刺激

図2 ゲートコントロール理論
Aβ線維からの入力を増加させることによって，T細胞にシナプス前抑制をかける．
(日高正巳ほか編：15レクチャーシリーズ 理学療法テキスト．物理療法学・実習．中山書店：2014．p.112[4]をもとに作成)

表2 経皮的電気神経刺激（TENS）に関与している神経伝達物質

神経伝達物質	低周波数 TENS（5 Hz 前後）	高周波数 TENS（80〜200 Hz 前後）
オピオイド	μオピオイド受容体（脊髄と脊髄上位）	δ，κオピオイド受容体（脊髄と脊髄上位）
GABA（γアミノ酪酸）	GABAの濃度上昇	GABAの濃度上昇 $GABA_A$受容体（脊髄）
グリシン	影響なし	影響なし
セロトニン	セロトニン（5-HT）濃度上昇，5-HT，5-HT受容体（脊髄）	―
ノルアドレナリン	$α_2$受容体（末梢神経）	$α_2$受容体（末梢神経）
アセチルコリン	ムスカリン，ムスカリン受容体（脊髄）	ムスカリン，ムスカリン受容体（脊髄）
アスパラギン酸グルタミン酸	―	アスパラギン酸とグルタミン酸の減少がみられるが，低周波数TENSを同時に実施すると濃度が上昇する

5-HT：5-ヒドロキシトリプタミン．
(庄本康治編：PT・OTビジュアルテキスト エビデンスから身につける物理療法．第2版．羊土社：2023[5])

よって伝導される侵害刺激の上位中枢への伝達が減少するとしている．現在では，辺縁系や縫線核，網様体系などからの下行経路も，痛覚に影響を及ぼすことが報告され（下行性疼痛抑制経路），末梢から中枢への上行性のニューロンによる影響だけでなく，感情や認知の要素を含む中枢からの下行性のニューロンも影響すると修正された．

（2）内因性オピオイドの放出

TENSには，周波数に依存して，脳脊髄液内へ内因性オピオイドが放出されることによる疼痛軽減の作用がある．1〜4 Hz前後の低周波数TENSではβエンドルフィンやエンケファリンが，40〜200 Hz前後の高周波数TENSではダイノルフィンの脳脊髄内の濃度が上昇する．また，200 Hz以上の高周波数TENSでは，セロトニンやノルアドレナリンなどの神経伝達物質が疼痛の軽減にかかわっているとされる．さらに，低周波数TENS，高周波数TENSを分けて実施するよりも同時に実施したほうが，脳脊髄液内のβエンドルフィンやエンケファリン，ダイノルフィンの濃度が増加し，また，低周波と高周波を変調させて実施すると効果がある．

（3）下行性疼痛抑制機構

脳幹部から下行性に投射するセロトニン系やノルアドレナリン系の神経が活性化されることで，痛みの信号を抑制する機構である．低周波数TENSでは，下行性疼痛抑制経路によりセロトニン放出が増大し，中脳中心灰白質や吻側延髄腹内側部経路の賦活化によって疼痛を軽減させる．この場合，オピオイド，γアミノ酪酸（GABA），セロトニン，ムスカリン受容体が活性化する．高周波数TENSでは，オピオイド受容体，ムスカリン受容体，GABA受容体などを含めた内因性抑制メカニズムを活性化させて疼痛を軽減する．また，低周波数TENS，高周波数TENSの双方が，神経伝達物質を介して脊髄後角ニューロンの活動を抑制し，痛覚過敏を抑制するとされている（表2）[5]．

MEMO
ゲートコントロール理論（gate control theory）
メルザック（Melzack R）とウォール（Wall P）（1965年）により提唱された理論．TENSによりAβ線維が活動することでその信号が求心性に伝導し，脊髄後角内で膠様質細胞から痛みを伝導する伝達細胞（T細胞）に対してシナプス接合部の前で抑制（シナプス前抑制）をかける．これにより，Aδ線維およびC線維からの痛みの伝達が抑制され，疼痛が減弱すると考えられている．古典的なゲートコントロール理論は，以上のように修正されていることを理解しておく．

MEMO
国際疼痛学会（International Association for the Study of Pain：IASP）では，TENSを周波数によって，高周波数TENSと低周波数TENSに分類している（後述）．

MEMO
下行性疼痛抑制経路
痛みを調整する経路のなかでも上位中枢から下行性に脊髄後角のニューロンを調整する下行路をいう．

MEMO
内因性オピオイド（endogenous opioid）
オピオイドは，中枢神経や末梢神経などにあるオピオイド受容体と結合して強い鎮痛作用を示す物質の総称で，体内で産生されるオピオイドを内因性オピオイドとよぶ．βエンドルフィン，エンケファリン，ダイノルフィンなどがある．

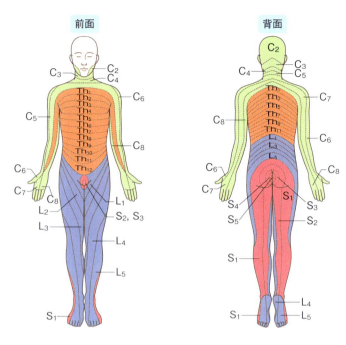

図3 デルマトーム（皮膚分節）

3）経皮的電気神経刺激（TENS）の分類

国際疼痛学会（IASP）では，TENS を周波数により高周波数 TENS と低周波数 TENS に，筋収縮の有無により感覚レベル TENS と運動レベル TENS に分類している．

- 感覚レベル TENS：50～100 Hz 前後の高周波数，低強度（疼痛と筋収縮を伴わない，感覚レベルの刺激），パルス持続時間 50～200 µs の TENS を指す．筋収縮を引き起こさずに疼痛を軽減させたい場合に使用する．運動療法との併用も可能である．conventional TENS，高周波数 TENS ともよばれる．
- 運動レベル TENS：2～4 Hz 前後の低周波数，高強度（不快でない範囲での最大電流強度で筋収縮が起こる），パルス持続時間 100～400 µs の TENS を指す．acupuncture-like TENS，低周波数 TENS ともよばれる．

4）設定条件（パラメータ）

(1) 電極

ゲートコントロール理論のペインゲートを効果的に反映するため，痛み刺激が入力される髄節レベル（脊髄の位置）を特定したうえで，デルマトーム（図3）を考慮して電極を貼付する．術後急性期の創部の疼痛であれば，皮膚切開部位や切離した筋が痛みの原因であることが多く，皮膚や筋からの痛み刺激は同一のデルマトーム上に電気刺激を与えることによって同一の髄節レベルに入力される．効果的にペインゲートが反映されるように，同一のデルマトーム上で術創部から離れた近位部に電極を貼付する．

神経障害性疼痛の複合性局所疼痛症候群（CRPS）や幻肢痛などで患側肢への電極貼付が困難な場合は，健側肢の同一のデルマトーム上に電極を貼付する．変形性膝関節症など骨・関節系の疼痛は，スクレロトーム（図4）を考慮して，痛み刺激が入力される髄節レベルを特定し，電極を貼付する．骨折の場合にも，骨折部のスクレロトームを考慮して電極を貼付する．ペインゲートを考慮した電極の貼付ではなく，神経幹に電極を貼付する場合や，SSP（図5）を用いた場合などでは，経穴点（図6）[5]に電極を貼付することもある．

(2) 波形

二相性パルス波を使用することが多い．

MEMO
吻側延髄腹内側部（rostral ventromedial medulla：RVM）
脊髄における痛みなどの神経伝達を調整していると考えられている．特に脳から脊髄への下行性の神経伝達による痛みの調節にかかわっているとされている．

γアミノ酪酸（γ-aminobutyric acid：GABA）

MEMO
脊髄神経の支配域は分節性に構成されており，皮膚における分節をデルマトーム（dermatome；皮膚分節），骨膜や関節包，滑膜，靱帯などにおける分節をスクレロトーム（sclerotome；硬節）とよんでいる．

ここがポイント！
効率よく治療するためには，各刺激に適した電極配置が重要となる．

複合性局所疼痛症候群（complex regional pain syndrome：CRPS）

MEMO
鍼様 TENS（acupuncture like transcutaneous electrical nerve stimulation）
東洋医学の考え方に基づいた TENS で，代表的な方法として，SSP（silver spike point；図5）を経穴上に貼付して治療する方法がある．

11 電気刺激療法（2） 神経筋電気刺激，経皮的電気神経刺激，微弱電流刺激，筋電誘発電気刺激

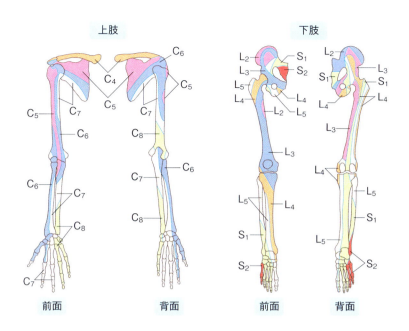

図4 スクレロトーム（硬節）

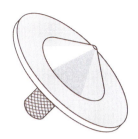

図5 SSP（silver spike point）

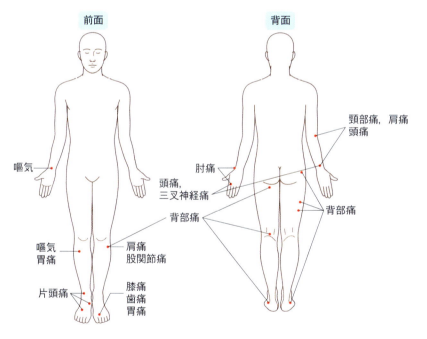

図6 経穴点
（庄本康治編：PT・OT ビジュアルテキスト エビデンスから身につける物理療法．第2版．羊土社：2023[5]）

（3）周波数

内因性オピオイドは，周波数により放出されるものが異なる．低周波数と高周波数を変調させることで内因性オピオイドが効果的に放出されて疼痛軽減効果が高まるとされており，周波数を変調できる機器を使用する．周波数の変調が困難な場合は，2チャンネルの周波数に設定し，低周波数と高周波数で同時に刺激する方法や，低周波数と高周波数の機器を1台ずつ併用する方法でもよい．

（4）刺激強度，パルス持続時間（パルス幅）

刺激強度を上げることで多数の神経線維を活動させることが可能となり，高い疼痛

 MEMO

数種類の内因性オピオイドを放出させるためには，TENSの周波数を変調させる．オピオイド薬を投与されている場合，オピオイド薬と同様の疼痛軽減のメカニズムが作用し，低周波では無効となるため，100～200 Hz 程度の高周波に設定する．

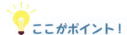

ここがポイント！
ゲートコントロール理論を用いた疼痛軽減を目的に電気刺激を行う際には，SD曲線を参考にして刺激条件を設定するとよい．Aβ線維は触覚などを伝える．刺激強度を上昇させたとき，ピリピリした感覚を目安にするとよい．

速さ–時間曲線（SD曲線）
▶ Lecture 10・図8参照．

 MEMO
ゲートコントロール理論によるTENSでは，刺激をしているあいだは効果を発揮できる．TENSによって放出される脳脊髄液内の内因性オピオイドの半減期は約4.5時間とされており，終了後の疼痛軽減効果は持ち越し効果に影響しているといえる．持ち越し効果は，終了後10～30分で，長くても1時間程度とされる．

軽減効果が得られるため，患者の耐えられる最大強度まで上げて電気刺激を実施する．実施回数を重ねるたびに電気刺激に対する順応が生じるが，徐々に強度を上げることで治療効果を継続して得ることができる．一方，強度の上昇により電気熱傷のリスクが生じるため，機器の強度を変調させ効果を維持する．

パルス持続時間を長く設定することで，低強度でも筋収縮が生じやすくなる．術創部に対するTENSで，筋収縮による刺激で疼痛を助長してしまう場合は，高強度でも筋収縮を生じにくくさせるために，パルス持続時間を100 μs以下に設定する．筋収縮を生じやすくしたい場合（筋スパズムや血流改善を目的とした場合），パルス持続時間を200～500 μsとする．

(5) 治療時間
感覚レベルTENSでは，数時間実施しても問題は生じないため，術後の急性期の疼痛を軽減するには，長時間実施するほうがよい．1～2時間ごとに10～15分休止し，皮膚や電極の状態を確認する．運動レベルTENSでは，長時間の実施により，筋疲労や遅発性筋痛が起こりうる．20～40分で，1日数回実施する．

疼痛が治療直後から軽減することもあるが，30分以上かかる場合もあり，TENSを実施中に評価する．

5) 適応
- 腹部・胸部外科術後，整形外科術後の創部痛．
- 変形性関節症などの整形外科疾患に伴う疼痛．
- 神経障害性疼痛（糖尿病性神経障害性疼痛，脊髄損傷後の神経障害性疼痛，複合性局所疼痛症候群〈CRPS〉）．
- がん性疼痛．
- 幻肢痛．
- 生理痛．
- その他（線維筋痛症，産科領域，歯科領域など）．

6) 禁忌
電気刺激療法に関する一般的な禁忌に準ずる．術後については，創部の感染にも注意する．

3. 微弱電流刺激（MES）

微弱電流刺激（microcurrent electrical stimulation：MES）

MEMO
損傷電流は，線維芽細胞や角化細胞，血管内皮細胞の遊走，線維芽細胞の増殖とコラーゲン産生を促進し，それによって肉芽形成や上皮形成が促進するとされている．

MEMO
組織損傷時には，損傷部位にマクロファージや白血球などが集積する．つまり，急性期には，損傷部位に陰性の電荷をもつマクロファージや白血球などを集積させるために，陽性の電極を貼付する（図8a）[4]．また，修復期には損傷部位に線維芽細胞などが集積するが，線維芽細胞は陽極の電荷をもつため，陰性の電極を貼付する（図8b）[4]．

1) 微弱電流刺激（MES）とは
1 mA（ミリアンペア）以下，つまりμA（マイクロアンペア）レベルの電流を治療部位に流す電気刺激療法の一つである．μAレベルの刺激は，感覚閾値以下の電気刺激であり，神経生理学的に作用するのではなく，炎症や創傷に対して，電気的に組織修復に関連する細胞を誘導し，組織修復を促進する．

2) 作用機序
両生類を用いた研究で，損傷部位に発生する電流（損傷電流）の存在が報告され，ヒトにも同様に発生することが明らかになった．損傷電流とは，損傷により生じた欠損部の電気的抵抗の変化により生じる電流であり，組織修復にかかわる（図7）[4]．損傷した組織の治癒にはさまざまな細胞や化学伝達物質が関与しており，生体内では組織修復に関連した細胞は電荷を帯びている状態で存在している．これらの細胞を電気的に集積させることが，MESの最も大きな作用機序である．

3) 設定条件（パラメータ）
組織の集積を促すことが目的であるため，直流あるいは単相性パルス波を用いて，損傷直後は陽極で刺激し，その後，陽極と陰極を3日ごとに変更して刺激する方法が

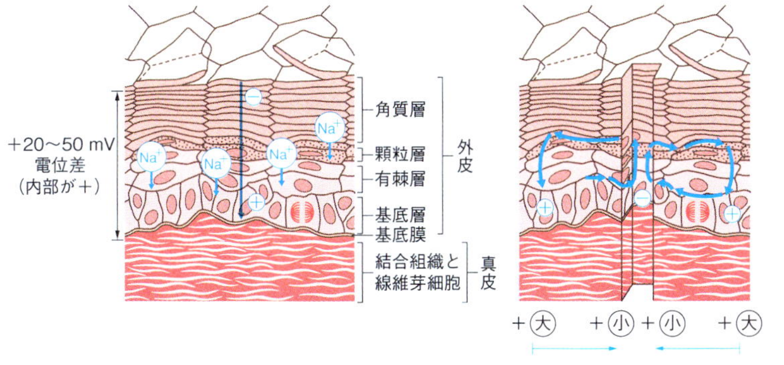

11　電気刺激療法（2）　神経筋電気刺激，経皮的電気神経刺激，微弱電流刺激，筋電誘発電気刺激

図7　生体内電荷と損傷電流
(日髙正巳ほか編：15レクチャーシリーズ 理学療法テキスト．物理療法学・実習．中山書店：2014．p.115[4])

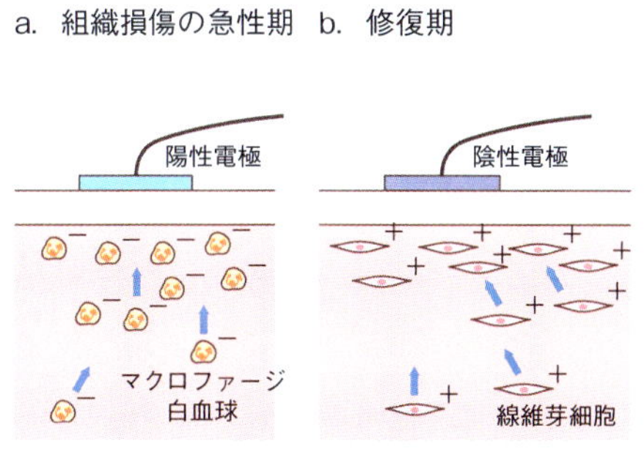

図8　微弱電流刺激（MES）の電極の貼付
(日髙正巳ほか編：15レクチャーシリーズ 理学療法テキスト．物理療法学・実習．中山書店：2014．p.115[4])

推奨されている．多くは500μA以下の刺激強度を用いる．一般的には，周波数2Hz，刺激強度170μA，パルス持続時間250 ms（ミリ秒）の条件で40〜60分刺激する．

4）適応と禁忌

適応は，褥瘡，糖尿病性潰瘍，急性外傷となる．

禁忌は，一般的な電気刺激療法に加えて，下層に骨髄炎や膿瘍を形成している創傷，結核感染を起こしている創傷となる．上記以外の感染している創傷に対しては，クロスコンタミネーション（交差汚染）を起こさないための電極の交換や滅菌処理，筋や腱に感染が及んでいる場合には関節運動を生じさせないなど，注意が必要である．

4. 筋電誘発電気刺激（ETMS）

随意的な筋収縮時に生じる筋放電を測定し，ある閾値以上の筋放電が生じると，電気刺激が誘発され，対象となる筋を収縮させる治療法である．従来のNMESでは患者による随意収縮はなく，電気刺激のみの刺激で筋収縮が起こる．筋自体は収縮できても，随意的に収縮が可能かは明確ではない．

一方，ETMSは，はじめの随意収縮がトリガーとなるため，認知的要素が加わり，大脳の感覚野および運動野を賦活させる．認知的要素を伴う電気刺激により運動するという感覚が，何度も反復して入力されることで運動学習効果が得られる．特に，脳血管障害後の片麻痺の上肢機能に対するリハビリテーションの手段として，運動療法と併用して用いられる．ミラーセラピーのような認知面への介入と併用することで上肢機能がより改善するとされ，十分な随意収縮が困難な場合も実施可能な方法である．

筋電誘発電気刺激
(electromyography-triggered neuromuscular stimulation：ETMS)
▶ Lecture 12・Step up 参照．

MEMO
ミラーセラピー（mirror therapy）
鏡に非麻痺側肢を写して運動させると麻痺肢が運動しているように脳が錯覚することを利用した運動療法である．主に脳卒中後の運動麻痺に対する治療効果として，運動麻痺や動作の正確性などの改善が報告されている．

■引用文献

1) 村岡慶裕，石尾晶代：電気刺激とは何か？正門由久編：リハビリテーションのための臨床神経生理学．中外医学社；2015．p.45-6．
2) Cameron MH原著，渡部一郎訳：EBM物理療法．原著第4版．医歯薬出版；2015．
3) 金谷文則：末梢神経損傷の治療．Jpn J Rehabil Med 2014；51（1）：52-60．
4) 坂口 顕：電気刺激療法（2）経皮的神経電気刺激，干渉波電流，微弱電流刺激．石川 朗総編集，日髙正巳，玉木 彰責任編集：15レクチャーシリーズ 理学療法テキスト．物理療法学・実習．中山書店；2014．p.112, 115．
5) 庄本康治編：PT・OTビジュアルテキスト エビデンスから身につける物理療法．第2版．羊土社；2023．

■参考文献

1) 網本 和，菅原憲一編：標準理学療法学 専門分野 物理療法学．第5版．医学書院；2020．

実習

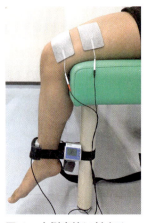

図1 内側広筋に対する神経筋電気刺激（NMES）

低周波治療器イトー ESPURGE
▶ Lecture 10・実習・図1参照.

 MEMO
実習課題1と2の刺激条件
パルス持続時間は200μs, 周波数は50〜80 Hz, 刺激間隔オン・オフ時間は5：10秒, 治療時間は5分する. 刺激強度は徐々に上げていく.

 気をつけよう！
絶対に無理に電流値を上げることなく, 患者役の訴えで電気刺激を止める.

1. 神経筋電気刺激（NMES）による筋収縮

実習目的
　電気刺激による筋収縮を体験し, 筋力向上を目的とした電気刺激療法を理解する.
準備物品
　携帯型電気刺激装置（NMES）, ハンドヘルドダイナモメータ.
手順・リスク管理
　以下, 低周波治療器イトー ESPURGE を用いた方法で説明する.
①内側広筋のモーターポイントが中央に位置するように, 双極法で電極を貼付する.
②股・膝関節90度屈曲位の端座位にて最大随意収縮を行わせ, ハンドヘルドダイナモメータで筋力を測定する（図1）.
③刺激条件を設定し, 電気刺激を1回与える. ハンドヘルドダイナモメータは, 椅子の脚などに固定しておく. 膝関節の伸展筋力を計測しながら, 徐々に電流値を上げていき, 耐えられる最大の電流値とそのときの筋力を記録する.
④刺激強度は, 最大随意収縮時の筋力の30％程度にする. ただし, 耐えうる刺激強度で刺激した際に30％を下回る場合は, 最大強度から2〜3 mA程度下げた（場合によってはもう少し下げる）値に設定する.
⑤電気刺激終了後に再度, 最大随意収縮を行わせ, 筋力を測定する.

実習課題1
- 治療に必要な電流量と電気刺激による疲労を経験する.

2. 神経筋電気刺激（NMES）と運動療法との組み合わせによる筋収縮

実習目的
　電気刺激による筋収縮を体験し, 筋力向上を目的とした電気刺激療法を理解する.
準備物品
　携帯型電気刺激装置（NMES）, ハンドヘルドダイナモメータ.
手順・リスク管理
①内側広筋のモーターポイントが中央に位置するように, 双極法で電極を貼付する.
②股・膝関節90度屈曲位の端座位にて最大随意収縮を行わせ, ハンドヘルドダイナモメータで筋力を測定する（図1）.
③刺激条件を設定し, 電気刺激を1回与える. ハンドヘルドダイナモメータは, 椅子の脚などに固定しておく. 膝関節の伸展筋力を計測しながら, 徐々に電流値を上げていき, 耐えられる最大の電流値とそのときの筋力を記録する.
④実習課題1で設定した電流値で電気刺激を与えながら, 随意収縮を同時に行う. ハンドヘルドダイナモメータの値が最大随意収縮の50％になるように実施する.
⑤電気刺激終了後に再度, 最大随意収縮を行わせ, 筋力を測定する.

実習課題2
- NMESと運動療法の組み合わせ効果と, 筋力増強に必要な負荷量を経験する.

11　電気刺激療法（2）　神経筋電気刺激，経皮的電気神経刺激，微弱電流刺激，筋電誘発電気刺激

3. 経皮的電気神経刺激（TENS）

実習目的
TENS を実施し，その効果を体験する．

準備物品
電気刺激装置（TENS モードが設定ができるもの），つまようじ．

手順・リスク管理
①下腿のデルマトームの L_5 レベルの皮膚上に電極を貼付する（**図2**）．
②機器の電源を入れ，TENS のスウィープモードを使用する．パルス持続時間は 100 μs，周波数1〜200 Hz，不快でない耐えられる最大電流強度で30分実施する．
③ TENS 開始前と TENS 中，TENS 終了後に足趾の中指背側につまようじの頭部分で痛み刺激を与え，痛みの経時的な変化を計測する．
④時間があれば，電極の位置を対側の L_5 レベルの皮膚上に貼付する条件や，刺激強度を変化させて③を実施し，変化を観察する．

MEMO
スウィープモードがない機器の場合は，2チャンネル使用して 10 Hz と 200 Hz に設定する．

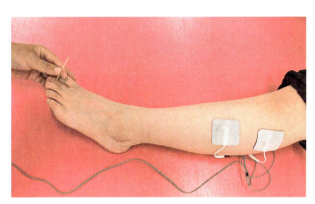

図2　デルマトームの L_5 レベルの皮膚上への電極貼付および経皮的電気神経刺激（TENS）

実習課題3
- TENS の効果を経験する．
- 条件を変えたときの治療効果の違いを確認する．

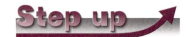

イオントフォレーシス（イオン導入法）

1）原理

イオントフォレーシス（iontophoresis）は，湿布や塗り薬など経皮吸収製剤の浸透性を促進するための電気刺激である．経皮吸収製剤のみでも皮下への浸透性は十分認められるが，より深部まで浸透することで薬効が向上する．皮膚の角質層は強力なバリアであり，皮下への浸透性を低下させるが，このような薬剤は拡散によって浸透する．薬剤のもつイオンの性質に対して電気的な力を作用させ，さらに深部に浸透させる治療法である．

陽極に帯電している薬剤を塗布した皮膚に陽極の電極を貼付し，電流を流すことで，互いに反発し，薬剤はより深部に浸透していく（電気的反発作用）．逆に陰極に帯電している薬剤であれば，陰極の電極を貼付して，電流を流すことで浸透性を高めることができる．このような電極と薬剤のあいだに生じる反

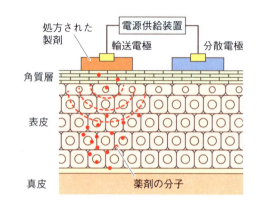

図1 イオントフォレーシスの原理

発作用を利用するのが，イオントフォレーシスの基本的な原理である（図1）．水分の動きは，電気浸透流という作用として薬剤を深部に浸透させる．これは，皮膚に電流を流すことで起こる水分の対流で，この対流を起こすことで薬剤の分子が浸透する．電気浸透流にはイオン化は関係しないため，非電荷の薬剤の経皮吸収を促進できる根拠となる．

2）使用薬剤

疼痛の軽減を目的として用いられることが多い．非ステロイド性抗炎症薬（NSAIDs）は，プロスタグランジンの生成を抑制することで抗炎症作用を発揮し，直接患部に作用する．そのため，軟膏やローションなどの経皮吸収製剤が開発されている．使用されている薬剤として，フェンタニルのようなオピオイド系の麻酔やリドカインなどの局所麻酔，デキサメタゾンなどのステロイド薬がある．薬剤のもつイオンの性質を考慮して極性を決定するため，新規の薬剤に対応する必要があるが，投与法や投与量に制限がある薬剤の効果を高める可能性があるため，さらなる進歩が期待される．

3）使用する電極と副作用への対応

薬剤が陽極に帯電していれば陽極の直流を用い，陰極に帯電していれば陰極の直流を用いる．イオントフォレーシスに用いられる電極は，薬剤を塗布した側を輸送電極，もう一方を分散電極とよぶ．輸送電極は，最も痛みの強い部位に貼付する．分散電極は，電流の流れを考慮して，薬剤が浸透していく方向，すなわち輸送電極と反対側に貼付すると，電気浸透流を利用した深部への浸透性を促進できる．

直流を用いた場合に最も考慮することは，皮膚に生じる副作用である．水が分解され，水素イオン（H^+）や水酸化イオン（OH^-）が発生し，不快な刺激や発赤，炎症反応を引き起こすことがある．そのため，緩衝材の入った専用の電極を用いる．しかし，専用の電極を用いても，大きなエネルギーで長時間電流を与え続ければ，皮膚への副作用を避けることはできないため，刺激として与える総量を設定する．電極$1\,cm^2$あたりの電流強度を電流密度というが，一般的に推奨されている刺激強度は，薬剤の輸送電極が陰極の場合は$0.5\,mA/cm^2$，陽極の場合は$1.0\,mA/cm^2$である．総量は，「刺激強度×時間＝mA-min」の単位で表され，40～80 mA-min の範囲内で行うことが推奨されている．1 mA で刺激するのであれば40～80分行う．

■参考文献

1) 庄本康治編：PT・OT ビジュアルテキスト エビデンスから身につける物理療法．第2版．羊土社；2023．
2) Cameron MH 原著，渡部一郎訳：EBM 物理療法．原著第4版．医歯薬出版；2015．

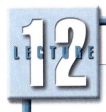

LECTURE 12 電気刺激療法（3）
機能的電気刺激療法，バイオフィードバック療法

到達目標

- 機能的電気刺激療法，バイオフィードバック療法における治療目的を理解する．
- 機能的電気刺激療法を実施するための条件（身体の残存機能と機能の異常）を理解する．
- バイオフィードバック療法を実施するための身体の解剖学・生理学的機能を理解する．
- 機能的電気刺激療法，バイオフィードバック療法の作用機序を理解する．
- 機能的電気刺激療法，バイオフィードバック療法の適応と禁忌，実施上の注意点を理解する．
- 機能的電気刺激療法，バイオフィードバック療法を実施し，その効果や身体の変化を確認する（実習）．

この講義を理解するために

この講義では，機能的電気刺激療法，バイオフィードバック療法の治療目的を理解します．

治療を実施するには，主訴および身体の状況から機能的電気刺激療法，バイオフィードバック療法をどのように適用するべきかを理解し，決定する必要があります．機能的電気刺激療法，バイオフィードバック療法を適用し，効果を得るための方法と治療の流れを学習します．

この講義を学ぶにあたり，以下の項目を学習しておきましょう．

- □ 機能的電気刺激療法，バイオフィードバック療法にかかわる解剖学，生理学を学習しておく．
- □ 機能的電気刺激療法の適応となる運動機能障害を呈する疾患を調べておく．
- □ 運動制御の生理学的機序について学習しておく．

講義を終えて確認すること

- □ 機能的電気刺激療法，バイオフィードバック療法の治療目的が理解できた．
- □ 機能的電気刺激療法を適用するための残存機能と機能の異常が理解できた．
- □ バイオフィードバック療法を実施するための解剖学・生理学的機能が理解できた．
- □ 機能的電気刺激療法，バイオフィードバック療法の適応と禁忌，実施上の注意点が理解できた．
- □ 機能的電気刺激療法，バイオフィードバック療法を実施し，その効果や身体の変化が確認できた．

講義

機能的電気刺激（functional electrical stimulation：FES）

治療的電気刺激（therapeutic electrical stimulation：TES）

MEMO
機能的電気刺激（FES）と治療的電気刺激（TES）の目的の違い（表1）
FES は，中枢および末梢の神経系障害で失われた生体の機能を電気刺激で代行・代償する．TES は，生体に電気刺激を与えることで，治療効果を得ようとするものである．

表1 機能的電気刺激（FES）と治療的電気刺激（TES）の目的の違い

	運動機能の再建	治療効果
FES	○	×
TES	×	○

MEMO
機能的電気刺激（FES）の仕様
FES では，どのような刺激をトリガーとして使用するかがポイントとなる．歩行時のトリガーとしては踵接地や足尖離地を，上肢使用時のトリガーとしては頸部の動きなどを利用する．このようなトリガーの設定方法については，筋電義手や筋電義足のコントロールと共通するところがある．

MEMO
トリガー（trigger）
引き金，きっかけの意味で，FES においては，反応を引き出すきっかけ，またはスイッチを指す．痛みを引き起こす場所をトリガーポイントとよぶ．

ADL（activities of daily living；日常生活活動）

LECTURE 12

1. 機能的電気刺激療法

1）機能的電気刺激（FES）とは

脳血管障害や脊髄損傷などにより上位運動ニューロンが機能を失い，末梢の機能が果たせなくなった際，末梢神経や筋に対する電気刺激で動きを制御し，失われた機能を再建する治療法である（**表1**）．心臓ペースメーカ，呼吸ペースメーカ，人工内耳（蝸牛内への電気刺激），人工視覚（大脳の視覚野，視神経，網膜への電気刺激），排尿ペースメーカ，上下肢の再建，側弯症に対する機能再建，皮膚感覚の代行がある．

心臓ペースメーカは，機能を失った洞結節や刺激伝導系に電気刺激を与え，必要に応じた脈拍数を維持するはたらきをする．このように，電気刺激を用いて心臓を拍動させ，体循環機能を再建するため，FES に分類される．

この講義では，運動機能の再建に焦点を当てた FES について学習する．過去には，フットスイッチやハンドスイッチをトリガーとして，表面電極や埋め込み電極を用いて多数の筋を収縮させる装置が開発されてきたが，手術による侵襲や実用性の面から臨床で使用される頻度は低かった．しかし，近年の医工学研究の発展から装置の機能が改善され，装置内部に表面電極やバッテリー，センサーが内蔵されるなど，簡単に装着でき，臨床場面や日常生活において実用性の高い装置が開発されている（**表2**）．

2）原理と作用

FES の治療目的は，他の電気刺激と違い，電気刺激により神経活動を賦活することで失われた機能を補填することである．具体的には，FES により筋収縮を促すことで ADL（日常生活活動）や生命維持にかかわる機能を補うなどである．

ヒトの動作は，脳から発した刺激が脊髄神経に伝わり，末梢神経を介して筋に伝えられる．しかし，脳血管障害などで脳からの正常な刺激が発生しなくなったり，脊髄損傷で発生した刺激が末梢神経に伝わらなかったりすると麻痺を呈する．一方，末梢神経に対して電気刺激を与えると筋収縮が起こるため，末梢神経が正常であれば四肢の神経に電気刺激を与えることで，麻痺した手足を再び動かすことができる（**図1**）[1]．

脊髄損傷による下半身麻痺で，歩行器を使用して歩行する場合，大腿四頭筋，大殿筋，総腓骨神経部に表面電極を貼付して，携帯型電気刺激装置から順序よく各電極へ電気刺激を与えることで，歩行が可能になる．この場合，FES の電気刺激を開始するトリガーは踵にするとよい．立脚期では踵が接地している際は，大腿四頭筋と大殿筋に電気刺激を与える．大腿四頭筋への電気刺激は，膝関節を伸展させ，膝関節を完全伸展させることで立脚期を保つことができる．また，大殿筋に電気刺激を与えることで，股関節の伸展が生じる（**図2**）[1]．遊脚期で足部が地面から離れた際は，足尖部にセンサーを取り付けておき，離れたことをトリガーとして総腓骨神経や足関節背屈

表2 臨床で使用されている機能的電気刺激（FES）

刺激電極	上肢	下肢
表面電極	NESS H200®（フランスベッド）	NESS L300™（フランスベッド）
		WalkAide®（帝人ファーマ）
		ODFS®Pace（Odstock Medical）
		MyGait®（Ottobock）
		IVES®（オージー技研）
埋め込み電極	STIMuGRIP®（Finetech Medical）	ActiGait®（Ottobock）
		STIMuSTEP®（Finetech Medical）

12 電気刺激療法（3）機能的電気刺激療法，バイオフィードバック療法

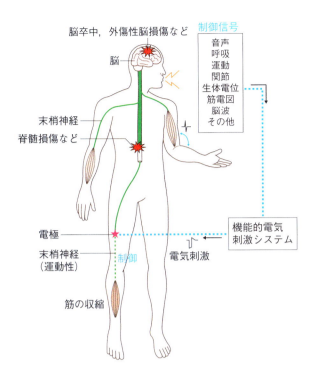

図1 機能的電気刺激（FES）の原理
(日髙正巳ほか編：15レクチャーシリーズ 理学療法テキスト．物理療法学・実習．中山書店：2014. p.135[1])

図2 機能的電気刺激（FES）による立脚相でのコントロール
a：踵接地によって，大腿四頭筋と大殿筋を電気刺激するスイッチが入る．
b：電気刺激による股関節と膝関節の伸展によって，立脚中期が完成する．
c：トリガー（フットセンサー）．
(a, b：日髙正巳ほか編：15レクチャーシリーズ 理学療法テキスト．物理療法学・実習．中山書店：2014. p.135[1]，c：オージー技研：IVES®．電気刺激装置/GD-611・GD612)

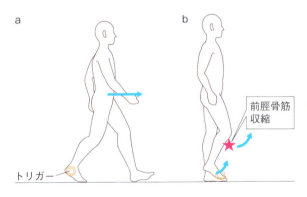

図3 機能的電気刺激（FES）による立脚後期から遊脚初期でのコントロール
a：重心が前方へ移動し，踵離地によって，それまでの大腿四頭筋と大殿筋の刺激は終了する．
b：足尖離地後，前脛骨筋が刺激され足関節の背屈が誘発される．
(日髙正巳ほか編：15レクチャーシリーズ 理学療法テキスト．物理療法学・実習．中山書店：2014. p.135[1])

筋群に電気刺激を与える．総腓骨神経への電気刺激は，足関節の背屈を促すため，遊脚期におけるトゥクリアランスを確保できる．これらの作用を用いて，歩行パターン様の筋収縮がプログラムされた電気刺激によって左右非対称に立脚期，遊脚期を作り出し，歩行機能を再建する．このように，FES の原理における刺激を開始するトリガーと電気刺激のオン・オフのタイミングは，その動作の特徴を把握し，決定することが大切である．トリガーは踵接地で大腿四頭筋と大殿筋の刺激がオンとなり，電気刺激が入る．足尖離地で総腓骨神経は刺激がオンとなり，総腓骨神経や前脛骨筋などの足関節背屈筋群に電気刺激が入る（**図3**）[1]．

3）適応
- FES 装置を使いこなす能力がある．
- 身体に電気を通電するため，重篤な心疾患がない．
- 下位運動ニューロン障害がない．
- 重度の関節拘縮がない．
- 痙性が動作を阻害しない．

LECTURE 12

MEMO
禁忌と注意事項については，Lecture 10 を参照．

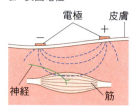
a. 表面電極

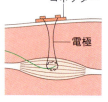
b. 経皮的埋め込み電極

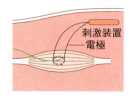
c. 完全埋め込み電極

図4 機能的電気刺激 (FES) の刺激法 (電極の配置)
(半田康延：総合リハ 1988：16〈12〉：957-64[2])

MEMO
表面電極と埋め込み電極
表面電極は，手術などの身体を傷つける処置が必要ないので，簡便に治療に用いることができる．理学療法士が解剖学の知識や触診技術を高めることで，より効果的な理学療法となる．埋め込み電極は，観血的処置を要するため，医師により実施される．完全埋め込み電極によるいくつかの機器が開発されているが，広く普及しているとは言いがたい．

強さ–時間曲線 (SD 曲線)
▶ Lecture 10・図 8 参照．

- 異所性骨化がない．
- 電気刺激に恐怖心がない．

4) 治療機器

脊髄損傷患者が FES を用いて生活するには，それぞれの場面に応じた刺激パターンが必要となる．また，生活の場は特定の場所に限らないため，FES の装置を携帯できることが欠かせない．そこで，マイクロコンピュータを内蔵した小型で充電式の携帯型電気刺激装置が開発され，ケースに入れて腰にベルトで付けたり，首にかけたりして使用できるようになっている．初期のプログラミングの際は別のコンピュータで設定するが，その後はその設定条件を記憶させた携帯型電気刺激装置で FES を実施できる．

5) 設定条件 (パラメータ)

(1) 電極

電極には，表面電極と埋め込み電極 (経皮的埋め込み電極，完全埋め込み電極) の 2 種類がある (図 4[2]，表 3[1])．

表面電極は，一般的な低周波治療器で使用されている刺激法である (図 4a)[2]．表面電極の利点は，着脱が簡便で，手術を必要としないことである．表面電極を用いる場合は，皮膚の電気抵抗を可能な限り少なくするため，アルコール綿で皮膚の汚れや皮脂を拭き取り，皮膚前処理剤で角質を除去するなど，皮膚の抵抗を下げる処理をして貼付する．欠点として，皮膚に電極を貼付するため，表在感覚のある患者は，ピリピリとした不快感を訴えることがある．さらに，ピンポイントに刺激することが難しいこと，電気による筋刺激であるため，設定によっては筋疲労が大きく筋出力が低下することや，刺激前後の皮膚の状態にも注意が必要となる．

埋め込み電極は，体外から皮膚を貫通させて刺激したい神経の近くに電極を留置して刺激する方法である．電極のみ体内に留置する装置 (図 4b)[2] と，刺激装置と電極を完全に体内に留置する装置 (図 4c)[2] が存在する．ピンポイントに刺激することができるため，選択的に各筋を刺激できる．しかし，経皮的埋め込み電極では，電気を流すためのリード線が皮膚を貫通するため，皮膚の貫通点における感染の危険性に注意する必要がある．また，完全埋め込み電極では，電極が刺激点から移動した場合，再手術が必要になる．

(2) 波形

FES は，電気刺激による筋収縮を機能再建のために利用するが，基本的な筋収縮については強さ–時間曲線 (SD 曲線) がもとになる．単相性の電流では，電極直下での電荷の蓄積による化学反応で皮膚損傷を起こすおそれがある．皮膚損傷を防ぐ目的で，対称性二相性パルス波を設定する．

(3) パルス持続時間 (パルス幅)，周波数

FES で用いられるパルス幅は，200〜600 μs (マイクロ秒) である．周波数は，低すぎて強縮が起きない収縮では目的を達成できず，20 Hz (ヘルツ) 以上が適当である．

表3 2種類の電極の主なメリットとデメリット

	メリット	デメリット
表面電極	・身体を傷つけない ・簡便	・固有の筋や深層の筋を対象にできない
埋め込み電極	・神経，筋の近くに電極を置くことができる ・固有の筋や深層筋を対象にできる	・感染リスクが大きい ・手術が必要 ・電極がずれたときの修正に手術が必要

(日髙正巳ほか編：15 レクチャーシリーズ 理学療法テキスト．物理療法学・実習．中山書店：2014．p.136[1])

12 電気刺激療法（3） 機能的電気刺激療法，バイオフィードバック療法

周波数を 15 Hz 以下にすると振動として身体が動き，滑らかな動きができないので注意する．また，周波数を上げることで収縮力が強くなるため，筋疲労も考慮する．

(4) 刺激強度

目的とした運動が遂行できる強度が必要である．電気刺激により関節運動を伴うような筋収縮を得るには，疾患の有無にかかわらず高い刺激強度が必要となる．皮膚や組織への影響が大きくなるため，疼痛や刺激前後の皮膚の状態，筋疲労などに十分に注意する．刺激強度は，電極と対象とする神経および筋の距離で決定する．埋め込み電極は，最大 –15 V（ボルト）程度で，表面電極は，肥満度や皮膚からの筋や神経の深さによるが，–20〜100 V が必要とされる．

(5) トリガー刺激

FES では，電気刺激を用いて機能を再建する．機能を再建するためのトリガー刺激は，再建する動作の特徴を把握して決定する．上肢の場合は，残存機能部位である関節の運動や筋活動，呼吸，音声などをトリガーとする．下肢の場合，同様のトリガーを設定するが，動作時であれば体重移動によるセンサーや補装具（杖など）への荷重をトリガーとして使用することがある．

脊髄損傷患者の移乗動作の再建などを目的として FES を活用する場合には，患者自身の動作ではなく，随意的な動作が可能な部位にトリガーの設置やスイッチを操作する介護者のペースでコントロールする．そして，FES を用いて患者が体重を下肢で支持できるように刺激することで，移乗時の介助量の軽減につなげることができる．また，患者が自立して行う場合には，端座位から体幹を前傾させ，重心が殿部から両足部の基底面内に移動した後でスイッチがオンになるように設定すると，下肢の伸展を促通できる．

6) 上肢機能の再建

上肢への FES では，$C_5 \cdot C_6$ レベルの脊髄損傷患者の上肢機能の再建が注目されている．$C_5 \cdot C_6$ レベルの損傷の場合，肩関節の機能的運動が可能であるが，肘関節と手関節には一部麻痺が残存する．手の把持動作が可能になると ADL がある程度自立できる．FES では，片麻痺の場合と同様，随意的な活動（残存機能部位である筋，肩や肘関節などの関節運動，音声など）をトリガーとして，指の伸筋に FES による電気刺激を与えることで，手を開く動作が可能となる．母指伸筋群への刺激で，開く動作をさらに完全なものにする場合もある．このように，FES では，母指の動作を含めた片手での把持動作の機能の獲得を目的としている．

7) 下肢機能の再建

末梢神経損傷による腓骨神経麻痺の場合，鶏歩を呈する．この歩行では，FES によって総腓骨神経を遊脚相で刺激することで，足関節の背屈を誘発することができる．これにより，爪先が地面に引っかからなくなる．その構造は，センサーを足尖部と踵部に付け，足尖部が地面から離れるとオンになり，踵部が接地するとオフになるよう設定することで，歩行時の足関節の背屈が適切なタイミングで誘発され，スムーズな歩行を確立することができる（図3[1]参照）．

FES による電気刺激では，患者の意図したタイミングではなく，プログラミングされたタイミングで筋収縮を行う．したがって，FES のプログラムを完成させるだけでなく，FES を用いて行う動作に慣れることも，スムーズな動作を確立するための治療に含まれる．逆に，動作に慣れることによって電気刺激のタイミングを見直す必要が生じることがあるため，定期的に動作を評価する．

ここがポイント！
FES によって立ち上がりの補助や，殿部の筋量の維持をすることは，車椅子座位によって生じる褥瘡予防の観点からも非常に重要である．

MEMO
センサーの数や電極の数を増やすことで，複雑な動きが誘発できるが，その分，プログラムが複雑になり，誤作動の原因になりうる．誤作動は事故に直結するため，センサー数を減らして電気刺激のタイミングを遅らせるなど，プログラムをできる限りシンプルにする．

ここがポイント！
タイミングよく刺激を与えるためには，各動作を行う際の筋収縮のタイミングを理解する必要がある．

バイオフィードバック療法
(biofeedback therapy)

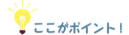
ここがポイント！
バイオフィードバック療法は，患者が集中できる環境で行う．

筋電図 (electromyogram：EMG)

筋電図バイオフィードバック療法
(electromyographic biofeedback therapy)

筋電誘発電気刺激療法
▶ Step up 参照．

MEMO
治療対象となる筋の電極は，感度を高めてノイズを抑えるために，設置部位をアルコール綿で清拭し，皮脂を除去しておく．電極は筋腹中央に貼付し，安定した筋電が導出できるようにサージカルテープなどで固定する．また，アース電極が必要な機器では，アース電極を骨の突出部に設置する．

2. バイオフィードバック療法

　バイオフィードバックとは，生体に生じる生理学的現象を，視覚や聴覚などの知覚可能な信号に変換し，その情報を再び生体に戻す操作をいう．バイオフィードバック療法は，筋活動，脈拍，血圧，体温，関節角度，過重負荷などを視覚や聴覚の感覚刺激に変換することによって，身体操作などを獲得する治療法である．

1) 筋電図バイオフィードバック療法
(1) 治療目的
　筋電図 (EMG) の主な治療目的は，中枢神経疾患後に生じる運動麻痺筋の促通と抑制である．筋の促通の場合には，目的の筋を使用しているかを筋電図により患者にフィードバックする．麻痺による感覚障害の場合，末梢の感覚情報を正しく中枢に伝えられていないため，筋電図を示すことで視覚情報として認知させて正しい筋の使用を学習する．筋の抑制については，痙性や筋緊張の亢進した筋に正しい筋の使い方をフィードバックし，正しい運動を学習することで過剰な緊張を抑制する (図5)．
　筋力増強は，骨・関節疾患などによる筋力の低下に対し，増強したい筋をより収縮させるためにフィードバックする．巧緻性や協調性の改善は，失調症などで主動作筋と拮抗筋が目的にそぐわない収縮をしているときにフィードバックする．主動作筋と拮抗筋が同時収縮しているときや逆に同時収縮が必要なときに，その収縮の仕方を視覚を用いてフィードバックする．また，筋電図バイオフィードバック療法において，電気刺激療法と組み合わせることで治療効果を高めることができる．

(2) 方法
　視覚や聴覚を用いてフィードバックするので，患者が画面を見ることができる視覚の機能，音を聴取できる聴覚の機能を有しているかを事前に確認しておく．さらに，フィードバックされた筋電図信号をもとに，対象となる筋の収縮と弛緩を練習していくため，フィードバックされた情報を理解し，運動を行うことができる認知機能，身体機能を有しているかを事前に確認しておく．患者の理解が重要となるため，十分に説明する．目的の筋に電極を貼付し，視覚刺激によるフィードバックではモニターによる波形に注目させる (図5)．聴覚刺激によるフィードバックでは，筋電図をビープ音などに変換する．
　麻痺筋の促通や筋力増強には，筋活動の閾値を設定し，患者にはそれ以上の筋活動になるよう努力させる．はじめに健側の四肢で経験させ，コツをつかむ練習をするとわかりやすい．痙性筋などの筋緊張の抑制は，運動中，視覚・聴覚刺激がより小さくなるように練習し，目標の閾値以下になるようにフィードバックする．協調性の改善

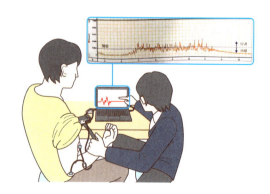

図5　筋電図バイオフィードバック療法

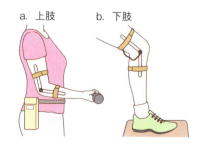

図6　関節角度計バイオフィードバック療法
(日高正巳ほか編：15 レクチャーシリーズ 理学療法テキスト．物理療法学・実習．中山書店；2014．p.139[1])

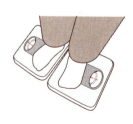

図7　圧バイオフィードバック療法 (体重計を用いた方法)

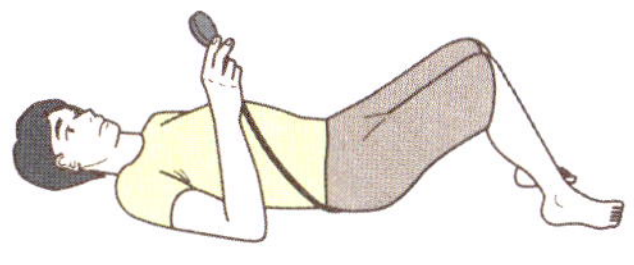

12 電気刺激療法（3）機能的電気刺激療法，バイオフィードバック療法

図8 圧バイオフィードバック療法（脊柱の安定化）

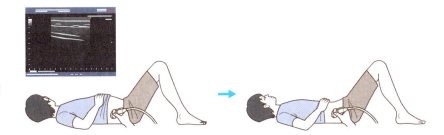

図9 腹横筋に対する超音波エコーによるバイオフィードバック療法
深部筋である腹横筋のトレーニングに超音波エコーを用いて実際に収縮を観察することで正しい筋収縮を促進することができる．

は，主動作筋と拮抗筋に電極を貼付し，筋活動が健側と同じになるように練習する．

2) 関節角度計バイオフィードバック療法

運動中の関節角度を電気信号に変換し，視覚的にフィードバックし（図6)[1]，歩行時の角度を調節する方法である．患者には，目標の角度まで曲げるか，関節運動が起きないよう角度を抑制するなどフィードバックする．

3) 圧バイオフィードバック療法

体重計による荷重量や血圧計による圧力の数値を視覚的にフィードバックする方法である．治療目的は体重負荷や免荷で，立位や歩行時の荷重が不十分な場合や，下肢の手術後などの荷重制限の際に実施する．荷重制限の方法は，体重計などで荷重を目標値まで乗せるように指示し，続いて患者自身で確認し，荷重しすぎないように注意させる（図7）．体重計は安価で簡易であるが，重心移動能力の向上や重心動揺を少なくしたい場合には，床反力計を用いる．運動時に体幹を安定させることができない場合は，脊柱を安定化させる圧バイオフィードバック療法として，脊柱のアライメントを保持したまま四肢を動かす練習をする（図8）．

4) 超音波エコーによるバイオフィードバック療法

超音波エコーの撮影像をリアルタイムに確認し，筋収縮を視覚的にフィードバックしながら行う方法である．表面筋電図では確認できない腹横筋などの深部筋は，超音波エコーを用いてフィードバックする．整形外科領域では運動器リハビリテーションとして，体幹や骨盤の安定化を目的とした体幹筋群のトレーニングが行われている．その安定化に寄与するといわれる体幹筋の深部に位置する腹横筋や多裂筋などの筋収縮を促通する目的で行われる（図9）．超音波エコーによるバイオフィードバック療法においても，電気刺激療法と組み合わせることで運動学習効果を高めることができる．

MEMO
治療対象筋に対して電気刺激により筋収縮を惹起し，実際の筋収縮の感覚を視覚的にフィードバックしながら同時に随意収縮を促すことで運動効果を高めることができる．

■引用文献

1) 金原一宏：電気刺激療法（4）機能的電気刺激療法，バイオフィードバック療法．石川 朗総編集，日髙正巳，玉木 彰責任編集：15レクチャーシリーズ 理学療法テキスト．物理療法学・実習．中山書店；2014．p.135, 136, 139．
2) 半田康延：末梢神経への機能的電気刺激による麻痺肢の機能再建．総合リハ 1988；16（12）：957-64．

■参考文献

1) 網本 和，菅原憲一編：標準理学療法学 専門分野 物理療法学．第5版．医学書院；2020．
2) Cameron MH 原著，渡部一郎訳：EBM 物理療法．原著第4版．医歯薬出版；2015．

実習

1. 機能的電気刺激 (FES)

実習目的
立ち上がり介助の軽減を目的としたFESについて理解する.

準備物品
電気刺激装置 (2チャンネルのもの, 大殿筋を刺激する場合は2台).

手順・リスク管理
①両大腿の内側広筋と, 可能であれば大殿筋のモーターポイントが中央に位置するように, 双極法で電極を貼付する.
②患者役は端座位になり, 全介助にて立ち上がり動作を実施し, 介助量を確認する (図1).
③内側広筋, 大殿筋にそれぞれ電気刺激を実施し, 十分な随意収縮が起こる電流値を確認して設定する.
④患者役は立ち上がりの体幹前傾まで実施し, 離殿したタイミングで電気刺激を与え, 介助しながら立ち上がる.
⑤立位を10秒程度保持したところで刺激を徐々に低下させ, 再び端座位に戻す.

実習課題 1
- 全介助時の介助量と電気刺激を与えた際の介助量の変化を体験する.

> **MEMO**
> **刺激条件**
> パルス持続時間200 μs, 周波数50〜80 Hz, 刺激継続時間20秒程度とする. 刺激強度は徐々に上げていく. 電気刺激を徐々に上げていく必要がある装置の場合は, 装置の操作者を依頼しておく.

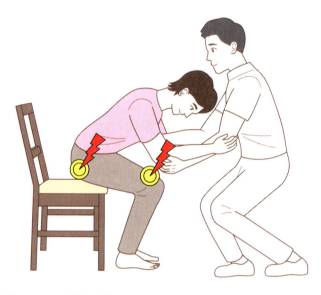

図1 立ち上がり介助

2. 圧バイオフィードバック療法

実習目的
圧バイオフィードバック療法を体験する.

準備物品
平行棒, 体重計, 姿勢鏡.

手順・リスク管理
①患者役に治療について説明する.
②平行棒内で, 足元に体重計を2つ並べて置き, 上肢で平行棒を支持したまま立位と

> **ここがポイント!**
> 視覚, 聴覚など, どの感覚系からのフィードバックにどのような効果を求めるか明確にする.

12　電気刺激療法（3）　機能的電気刺激療法，バイオフィードバック療法

なる．
③左下肢へ指示した荷重量（20％，50％，80％）がかかるように体重移動を行わせる．
④荷重量ごとに，姿勢鏡などを用いて姿勢（重心位置の変化）を確認する．

実習課題 2
- 免荷の程度に伴う姿勢（重心位置）の変化を体験する．

3. 超音波エコーによるバイオフィードバック療法

実習目的
超音波エコーによるバイオフィードバック療法を体験する．

準備物品
超音波エコー装置．

手順・リスク管理
①超音波エコー装置をベッドサイドに置き，電源を入れて観察ができる状態にする．
②超音波エコー装置のプローブを，腹横筋が観察できる位置に配置する（図2a）．
③通常の呼吸時の腹横筋の収縮を確認する．
④腹式呼吸を指導し，腹横筋の収縮の変化を確認する（図2b）．腹横筋の収縮に変化がみられない場合や腹式呼吸ができない場合は，超音波エコー画像を確認しながら収縮を学習する．

> **MEMO**
> 超音波エコー装置が設置されている施設における実習とする．

> **MEMO**
> 腹横筋を超音波エコーで観察するために，プローブは上前腸骨棘と上後腸骨棘の上前腸骨棘側1/3点から頭側へ移動し，肋骨下縁と腸骨稜間の中点で，体幹に短軸になるように当てる[1]．

a. プローブの配置
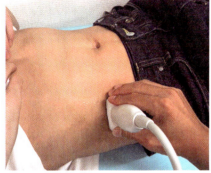

b. 超音波エコー画像
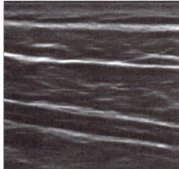
外腹斜筋
内腹斜筋
腹横筋

図2　腹横筋に対する超音波エコーによるバイオフィードバック療法

実習課題 3
- 超音波エコーを用いたバイオフィードバック療法を実際に体験し，動作指導につなげる．

■引用文献
1) Urquhart DM, Barker PJ, et al.：Regional morphology of the transversus abdominis and obliquus internus and externus abdominis muscles. Clin Biomech 2005；20 (3)：233-41.

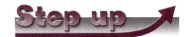

筋電誘発電気刺激療法（ETMS）

　筋電誘発電気刺激（electromyography-triggered neuromuscular stimulation：ETMS）は，随時運動に伴う筋活動を表面筋電図によってとらえ，あらかじめ設定した閾値を超えた場合に電気刺激を行う治療法である（図1，2）．低周波電気刺激療法では，電気的な刺激によって活動するのみであり，筋萎縮の予防効果は期待できるが，随意運動の獲得を目的とするには不十分である．また，機能的電気刺激（FES）のように，運動構築を外部のプログラムによって行った場合には，動作が実施できるようになっても，それはあらかじめプログラミングされた動きであり，随意的な動きとは異なる．この2つの治療法に，筋電図バイオフィードバック療法の要素を組み入れた治療法がETMSである．ETMSは，一般的な低周波電気刺激療法とは異なり，患者には閾値レベルまでの随意収縮が求められる．そして，閾値を超えると電気刺激が行われることで運動を遂行できるようになる．

　ETMSは，脳血管障害後の片麻痺において，上肢機能の回復を中心に使用されている．ETMSを用いて随意収縮を行う最大努力後に麻痺肢が運動することによって，動かそうとする意識と実際の運動感覚の同期を図る．そして，大脳皮質の活性化を図り，運動学習を目指すものである．

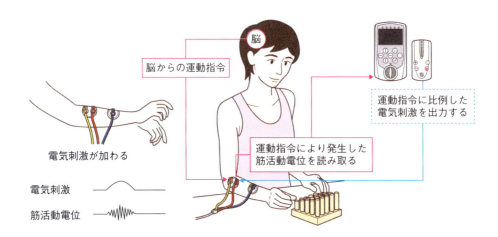

図1　IVES®による筋電誘発電気刺激（動作補助目的）
（オージー技研：IVES®．電気刺激装置/GD-611・GD612）

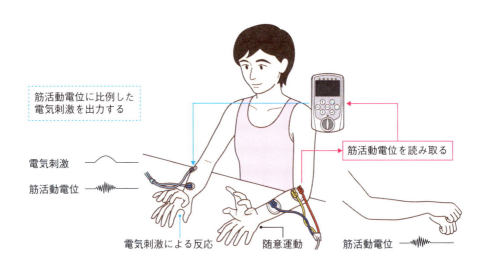

図2　IVES®による筋電誘発電気刺激（動作学習目的）
（オージー技研：IVES®．電気刺激装置/GD-611・GD612）

■参考文献

1）庄本康治編：PT・OTビジュアルテキスト エビデンスから身につける物理療法．第2版．羊土社；2023．

LECTURE 13 牽引療法

到達目標

- 牽引療法の分類を理解する．
- 牽引療法が生体に与える影響と治療目的を理解する．
- 牽引療法による身体組織への作用機序を理解する．
- 牽引療法の適応と禁忌，実施上の注意事項を理解する．
- 牽引療法を健常者に実施し，その効果と身体の変化を確認する（実習）．

この講義を理解するために

この講義では，牽引療法の分類と治療目的を学びます．次に，牽引療法の力学的・生理学的効果を知ることで，牽引療法の作用機序や禁忌を理解し，牽引の設定を的確に実施できる基本的な知識を身につけます．

理学療法で主に用いられる介達牽引による頸椎牽引と腰椎牽引について，実施から効果判定までの流れを学習します．

この講義を学ぶにあたり，以下の項目を学習しておきましょう．

- □ 頸部，腰部の解剖学を復習しておく．
- □ 頸部，腰部の動きにかかわる運動学を復習しておく．
- □ 脊椎に用いる牽引療法にはどのような方法があるのか確認しておく．
- □ 牽引療法の適応となる頸部，腰部の疾患について確認しておく．

講義を終えて確認すること

- □ 牽引療法について，かかわる解剖学，運動学をもとに理解できた．
- □ 患者の症状をもとに，牽引療法の設定ができた．
- □ 頸椎牽引を実施できる技術を身につけられた．
- □ 腰椎牽引を実施できる技術を身につけられた．
- □ 牽引療法の禁忌について理解できた．
- □ 牽引療法を実施し，その効果と身体の変化が確認できた．

講義

直達牽引 (skeletal traction)
介達牽引 (skin traction)

👁 覚えよう！

直達牽引
長管骨ではキルシュナー (Kirschner) 鋼線の挿入, 頭蓋骨にはピンなど (クラッチフィールド〈Crutchfield〉牽引) を挿入し, 牽引力を直接的に骨へ加える方法である.

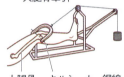

a. 直達牽引による大腿骨牽引
　大腿骨　キルシュナー鋼線

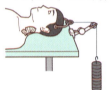

b. 直達牽引によるクラッチフィールド牽引

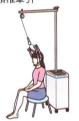

c. 介達牽引による頸椎牽引

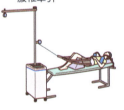

d. 介達牽引による腰椎牽引

図 1　直達牽引と介達牽引

持続牽引 (continuous traction)
間欠牽引 (intermittent traction)

💡 ここがポイント！
牽引療法を実施する際, 脊椎の各分節がどのような状態で痛みを生じているかに注目して評価する.

1. 牽引療法とは

患者の身体に牽引力を加える治療法で, 主に運動器の疾患, 外傷に対して行われる. 伝達方法, 連続性, 力源, 部位により分類される.

1) 伝達方法による分類 (直達牽引, 介達牽引)

牽引力の伝達方法により, 骨への直接的な牽引である直達牽引, 皮膚を介して牽引する介達牽引がある.

直達牽引は, 骨折後の安静化や整復を目的とし, 主に整形外科で医師が実施する. 例として, 長管骨の大腿骨頸部骨折の際, 大腿骨を適切な位置に戻すためのキルシュナー鋼線の挿入 (図 1a) や頸椎の骨折や脱臼の整復のためのクラッチフィールド牽引 (図 1b) があげられる.

介達牽引は, 痛みや神経根症状の緩和を目的とし, 理学療法にてよく用いられる. 頸椎の場合, 頸椎装具 (図 1c) を腰椎では骨盤ベルトを使用して, 皮膚を介して骨に牽引力を加える方法である (図 1d).

2) 連続性による分類 (持続牽引, 間欠牽引)

牽引する時間に基づいて, 持続牽引と間欠牽引に分類される.

持続牽引は, 一定の牽引力を継続的にかけ, 主に急性期の骨折後の安静や整復のために, 病棟のベッド上で用いられる (図 2a).

間欠牽引は, 設定した牽引時間と休止時間を交互に繰り返す (図 2b, c). この方法は, 亜急性期や慢性期の痛みや神経症状の緩和のために用いられる.

3) 力源による分類 (電動牽引, 重錘牽引, 自重牽引)

電動モーターによる電動牽引, 重錘を利用した重錘牽引, 体重を活用した自重牽引などがある. 電動牽引は最も広く用いられており, 電動であるため, 力と時間を自在に設定できる. また, 理学療法士が徒手で行う場合もある.

4) 部位による分類 (頸椎牽引, 腰椎牽引)

理学療法士が行う牽引療法は, 主に介達牽引の頸椎牽引と腰椎牽引である. 臨床では電動牽引装置 (図 1c, d) を用いて, 頸椎牽引は座位, 腰椎牽引は背臥位での施行が主流であったが, 最近ではチルティング機能をもつ装置でのファーラー位での頸椎や腰椎牽引も増えている (図 3).

2. 治療効果・目的

理学療法で実施する牽引療法には, ①椎間関節の離開, ②軟部組織の伸張, ③椎体間の離開, ④筋の弛緩, ⑤関節モビライゼーションの効果があげられる. 治療目的は, 脊椎症や椎間板ヘルニアなど, 脊椎に起因した症状を軽減させることである.

1) 椎間関節の離開

牽引療法を施すと, 関節が離開し, 関節面の圧迫力や椎間孔の狭窄が緩和される. これにより, 関節面や関節構成要素, 脊髄神経根への圧迫が減少し, 関節の炎症や損傷, 神経根の圧迫が緩和する. 頸椎を離開させるためには全体重の約 7%, 腰椎の離開には約 50% の力が必要である.

2) 軟部組織の伸張

牽引療法を実施すると, 筋, 腱, 靱帯, 椎間板などの軟部組織が伸張される. 椎間関節を引き離す持続的な伸張により, 関節の可動性が向上する. 関節面が離開しない状況でも, 関節周囲の軟部組織への刺激により, 椎間関節の可動域の拡大や椎間関節

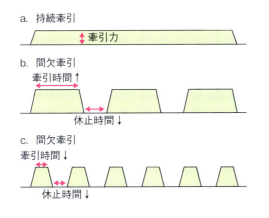

図2 持続牽引と間欠牽引
a：持続牽引．
b：間欠牽引．牽引時間が長く，休止時間が短い．
c：間欠牽引．牽引時間と休止時間とも短い．

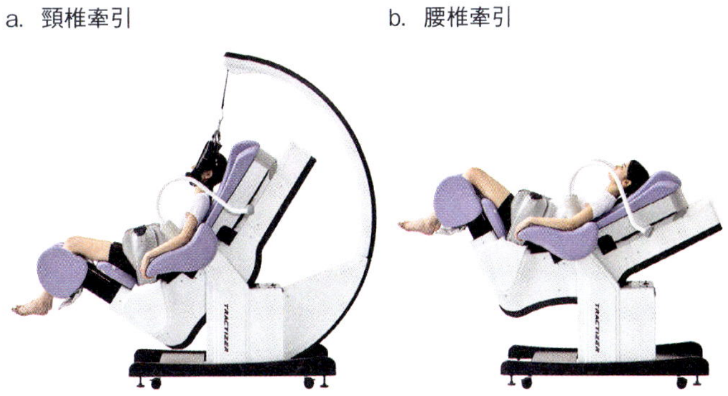

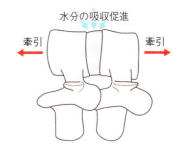

図3 チルティング機能付き電動間欠牽引装置
(写真提供：ミナト医科学株式会社)

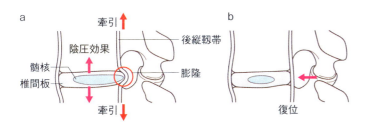

図4 椎間板髄核の復位
牽引(a)することで椎間板腔が拡大して陰圧がかかり，後方へ突出していた椎間板(ヘルニア)が復位(b)し，神経の圧迫が改善する可能性がある．

図5 椎体間の離開による椎間板への水分の吸収促進

面，椎間板，神経根の圧迫の軽減が期待できる．

3) 椎体間の離開

軽度の髄核膨隆に対して牽引療法を施すと，椎間板内圧が低下する．これにより，椎間板の膨隆部分が中心に引き戻される．さらに，牽引により後縦靱帯が緊張し，後方の椎間板が前方に押されて本来の位置へと誘導され，椎間板髄核の復位効果が期待できる(図4)．この動きにより，神経への圧迫が減少する．さらに，椎体間の離開により，椎間板への水分の吸収が促され，椎間板の弾性の改善が期待できる(図5)．

4) 筋の弛緩

牽引による筋の伸長は，筋腱移行部に存在するゴルジ腱器官を活性化させ，α運動ニューロンの活動が抑制される(Ib抑制：図6)．Ib抑制により，伸長された筋の緊張が低下する．さらに，間欠牽引により機械受容器(メカノレセプター)が刺激され，ゲートコントロール理論のはたらきによって痛みが緩和される．

5) 関節モビライゼーション

牽引療法は，関節可動性の向上や関節関連疼痛の軽減を目的とする．関節モビライゼーションは，関節を反復的に動かす治療法で，その効果は牽引の強度に応じて変わる．高強度の牽引では軟部組織が伸張し，関節の可動性が向上するのに対し，低強度の間欠牽引は反復的振動により関節周囲の痛みが軽減する．

関節の可動性が不足または過多の場合を関節機能不全という．関節運動が制限されると，周辺の筋群が萎縮し，関節滑膜の変性，肉芽の形成，コラーゲンの変性が進行する可能性がある．加えて，関節の不動により，浸透圧や濾過機能が妨げられ，椎間

MEMO
頸椎牽引では顎関節に，腰椎牽引では仙腸関節にも力が作用するため，目的としない部位への影響に注意する．

MEMO
Ib抑制
牽引により筋腱に持続的な伸長が加わると，筋腱移行部にあるゴルジ(Golgi)腱器官(受容器)が活動して，求心性の感覚ニューロン(Ib感覚ニューロン)の興奮が起こる．続いて脊髄の抑制性介在ニューロンが興奮して，その後，遠心性の運動ニューロン(α運動ニューロン)を抑制することで，その筋の緊張を下げる．

調べてみよう
ゲートコントロール理論について，そのしくみと治療応用を考えてみよう．低強度であっても効果がみられる背景には，ゲートコントロール理論によるメカニズムが関与している．
▶ Lecture 11 参照．

図6 Ib抑制による筋緊張の低下

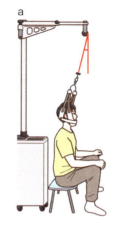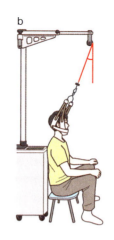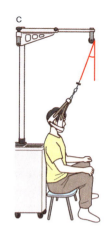

図7 頸椎牽引の角度の設定
a：上位頸椎が0〜15度．b：中位頸椎が15〜30度．c：下位頸椎約30〜40度．

板を含む部位の栄養供給が不足する．したがって，関節の可動性を正常に戻すことで，これらの問題の緩和が期待できる．

3. 実施方法

1) 牽引の肢位と方向

介達牽引による頸椎牽引と腰椎牽引の実施においては，理学療法士が牽引角度や牽引力を決定する場合がある．頸椎と腰椎には生理的な前彎があるため，この前彎を減少させる方向に牽引することで脊椎後方の離開が効果的に行える．

(1) 頸椎牽引

主に端座位で行うので，座り方に注意する．患者にはリラックスできる姿勢で座るよう指導し，そのうえで矢状面における頸部の彎曲を確認する．円背や頸椎のアライメント異常がみられる場合は，特に注意する．

頸椎牽引の方向は，治療対象の頸椎高位に応じて頭部の真上から前方へ向けて調整する．頸部の角度は，上位頸椎0〜15度，中位頸椎15〜30度，下位頸椎30〜40度になるよう調整し牽引する[1]（図7）．頸部の角度は，滑車のアームを伸ばすことや，患者の座る位置や姿勢を変えることで調整する．牽引角度の増加により体幹が前傾する場合，適切な角度を確保するために体幹を固定することもある．しかし，チルティング機能をもつ装置を使用することにより，体幹を固定することなく必要な牽引角度を保持できる．近年では，ファーラー位で頸椎牽引を実施できる機器も普及している（図3参照）．

(2) 腰椎牽引

背臥位で，下肢の方向へ骨盤を牽引する．牽引の角度は，治療対象とする腰椎の高位に応じて，股関節の屈曲角度に調整する．股関節を屈曲させるために，膝窩部に三角枕を配置したり，下腿部を台上にのせたりして角度を調整する．股関節を伸展した状態で腰椎牽引を行うと，牽引の力線が大転子の前方に位置し，これが腰椎の前彎を増加させる要因となる．腰椎牽引を実施する際，腰椎の前彎が増加しないように注意しつつ施術を進める．

牽引の目的となる腰椎の高位によって，股関節の屈曲角度は図8のように設定する．第3腰椎から第4腰椎（L_3〜L_4）は75〜90度，第4腰椎から第5腰椎（L_4〜L_5）は60〜75度，第5腰椎から第1仙椎（L_5〜S_1）は45〜60度とすることが推奨されている[2]．

また，牽引方向を牽引肢位と合わせて調整する．長軸方向の牽引を行った場合（図

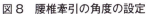
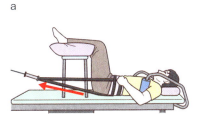
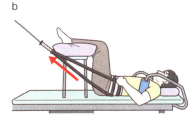

図9 牽引方向の調整
a：長軸方向（尾方）に牽引すると椎体間の離開を促す．b：直軸方向（尾方）に屈曲方向の牽引を加えると，椎間孔の拡大，椎間関節のすべり，脊椎後方軟部組織の伸張を促す．

図8 腰椎牽引の角度の設定
a：第3腰椎～第4腰椎，股関節75～90度屈曲位．
b：第4腰椎～第5腰椎，股関節60～75度屈曲位．
c：第5腰椎～第1仙椎，股関節45～60度屈曲位．

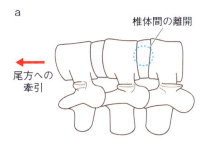
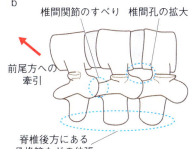

図10 牽引方向による作用の違い
a：長軸方向（尾方）への牽引による作用．b：長軸かつ屈曲方向（前尾方）への牽引による作用．

9a），椎体間が離開し，椎間板髄核の復位や椎間板への水分の吸収促進に効果的である（**図5，10a**）．一方で，長軸方向に屈曲方向の牽引を加えた場合（**図9b**），椎間孔の拡大による神経根圧迫の軽減や脊椎後方にある骨格筋などの軟部組織の伸張を促す（**図10b**）．患者の症状に応じて牽引方向を選択する．

2) 牽引力

(1) 頸椎牽引

牽引力は，頭部の重量と頸椎傍脊柱筋の緊張をもとに設定する．人間の頭部の重量は約5kgで，この重量に相当する牽引により，頭部を支える筋肉のリラクセーション効果が生じる．

筋スパズムの軽減や軟部組織の伸張を目的とする場合は，5～8kgの牽引力が必要である．椎間関節の離開を図る場合，それ以上の強い牽引力が求められるが，頸部の筋や関節の損傷を考慮し，13.5kg（あるいは体重の20％）を超える力での牽引は避ける．

(2) 腰椎牽引

牽引力は，腰痛部位の周囲筋群の筋緊張，下半身の重さ，床面の摩擦力を考慮して設定する．

筋スパズムの軽減や軟部組織の伸張のためには，体重の1/4～1/3程度の牽引力が必要である．一方，椎間板脱出の整復を得るには強い牽引力が必要となる．椎間関節の離開を目的とする場合は，22.5kg以上の牽引力が必要であり，体重の1/2以下の牽引力で椎間関節の圧迫除去の効果が確認されている[4]．体重の20～50％の範囲で，患者の状態に応じて牽引力を調整することが推奨される．

(3) 牽引力設定の留意点

効果だけでなく，安全性も考慮して牽引力を設定する．弱い牽引力から始め，筋の

覚えよう！
頸椎牽引の牽引力は，体重の1/10～1/15で開始し1/5程度まで，腰椎牽引の牽引力は体重の1/5で開始し1/2までとする．

MEMO
持続牽引の研究[3]では，13.6kgと22.6kgの間で有意な差が認められていないため，初回の牽引では3～4kgの軽い力から始め，患者の反応をみながら，1～2kgずつ増やし，おおむね7～13kgの範囲で調整するとよい．

MEMO
体重の20％，40％，50％の間欠牽引を実施した研究では，20％と40％の牽引力で関節可動域の改善が確認されたが，50％での改善は認められなかった[5]．

気をつけよう！
繰り返される刺激に対して，徐々に反応性が増大し，中枢神経系における痛覚過敏を誘発する神経信号が拡大される中枢性感作を発症することがある．本来は痛みと感じない刺激でも，短い感覚で反復して刺激すると痛み刺激に変化する現象（wind up現象）が知られており，腰痛患者において中枢性感作の影響が報告されている．こうした痛みを訴える場合には中枢性感作が生じている可能性を考慮する．

MEMO
臨床では牽引力を強めに設定する傾向があるが，強い牽引力にエビデンスはないため，効果が得られない場合は牽引時間や牽引姿勢の修正を試みるとよい．

MEMO
牽引時間と休止時間の比率をデューティ比あるいはデューティサイクル（duty cycle）とよぶ．

覚えよう！
安全スイッチの作動
- 牽引中に痛みが出現したとき．
- 異常感覚が出現したとき．
- めまい，悪心を感じたとき．

防御性収縮や症状が悪化しないよう，効果が確認できるレベルへと段階的に増やす．軟部組織の伸張性と牽引力との関係では，筋，関節包，靱帯の順に伸張率が低く，それに伴い徐々に強い牽引力が必要となる．これらの情報をもとに，牽引力の設定と期待される効果を適切に判断する．

3）牽引時間と休止時間

間欠牽引は，秒単位で牽引時間と休止時間を設定して交互に行う．時間は，疾患や症状に応じて設定する．椎間板を治療対象にする場合には，牽引時間を長く，休止時間を短くする（牽引時間：休止時間＝3：1＝60秒：20秒）．また，椎間関節の離開や筋スパズムの軽減を図る場合には，短い牽引時間と同程度の休止時間に設定する（牽引時間：休止時間＝1〜2：1＝10〜20秒：10秒）．

ヘルニア様症状の場合の牽引の総時間は10分以内がよく，初回は3〜5分とする．一般的に，椎間関節の問題を対象とする際は25分以内，筋のリラクセーションを目的とする場合は20〜25分とする．

4）治療効果の確認と検討

牽引療法を実施後，症状が悪化している場合，牽引の方向や強度に問題がないか再評価する．治療効果が確認された場合，治療の頻度は毎日，期間は4〜5週とする．治療効果は多くは1か月以内に現れるが，効果が感じられない場合，主治医とともに治療方針，中止を含めて再検討する．効果が即時に現れたとしても，2〜3か月を超える長期の持続効果が期待できないケースもあり，定期的な診察を受けることが必要である．

4．リスク管理

治療開始前に，患者にオリエンテーションを行う．最初に，牽引療法の目的，姿勢，そして牽引時の感覚について説明する．続いて，牽引時間や休止時間を示し，痛み，しびれ，または気分の変調を感じた際には，安全スイッチを使用すること，その方法について伝える．安全スイッチは，頸椎牽引での頸部や上肢の痛み，腰椎牽引での腰や下肢の痛みが生じた際や，指先の異常感覚，めまい，悪心が生じたときにも使用する．患者が治療中に安全スイッチを押した場合，牽引装置は牽引を即座に停止し，牽引力がゼロに戻る．その後，装置が静止していることを確認し，患者の状態を評価する．治療中は，患者にリラックスするよう促し，動かないように指導する．

5．適応と禁忌

1）適応

頸椎牽引は，頸椎椎間板ヘルニア，椎間板変性症，頸部脊椎症，頸肩腕症候群，肩・上肢・肩甲間部・傍脊柱部の筋痛やこわばりなどが適応となる．

腰椎牽引は，仙腸部のヘルニア，椎間板変性症，椎間関節障害，変形性脊椎症などによる腰痛や坐骨神経痛，腰部のこわばりなどが適応となる．ただし，一般的に椎間板ヘルニアなどの急性期は安静臥床が第一選択である．

2）禁忌

悪性腫瘍，脊椎カリエス，化膿性脊椎炎，骨軟化症，外傷に由来する症状の急性期，全身の感染症，脊椎分離症，重篤な心臓疾患および肺疾患，すべり症，高齢者で著明な骨粗鬆症，強直性脊椎炎，重篤な関節リウマチ，妊婦などが禁忌となる．

6. 手順

1) 頸椎間欠牽引

①患者を牽引用の椅子に座らせる．
②軽くあごを引いてもらい，頸椎牽引用装具を左右対称に取り付ける（図11）．眼鏡をかけている場合は外す．
③患者の姿勢を整え（図12），滑車の位置を調整し，治療部位の高位に合わせて頸椎の角度を調整する（図7参照）．
④牽引力を設定する（事前に体重を測定しておく）．
⑤牽引時間と休止時間，治療時間を設定する．
⑥患者に安全スイッチをわたし，非常時の対応を説明する．
⑦患者に治療開始を伝え，牽引を開始する．
⑧適宜，患者の様子を観察し，装具に緩みやずれがないか，牽引条件が適切か確認する．
⑨牽引後，装具を外し，症状の変化を問診して次回の牽引条件の設定に役立てる．

2) 腰椎間欠牽引

①骨盤ベルトを左右対称に装着する（図13）．
②牽引ベッドのスライドが固定されていることを確認し，患者をベッドに臥床させ，安楽な肢位をとらせる．
③腋窩ベルトを装着する．
④牽引ワイヤーを骨盤ベルトに固定する．
⑤治療部位の高位に合わせて，三角枕などを使い，股関節の屈曲角度を調整する（図8参照）．

> **気をつけよう！**
> 牽引装具は骨の形状に合うように作られているため，装着位置が上すぎたり，回転してずれたりすると，患者は不快感や痛みを感じる．その状況ではリラックスできず，牽引療法の適切な効果は得られない．

> **気をつけよう！**
> ベッドに寝る際，患者は牽引装具により股関節を屈曲しづらくなっており，後方に転倒しやすいので注意する．

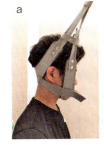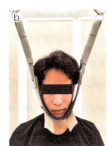

図11 頸椎牽引装具の装着

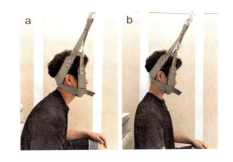

図12 頸椎牽引時の不良姿勢（a）と良姿勢（b）
a：上位頸椎を伸展した不良姿勢，b：上位頸椎を屈曲した良姿勢．

a. 不適切な装着　　　　　　　　　　　　　　b. 適切な装着

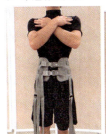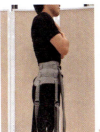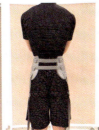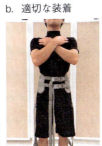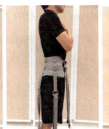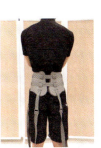

図13 腰椎牽引装置の装着
a：不適切な装着．装具が前方に位置しているため，牽引時に腰椎前彎が増強する．
b：適切な装着．装具が後方に位置し，腰椎が後彎するように牽引されるため，適切な治療効果が得られる．

⑥牽引力を設定する．
⑦牽引時間と休止時間，治療時間を設定する．
⑧患者に安全スイッチをわたし，非常時の対応を説明する．
⑨患者に治療開始を伝え，牽引を開始する．
⑩適宜，患者の様子を観察し，骨盤ベルトに緩みやずれがないか，治療条件が適切か確認する．
⑪牽引療法後，ベッドをもとの位置にゆっくりと戻してスライドをロックし，牽引ワイヤーと骨盤ベルトを外す．
⑫症状の変化を問診し，次回の牽引条件の設定に役立てる．

7. 実施上の注意事項

　頸椎牽引において，頸椎牽引装具が下顎部に負荷を与えるため，治療後は顎関節や歯列に問題が生じていないか確認する．牽引中に頸部や顎関節を動かすと，牽引方向が変わる原因となるため，患者への声かけは慎重に行う．

　牽引療法には，牽引力と反対方向の対抗する力（対抗牽引）が必要である．頸椎牽引では体重がこの役目を果たすが，腰椎牽引では対抗牽引を腋窩で実施し，身体がずれないように腋窩から上方への牽引力を加える．

　安全に牽引療法を実施するうえで，牽引装置の点検は，非常に重要である．設定された牽引力であるかを確認するため，ワイヤーにバネ秤を取り付けて，牽引力を定期的に測定する．

気をつけよう！
長時間にわたる，あるいは強力な腰椎牽引は肩関節に影響を及ぼす可能性が考えられるため，肩関節の状態も定期的に確認する．

■引用文献

1) 伊藤不二夫，木山喬博：頸椎間歇牽引における角度因子．総合リハ 1985；13（3）：213-8．
2) Burke G：Passive motion device for soft tissue management. Behrens BJ, Michlovitz SL. eds.：Taction, Physical Agents：Theory and Practice for the Physical Therapist Assistant. F A Davis；1996. p.159-83.
3) Colachis SC Jr, Strohm BR：Cervical traction：relationship of traction time to varied tractive force with constant angle of pull. Arch Phys Med Rehabil 1965；46（12）：815-9.
4) Cameron MH：Physical Agents in Rehabilitation：From Research to Practice. 2nd edition. Saunders；2003. p.307-40.
5) 菅原 仁，金原 一宏：腰椎機械牽引療法による関節可動性増加のための適切な牽引力の検討．浜松リハ研会学誌 2006；1：25-30．

■参考文献

1) 金原一宏：牽引療法．石川 朗総編集，日髙正巳，玉木 彰責任編集：15 レクチャーシリーズ 理学療法テキスト．物理療法学・実習．中山書店；2014. p.143-52．
2) 菅原 仁：牽引療法．烏野 大，川村博文編著：最新理学療法学講座 物理療法学．医歯薬出版；2021. p.163-72．
3) 箕島佑太：牽引療法．庄本康治編：PT・OT ビジュアルテキスト エビデンスから身につける物理療法．第2版．羊土社；2023. p.301-11．

実習

1. 腰椎牽引

実習目的

患者役に腰椎牽引を実施し，臨床への応用やリスク管理について理解する．
自身で腰椎牽引を体験する．

準備物品

腰椎牽引装具・機器，メジャー，ゴニオメータ．

手順・リスク管理

①牽引装具を装着する．
②背臥位となり，股関節の屈曲角度45度，牽引力を体重の1/5として10分実施する．股関節の屈曲角度や牽引力を変更して，牽引されている感覚や牽引される部位の違いを比較する．
③実施の前後に，指床間距離（FFD），下肢伸展挙上（SLR）を評価し，牽引療法の効果について検討する（図1）．

実習課題 1

- 牽引角度や牽引力の違いが生体に及ぼす影響として，腰椎牽引の前後での下肢の伸張性の変化を観察する．
- 腰椎牽引が対象となる疾患を想定し，臨床への応用について検討する．

a. 指床間距離（FFD）

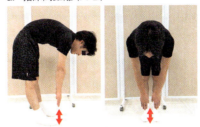

b. 下肢伸展挙上（SLR）

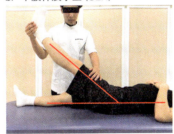

図1 指床間距離（FFD）と下肢伸展挙上（SLR）
a：膝を曲げないように体幹を前屈させ，上肢を前に下垂させる．下垂した指先と床の距離をメジャーで計測する．
b：膝を伸展したまま下肢を挙上させ，股関節の屈曲角度を計測する．

MEMO

股関節の屈曲角度を「45度→60度→75度」に変更する．牽引力を体重の1/5から開始し，1/2までの範囲に変更する．

指床間距離（finger floor distance：FFD）
下肢伸展挙上（straight leg raising：SLR）

ここがポイント！

SLRを評価する際には，角度だけでなく筋緊張なども観察する．

2. 頸椎牽引

実習目的

患者役に頸椎牽引を実施し，臨床への応用やリスク管理について理解する．
自身で頸椎牽引を体験する．

準備物品

頸椎牽引装具・機器，メジャー，ゴニオメータ．

手順・リスク管理

①牽引装具を装着する．
②座位となり，頸椎の屈曲角度を0度，牽引力を体重の1/10として10分実施する．頸椎の屈曲角度や牽引力を変更して，牽引されている感覚を比較する．
③実施前後に，頸部の関節可動域を評価し，牽引療法の効果について検討する．

実習課題 2

- 牽引角度や牽引力の違いが生体に及ぼす影響として，頸椎牽引の前後での頸部の関節可動域の変化を評価する．
- 頸椎牽引が対象となる疾患を想定し，臨床への応用について検討する．

MEMO

頸椎の屈曲角度を「0度→15度→30度」に変更する．牽引力を体重の1/10から開始し，1/5程度までに変更する．

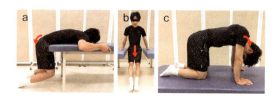
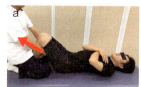
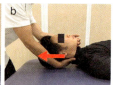

図2　自重牽引
a：上前腸骨棘をベッドの縁にかけるような姿勢をとり，下半身の力を抜き，自重で腰椎を牽引する．
b：両肘関節をロッキングさせ，下半身の力を抜き，自重で腰椎を牽引する．
c：四つ這い位になり，頭部を下垂させる姿勢をとり，頸部の力を抜き，自重で頸椎を牽引する．

図3　徒手牽引
a：腰椎の徒手牽引．下腿近位部を両手で保持し，理学療法士自身の身体を後方に倒すようにして理学療法士側（矢印の方向）に牽引する．
b：頸椎の徒手牽引．左上肢で下顎を後方に引くように誘導しながら，理学療法士側（矢印の方向）へ牽引する．

3. 自重牽引と徒手牽引の比較

実習目的
牽引機器以外の牽引力として，自重ならびに徒手を用いた牽引の手順を確認し，臨床への応用やリスク管理について理解する．

準備物品
ベッド，枕，タオル．

手順・リスク管理
①自重牽引は，図2のような姿勢となる．
②徒手牽引は，図3のように背臥位となり，膝を立て下腿近位部を理学療法士側（矢印の方向）に引く．この際，理学療法士役の体重を利用する．

実習課題3
● 自重牽引と徒手牽引と，機械による牽引との違いを観察する．
● 臨床への応用やリスク管理について検討する．

4. 牽引療法施行前後の疼痛評価

実習目的
腰痛患者を想定し，腰椎牽引の前後で適切に疼痛評価を実施できる能力を養う．具体的には，腰椎JOAスコア，VAS，NRSを用いて，牽引療法前後で疼痛評価を行い，その手順や注意点を確認する．また，臨床における応用方法について理解を深める．

準備物品
腰椎牽引装具・機器，疼痛評価表（腰椎JOAスコア，VAS，NRSなど）．

手順・リスク管理
①腰痛患者を想定して牽引療法を実施する．
②牽引前に，疼痛評価を行い患者役の疼痛レベルを評価する．
③牽引装具を装着し，背臥位で股関節屈曲角度45度，牽引力を体重の1/5として10分実施する．
④牽引中や牽引後のリスク管理を徹底する．
⑤実施後に再度，疼痛評価を行い，その変化を確認する．

実習課題4
● 患者役への疼痛評価をとおして，疼痛評価の実施手順や注意点を確認する．
● 腰椎牽引がどのように痛みを軽減するかを考察し，実際の治療にどのように応用できるかを検討する．

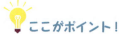

ここがポイント！
徒手牽引は，殿部が離床することで，患者の自重を使い，腰部を牽引することができる．

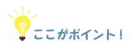

ここがポイント！
OSCE (Objective, Structured, Clinical, Examination) での重点事項
● 患者への説明（禁忌事項の確認）．
● 牽引装具の適切な設置．
● 牽引力と牽引時間の設定．
● 股関節の屈曲角度の設定．
● 安全スイッチの説明．
● 患者への配慮．

腰椎椎間板ヘルニアに対する牽引療法の実践
▶ Step up 参照

JOAスコア（日本整形外科学会腰痛疾患治療成績判定基準）
VAS (Visual Analogue Scale；視覚的アナログスケール)
NRS (Numerical Rating Scale；数値評価スケール)

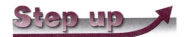

1. 腰椎椎間板ヘルニアに対する牽引療法の実践

次の症例について，どのように腰椎牽引を行うか検討してみよう．

症例は，36歳，男性，身長170 cm，体重80 kg．腰椎椎間板ヘルニアの診断で理学療法の適応となった．主訴は，腰部の痛みと左殿部から大腿後面に慢性的な軽度の痛みと，20分程度の座位保持により左下肢後面に放散痛が出現することである．

理学療法評価の結果，下肢伸展挙上（SLR）テストでは，右は陰性，左は陽性，大腿神経伸張テストは両側ともに陰性であった．徒手筋力検査（MMT）においては，左下肢の筋力低下（大腿四頭筋5，前脛骨筋と長母指伸筋5，長母指屈筋と長指屈筋4，下腿三頭筋4）が認められた．感覚検査では，左小趾側に感覚鈍麻（6/10）が認められた．

治療目標は，左腰部の持続的な痛みと，端座位時の左下肢後面の放散痛の改善である．

【課題1．理学療法評価】
- 筋力低下のある筋の損傷レベル（髄節）と感覚障害の損傷レベルはそれぞれどこか？
- 障害されている神経根のレベルはどこか？

【課題2．適応と手段】
- 牽引療法の適応があるかを判断する．
- 適応がある場合，牽引療法の手段（電動牽引，重錘牽引，自重牽引）を選択する．

【課題3．設定】
- 課題2で選択した牽引療法の設定を検討する．
  例：牽引時間・休止時間（デューティ比），治療時間，牽引の方向，治療姿勢．

2. 腰椎疾患治療に関する診療ガイドライン

1）腰椎椎間板ヘルニア診療ガイドライン

腰椎椎間板ヘルニアに対する治療指針は，2021年に日本整形外科学会により発行された『腰椎椎間板ヘルニア診療ガイドライン2021（改訂第3版）』[1]に記されている（図1）[1]．牽引療法は，腰椎椎間板ヘルニアに対する疼痛緩和および日常生活動作の改善を目的とし，腰椎を牽引することでヘルニアによる神経組織への持続的な圧迫を軽減し，脊柱周囲の拘縮した筋組織を伸張させることによる疼痛軽減や機能回復を期待するものである．しかし，腰椎椎間板ヘルニア患者に対する牽引療法やその他の療法の直接的な有効性を示すプラセボ対照のランダム化比較試験（RCT）が確認されなかったため，システマティックレビューの実施は困難であり，プラセボのみならず，他の保存的治療法や手術療法と比較した臨床研究の必要性も議論されている．以上のように，牽引療法は，運動療法，超音波療法，コルセットといった他の保存的治療法と同様に，腰椎椎間板ヘルニアへの有効性が十分に実証されているとはいえず，現時点でその治療効果は限定的であると考えられている．

Future Research Question 1
理学療法や代替療法は有用か

推奨文
腰椎椎間板ヘルニアの治療における理学療法や代替療法の効果は限定的である

療法	推奨度	合意率	エビデンスの強さ
運動療法	推奨なし	100%	D
牽引療法	推奨なし	100%	D
超音波療法	推奨なし	100%	D
コルセット	推奨なし	100%	D

エビデンスの強さ

A（強い）	効果の推定値に強く確信がある
B（中程度）	効果の推定値に中程度の確信がある
C（弱い）	効果の推定値に対する確信は限定的である
D（非常に弱い）	効果の推定値がほとんど確信できない

図1 腰椎椎間板ヘルニア治療における理学療法の推奨度
（日本整形外科学会編：腰椎椎間板ヘルニア診療ガイドライン2021．改訂第3版．南江堂；2021．p.60[1]）

Clinical Question 3
腰痛の治療として物理・装具療法は有用か．

推奨文	推奨度	合意率	エビデンスの強さ
腰痛の治療に対する物理・装具療法の中には有用なものも存在する．しかし，高品質な研究は少なく，推奨される治療法は限定的である．以下に各治療法のエビデンスの強さと推奨度を示す．			
牽引療法	2	90%	C
超音波療法	2	80%	C
TENS	2	70%	C
温熱治療	2	100%	C
腰椎サポート（コルセット）	2	80%	C

エビデンスの強さ

A（強）	効果の推定値に強く確信がある
B（中）	効果の推定値に中程度の確信がある
C（弱）	効果の推定値に対する確信は限定的である
D（とても弱い）	効果の推定値がほとんど確信できない

推奨の強さ
1. 行うことを強く推奨する
2. 行うことを弱く推奨する（提案する）
3. 行わないことを弱く推奨する（提案する）
4. 行わないことを強く推奨する

図2 腰痛の治療における物理療法の推奨度
TENS：経皮的電気神経刺激
（日本整形外科学会編：腰痛診療ガイドライン2019．改訂第2版．南江堂；2019．p.6, 45[2]）

2）腰痛診療ガイドライン

　腰痛に対する治療指針については，2019年に日本整形外科学会による『腰痛診療ガイドライン2019（改訂第2版）』[2]が発行されている．そのなかには，牽引療法を含む物理療法に関する治療指針が示されている（図2）[2]．

　現在のところ，腰痛や坐骨神経痛に対する牽引療法を推薦する明確なエビデンスは少ない．いくつかの観察研究で痛みの軽減や早期の機能回復が示唆されてはいるが，その証拠となる大規模RCTは十分に行われていない．さらに，さまざまな研究結果を統合したメタアナリシスの結果からも，牽引療法がプラセボや偽治療よりも腰痛や坐骨神経痛の症状を改善する証拠は確認されていないのが実情である．

　牽引療法は，多くのリハビリテーション施設や病院で広く用いられているものの，現状ではその効果の明確なエビデンスが不足しており，有効性を正確に評価するにはさらなる信頼性の高い研究が必要とされている．今後，腰椎椎間板ヘルニアや腰痛に対する牽引療法の効果を立証するための大規模かつ高品質なRCTの実施が求められ，より科学的なエビデンスの蓄積が重要と考える．

■引用文献

1) 日本整形外科学会診療ガイドライン委員会，腰椎椎間板ヘルニア診療ガイドライン策定委員会編：腰椎椎間板ヘルニア診療ガイドライン2021．改訂第3版．南江堂；2021．p.60．
2) 日本整形外科学会診療ガイドライン委員会，腰痛診療ガイドライン策定委員会編：腰痛診療ガイドライン2019．改訂第2版．南江堂；2019．p.6, 45．

■参考文献

1) 金原一宏：牽引療法．石川 朗総編集，日髙正巳，玉木 彰責任編集：15レクチャーシリーズ 理学療法テキスト．物理療法学・実習．中山書店；2014．p.143-52．
2) 菅原 仁：牽引療法．烏野 大，川村博文編著：最新理学療法学講座 物理療法学．医歯薬出版；2021．p.163-72．
3) 箕島佑太：牽引療法．庄本康治編：PT・OTビジュアルテキスト エビデンスから身につける物理療法．第2版．羊土社；2023．p.301-11．

LECTURE 14 マッサージ療法

到達目標

- 浮腫と遅発性筋痛について理解する.
- マッサージ療法の基本的な手技を理解する.
- 自動的マッサージ機の使い方を理解し,種々の障害に対する最適な治療機器を選択する.
- マッサージ療法の効果を理解し,正確に評価する.
- マッサージ療法による浮腫の軽減,遅発性筋痛の軽減,運動パフォーマンスの回復に及ぼす効果を確認する(実習).

この講義を理解するために

浮腫や遅発性筋痛の予防や改善,深部静脈血栓症の予防に対して,さまざまなマッサージ療法が実施されています.徒手的マッサージだけでなく,バイブレーションマッサージ,ウォータージェット付き水中マッサージ,間欠的圧迫ポンプによる圧迫マッサージなど,その方法は多岐にわたります.種々の障害に対する最適なマッサージ療法を選択し,安全に実施するには,マッサージ療法による効果を十分に理解しておく必要があります.

この講義を学ぶにあたり,以下の項目を学習しておきましょう.

☐ 脈管系に関する解剖学と生理学について学習しておく.
☐ 骨格筋に関する解剖学と生理学について学習しておく.
☐ 浮腫と遅発性筋痛に関する病理学について学習しておく.

講義を終えて確認すること

☐ 浮腫と遅発性筋痛の病理について理解できた.
☐ 軽擦法,揉捏法,強擦法,叩打法,振戦法,圧迫法の違いが理解できた.
☐ 自動的マッサージの種類と機器の使用手順が理解できた.
☐ 徒手的マッサージ,圧迫マッサージ,バイブレーションマッサージを実施した場合の変化が確認できた.

講義

マッサージ療法（massotherapy）

1. マッサージ療法とは

「理学療法士及び作業療法士法」(1965年公布)において，理学療法とは，「身体に障害のある者に対し，主としてその基本的動作能力の回復を図るため，治療体操その他の運動を行なわせ，及び電気刺激，マッサージ，温熱その他の物理的手段を加えること」をいう．理学療法士がマッサージを実施する場合，医師の指示のもとに，理学療法における一つの手段として行うことができる．

マッサージ療法は，健康や満足感を得るために，身体に対してリズミカルに圧迫したりさすったりする機械的な操作であり，準備運動，運動後の回復促進，損傷後のリハビリテーションにおいて実施される．また，即時的な機能回復を促進することで，運動パフォーマンスの改善に導くことが目的である．理学療法士が実施するマッサージ療法は，主に浮腫と遅発性筋痛による機能障害を対象とする．

2. 適応

浮腫（edema）

1) 浮腫

浮腫は，細胞外液が通常と比較して増加した状態であり，四肢や顔面の腫れとして確認される．

(1) 動脈と静脈，平滑筋の構造

動脈と静脈を組織学的に比較した場合，静脈の径は同一部位の動脈よりも大きい（図1）．また，血管壁に存在する平滑筋は，動脈において豊富で，静脈では乏しくなる．よって，動脈の血圧は静脈よりも大幅に高く，左〔心〕室に近い大動脈から始まり，右〔心〕房に近い静脈になるほど血圧が低くなる．静脈には，このような血圧の低さを補うべく，弁や外膜の縦走平滑筋が存在する．

(2) 縦走平滑筋の収縮と筋ポンプ作用

静脈において，外膜の縦走平滑筋が収縮すると弁と弁の間の距離が短くなる．この弁は一方向にしか開かない構造であるため，弁間に存在する血液は逆流することなく一方向に流れ，右房へと向かう（図2a）．このような静脈の構造に加えて，下肢などでは，静脈の周囲に存在する骨格筋のポンプ作用が，静脈血の循環に貢献している．静脈周囲の骨格筋が収縮すると静脈が圧迫され，しぼられるようにして血液が流れる（図2b）．縦走平滑筋と筋ポンプのはたらきにより，左室から遠く離れた四肢遠位部

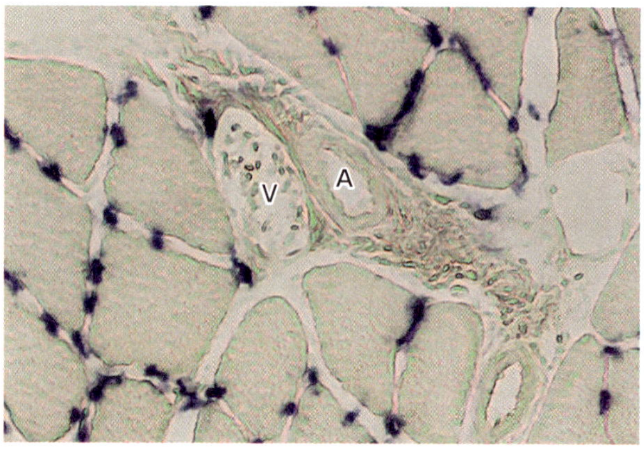

MEMO
血管壁は内から順に，内膜，中膜，外膜の3層で構成されている．動脈は中膜がよく発達しており，特に筋型動脈の輪走する平滑筋は血液の選択的な配分に貢献している．一方，静脈は中膜が薄く，平滑筋が少ない．また，主に四肢の静脈には外膜に縦走する平滑筋が存在し，血液循環に貢献している．

図1　骨格筋の動脈と静脈の組織像
A：動脈，V：静脈．アルカリフォスファターゼ染色．散在する青色の陽性シグナルが毛細血管を示す．

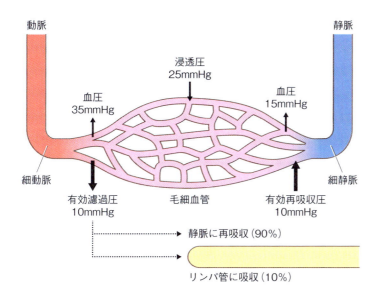

図2　縦走平滑筋の収縮（a）と筋ポンプ作用（b）

図3　毛細血管の血圧

の静脈でもある程度の還流が確保され，血液の循環が成り立っている．

(3) 毛細血管の血圧

組織レベルでは，毛細血管前細動脈における血圧は約 35 mmHg となる（**図3**）．毛細血管周囲の浸透圧を 25 mmHg とすると，ここには 10 mmHg の有効濾過圧が発生するため，毛細血管では血液中の血漿成分が外に漏れ出す．このとき，毛細血管後細静脈における血圧は約 15 mmHg であるため，周辺組織との間に 10 mmHg の有効再吸収圧が発生し，先ほど漏れ出した血漿成分は再吸収されて血液中に戻る．ただし，このときの静脈への再吸収率は 90％程度であり，吸収されなかった残りの 10％はリンパとなり，リンパ管を流れる．

(4) リンパのはたらきと浮腫

リンパは，毛細血管に再吸収されなかった血漿を主成分とする細胞間隙を流れる水様かつ透明な漿液性の液体である．リンパは，上半身の右半分では右静脈角，上半身の左半分と下半身では左静脈角を経て静脈へと戻る．胸管や太いリンパ管には平滑筋が豊富に存在し，自己収縮にてリンパを流す．一方，細いリンパ管は平滑筋が乏しいため，筋ポンプや並走する動脈の拍動などの外力によってリンパを流す．毛細血管周囲で血管が閉塞した場合や再吸収が阻害された場合，また，血管平滑筋や筋ポンプにかかわる骨格筋が弱化した場合などでは，血液が局所に停滞してしまう．このとき，

MEMO
有効濾過圧，有効再吸収圧
有効濾過圧は，血管内より血管外にはたらく血液を濾過する実際の圧力である．有効再吸収圧は，血管外より血管内にはたらく血漿成分を再吸収する実際の圧力である．ともに血圧−浸透圧で示される．

MEMO
リンパは，ラテン語の澄んだ河水・泉水を意味する「lympha」に由来する．漢字では「淋巴」という表記が使われることがある．

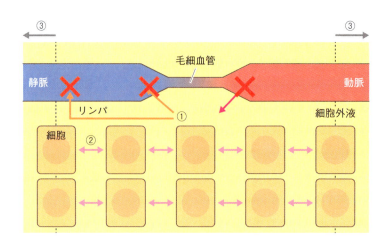

図4 浮腫
①（×）：毛細血管周囲における血管の閉塞や再吸収の阻害.
②（↔）：細胞外液の停滞による細胞間隙の拡大.
③（→）：浮腫が発生し，体積が増す（破線は浮腫が生じる前）.

細胞外液は通常よりも増加し，細胞間隙に広がることで，四肢や顔面で腫れ（浮腫）が生じる（図4）.

浮腫は，栄養障害，低アルブミン血症，肝疾患，腎疾患，心疾患，リンパ管の閉塞，不活動などで生じる．その改善には，浮腫を生じさせる疾患の治療や環境整備とともに，水分やナトリウムの制限，利尿薬，運動，弾性ストッキングなどの対策が必要となる．間欠的機械的圧迫療法に代表されるマッサージ療法は，浮腫を軽減する治療法の一つである．

2) 遅発性筋痛

患者やアスリートなどは，運動による負荷量が大きい場合に遅発性筋痛を生じる．これは伸張性収縮を伴う運動の繰り返しによって生じる症状で，運動の24～72時間後に，局所の痛みや腫れ，それに伴う関節可動域制限が認められるようになり，運動時痛や圧痛を特徴とする．肉離れのような筋挫傷，打撲による挫滅，外科手術時に生じる裂傷などの筋損傷は大きな膜損傷を伴い，筋線維が壊死するのに対して，遅発性筋痛における筋損傷では膜損傷は少なく，筋線維の壊死は顕著ではない．

遅発性筋痛が生じている際の筋力は60～70％ほど低下し，関節可動域の制限も生じるため，運動療法の効率が悪くなり，ADL（日常生活活動）を制限する可能性がある．そのため，運動に伴う遅発性筋痛の予防と改善は理学療法の治療対象であり，マッサージ療法が行われる．

3. 手技の種類

マッサージを実施する際には，身体の末梢（遠位部）から中枢（近位部）に向けて手を動かし，皮下の静脈の流れやリンパの流れを促進させる．軽擦法，揉捻法（揉捏法），強擦法，叩打法，振戦法，圧迫法などの手技があり，10～30分ほど実施するのが一般的である．

1) 軽擦法

手を治療部位に密着させ，軽い力でリズミカルに摩擦する手技である（図5）．通常，マッサージは軽擦法で始まり軽擦法で終わる．

2) 揉捻法（揉捏法）

手を治療部位に密着させ，ゆっくりとリズミカルに，つかみ，圧迫し，もみほぐす

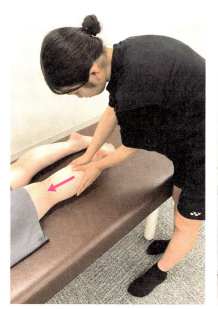
図5 軽擦法
矢印方向に軽く摩擦する.

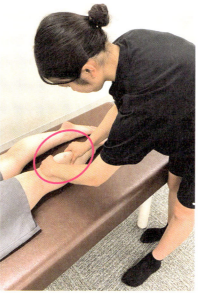
図6 揉捻法
つまむ.

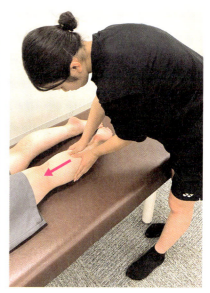
図7 強擦法
矢印方向に強く摩擦する.

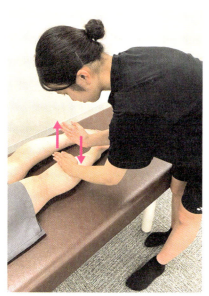
図8 叩打法
リズミカルに打ち叩く.

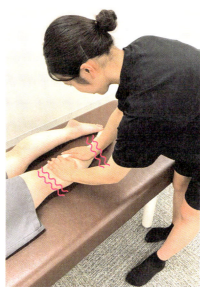
図9 振戦法
振動させる.

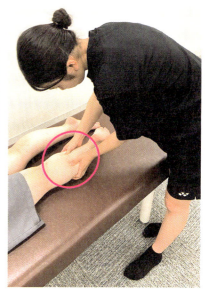
図10 圧迫法
圧迫する.

ように動かす手技である（図6）.

3）強擦法
手を治療部位に強く押し当て，圧迫しながら摩擦する手技である（図7）.

4）叩打法
左右の手で治療部位を軽くリズミカルに打ち叩く手技である（図8）.

5）振戦法
手を治療部位に密着させ，振動を伝える手技である（図9）.

6）圧迫法
手を治療部位に密着させ，リズミカル，もしくは持続的に圧迫する手技である（図10）.

強擦法（friction）

叩打法（tapotement）

振戦法（vibration）

圧迫法（compression）

4. 効果

マッサージ療法による生理的，生体力学的，神経的，心理的な効果として，柔軟性と関節可動域の改善，筋緊張の軽減，筋血流量の増加，血液中における乳酸やクレアチンキナーゼの除去，筋痛の緩和，腫脹やスパズムの軽減，リラクセーション，サイトカインの軽減による抗炎症作用などが知られている．これらの効果として，運動パフォーマンスの回復はわずかであっても，競技における前半と後半のインターバルなど，休憩時間が限られる場合には有効である．

1) 徒手的マッサージ

運動後の即時的な回復に対して，5〜12分ほどの徒手的マッサージの有効性が確認されている．ただし，この効果は軽度かつ短期的なものであり，数時間後，もしくは数日後には軽減していく．

徒手的マッサージによる回復が得られやすい運動パフォーマンスとして，持久性やスプリント（瞬発力）は，筋力やジャンプなどに比べると回復しやすい傾向にある．また，徒手的マッサージによる回復が得られやすいトレーニングとして，自転車運動と重量挙げを組み合わせるなどの有酸素運動とレジスタンス運動の複合トレーニングがあげられる．アスリートなど，習慣的に運動を実施している場合，非アスリートと比較して運動後に生じる筋痛が軽度である．徒手的マッサージは，さまざまな対象において実施されているが，非アスリートには心理的バイアスによる疲労回復が生じやすいため，特に有効である．

2) 自動的マッサージ

自動的マッサージ機器として，バイブレーションマッサージ機，ウォータージェット付き水中マッサージ機，間欠的圧迫ポンプが普及している．

(1) バイブレーションマッサージ

ハンディタイプのマッサージ機（図11）や大型の全身振動装置（図12）があり，代謝の改善，局所血流の増加，感覚受容器への刺激の増加による遅発性筋痛の軽減や回復の促進が期待され，筋衛星細胞の活性化やIL-6（インターロイキン6）の発現量の減少などが報告されている[1]．これらの機器では，振動や圧迫など，複数の刺激が可

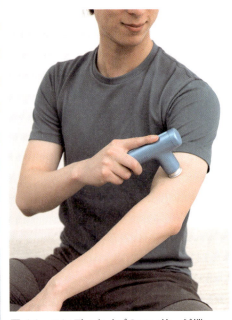

図11 ハンディタイプのマッサージ機
（画像提供：株式会社ドリームファクトリー）

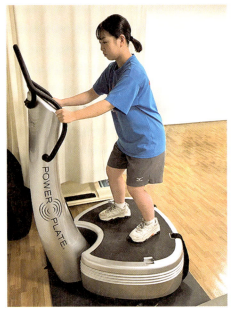

図12 全身振動装置

14 マッサージ療法

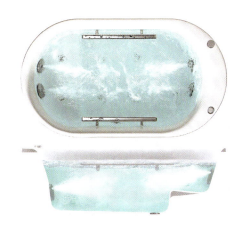
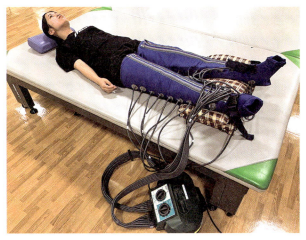

図13 ウォータージェット付き水中マッサージ　図14 間欠的圧迫ポンプ
（画像提供：TOTO）

能であり，刺激強度や刺激頻度なども調整できる．振動を弱にした場合は1.0～1.2 mm，叩打を強にした場合は16 mm程度の歪みが可能である．振動や叩打は0.5～5 mm，刺激周波数は12～120 Hzに調節し，15～30分ほどの実施が推奨される．

（2）ウォータージェット付き水中マッサージ

37℃程度の温水を張った浴槽内で水流や気泡を用いてマッサージする方法（**図13**）である．温熱と動水圧の両方の作用があり，代謝の改善や局所血流の増加による骨格筋の回復が期待されている．

（3）間欠的圧迫ポンプによる圧迫マッサージ

間欠的機械的圧迫療法，間欠的空気圧迫療法，圧迫療法，メドマーやハドマーなどの名称で知られる，間欠的圧迫ポンプ（**図14**）を用いた浮腫を軽減する治療法である．また，術後において，深部静脈血栓症の予防として使用される．

血流の増加による代謝産物の除去，浮腫の予防，心理的な影響などにより，二次的な疼痛の軽減と関節可動域の改善が期待されている．

間欠的圧迫ポンプは，2層のスリーブで構成されており，2層の間に外部から空気を送り込むことで圧迫を加えるように設計されている．単一区画のものと複数区画のものがあり，空気を順番に充満させることで，圧迫力を部分的に調整できる．

5. 手順

1）バイブレーションマッサージ

（1）ハンディタイプのマッサージ機の場合

①機器の使用前に，機器の損傷や作動の確認を行う．
②血栓（塞栓）症，重度の動脈瘤，急性静脈瘤，皮膚疾患など禁忌・禁止事項に該当しないか確認する．
③治療部位の皮膚を観察する．
④振動の強度と周波数を調節する．
⑤アタッチメントを治療部位に当てて作動させる．
⑥終了後は皮膚状態を確認する．

（2）全身振動装置の場合

①機器の使用前に，機器の損傷や作動の確認を行う．
②妊娠，深部静脈血栓症，重度の循環器疾患，ペースメーカー，人工関節など禁忌・禁止事項に該当しないか確認をする．

ウォータージェット付き水中マッサージ（water-jet massage）

MEMO
深部静脈血栓症（deep vein thrombosis：DVT）
深部を走行する静脈に血栓が形成されることにより，腫れや痛みなどの症状が生じる疾患である．下肢の静脈に生じることが多く，肺塞栓症に至った場合，軽症や無症候の場合もあるが，息切れや胸痛を生じ，重症化すると意識障害や心停止となる可能性がある．

③電源を入れてから本体の中央に乗る.
④振動の強度と周波数を調節する.
⑤振動を開始する.
⑥設定時間に応じて終了する.

2) ウォータージェット付き水中マッサージ
①機器の使用前に，機器の損傷や作動の確認を行う.
②頸椎捻挫，悪性腫瘍，重度の骨粗鬆症，妊婦，ペースメーカーなどの禁忌・禁止事項に該当しないか確認をする.
③治療部位に応じて部分浴か全身浴を選択する.
④水温を設定し，治療部位の状態に応じて消毒液を注入する.
⑤渦流や気泡の強弱，方向を設定した後，楽な姿勢で入浴し，治療を開始する（通常10〜20分）.
⑥治療終了後，治療部位の状態を確認し，水をタオルで拭き取る.
⑦排水し，浴槽を洗浄する.

渦流浴，気泡浴
▶ Lecture 9・図 6, 7 参照.

3) 間欠的圧迫ポンプによる圧迫マッサージ
①機器の使用前に，機器の損傷や作動の確認を行う.
②うっ血性心臓疾患，深部静脈血栓症，広範囲の下肢の浮腫，重篤な動脈硬化または虚血性心疾患，下肢変形などの禁忌・禁止事項に該当しないか確認する.
③治療部位の皮膚を観察する.
④周径を測定する.
⑤治療部位を約 30 度挙上する.
⑥スリーブとゴム管を装着する.
⑦遠位部から順に加圧を開始する.
⑧終了後は皮膚の状態を確認し，周径を測定する.

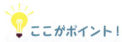
圧迫の強度は拡張期血圧以下とし（上肢 50 mmHg 未満，下肢 60 mmHg 未満），遠位部の区画を最も強くする．治療中に疼痛，うずき，しびれ，拍動を感じる場合は強度を下げる．

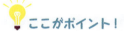
「圧迫：解放＝3：1」のサイクルで実施する．

浮腫が軽減した状態を維持するために弾性包帯を使用する場合，20 mmHg から 30 mmHg の圧を加える．

6. 適応と禁忌

1) 適応
栄養障害，低アルブミン血症，肝疾患，腎疾患，心疾患，リンパ管の閉塞，不活動など，浮腫が生じる可能性が高い疾患や環境要因がある場合．

また，負荷量の大きい運動後など，遅発性筋痛を生じる可能性が高い場合は，その予防も含めて適応となる．

2) 禁忌
皮膚疾患，感覚障害，重度な循環器障害，骨粗鬆症，急性炎症，悪性腫瘍，妊娠中や妊娠の可能性がある場合など，マッサージによって症状の増悪が予想される場合は禁忌である．

■引用文献
1) Cullen MFL, Casazza GA, Davis BA：Passive recovery strategies after exercise：a narrative literature review of the current evidence. Curr Sports Med Rep 2021；20（7）：351-8.

■参考文献
1) 網本 和，菅原憲一編：標準理学療法学 専門分野 物理療法学．第 5 版．医学書院：2020.
2) Poppendieck W, Wegmann M, et al.：Massage and performance recovery：a meta-analytical review. Sports Med 2016；46（2）：183-204.

14 マッサージ療法

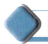
実習

1. 圧迫マッサージによる浮腫の軽減

実習目的
　間欠的圧迫ポンプや徒手的マッサージによる浮腫軽減の即時効果を確認する．

準備物品
　間欠的圧迫ポンプ（メドマー），メジャー，徒手的マッサージで実施する場合はパウダーもしくはオイル，タオル．

手順
①下腿最大周径（下腿三頭筋の最大膨隆部），下腿最小周径（内果と外果の直上），足背周径（第1中足骨底下端と第5中足骨底下端）を測定する．
②間欠的圧迫ポンプを用いて，20分，背臥位にて下肢に圧迫マッサージを行う．
③下肢は，軽度挙上したままで実施する．
④圧迫マッサージの前後における下腿最大周径（**図1**），下腿最小周径，足背周径の差を算出し，圧迫マッサージの効果を確認する．

リスク管理
● 事前に血圧を測定しておき，拡張期血圧以下で実施する．

実習課題1
● マッサージによる浮腫の軽減を体験する．

> **気をつけよう！**
> 下肢周径の測定部位は常に同じにして実施する．

> **試してみよう**
> 間欠的圧迫ポンプ（メドマー）がない場合は，徒手的マッサージ（軽擦法）で代用する．その場合，背臥位にて下肢前面を10分，腹臥位にて下肢後面を10分，合計で20分実施する．

> **試してみよう**
> 足背や下腿前面に圧痕が確認できる被験者を選択すると，圧迫マッサージの影響を確認しやすい．

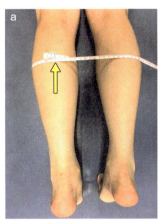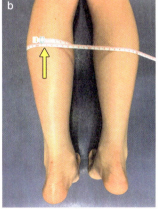

図1　圧迫マッサージ前後の下腿最大周径
a：マッサージ前，b：マッサージ後．

2. バイブレーションマッサージによる遅発性筋痛の軽減

実習目的
　伸張性運動によって誘導される遅発性筋痛に対する，バイブレーションマッサージや徒手的マッサージによる軽減効果を確認する．

準備物品
　ハンディタイプのマッサージ機，メジャー，ゴニオメータ，足置き台，手すり，メトロノーム，ストップウォッチ．

> **試してみよう**
> ハンディタイプのマッサージ機がない場合は，徒手的マッサージ（叩打法，振戦法）で代用する．その場合，腹臥位にて下肢後面に15分実施する．

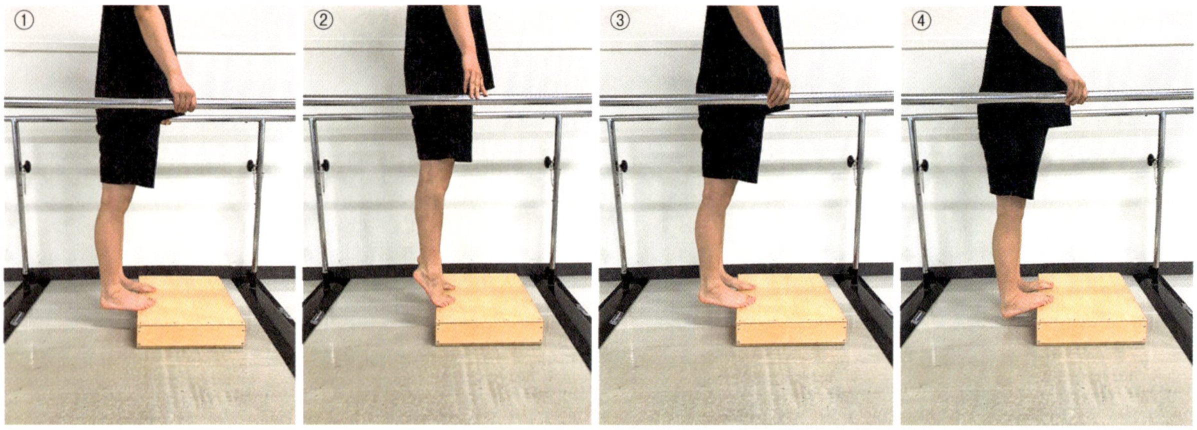

図2 立位での踵の上げ下げ運動
①足関節底背屈中間位にて，中足趾節（MP）関節レベルまでを台に乗せる．
②足関節最大底屈位まで踵を上げる（下腿三頭筋の短縮性収縮）．
③足関節底背屈中間位まで踵を下げる（下腿三頭筋の伸張性収縮）．
④足関節最大背屈位まで踵を下げる（下腿三頭筋の伸張性収縮）．
⑤足関節底背屈中間位まで踵を上げる（下腿三頭筋の短縮性収縮）．
⑥上記②〜⑤を100 bpm程度のリズムで1分，もしくは運動に耐えられる範囲で繰り返す．

中足趾節（metatarsophalange-al：MP）関節

気をつけよう！
手順1と手順2は左右別々の下肢で行う．

試してみよう
足置き台がない場合は手すりのある階段で行う．

手順1
①右下肢もしくは左下肢の下腿最大周径（下腿三頭筋の最大膨隆部）と足関節背屈の関節可動域を測定する．
②足置き台を利用して，立位で踵の上げ下げ運動を行う（図2）．

手順2
①手順1と反対の下肢の下腿最大周径（下腿三頭筋の最大膨隆部）と足関節背屈の関節可動域を測定する．
②足置き台を利用して，立位で踵の上げ下げ運動を行う．
③下腿後面にバイブレーションマッサージを行う．
④振動や圧迫は0.5 mmから5 mm，刺激周波数は12 Hzから120 Hzに調節し，15分実施する．

手順3
①30分後，左右ともに下腿最大周径（下腿三頭筋の最大膨隆部）と足関節背屈の関節可動域を測定する．
②運動前後における下腿最大周径と足関節背屈の関節可動域の差を算出し，遅発性筋痛の出現を確認する．
③運動前後における下腿最大周径と足関節背屈の関節可動域の差を左右で比較し，バイブレーションマッサージの効果を確認する．

リスク管理
● 翌日，もしくは翌々日の遅発性筋痛に注意する．

実習課題2
● マッサージによる遅発性筋痛の軽減を体験する．

3. 全身振動装置を用いたバイブレーションマッサージが運動パフォーマンスの回復に及ぼす効果

実習目的
　疲労によって低下した運動パフォーマンスが，全身振動装置を用いたバイブレーションマッサージによって即時的に回復するか確認する．

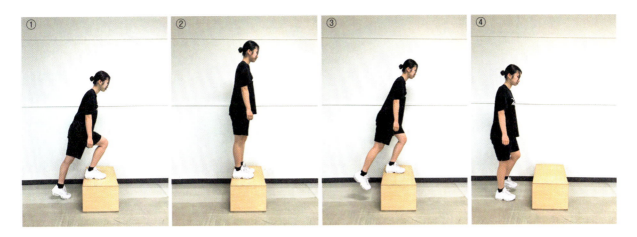

図3 踏み台昇降運動
①右足で上がる．
②左足も上げる．
③右足から下がる．
④左足も下げる．
⑤上記②〜④を100 bpm程度のリズムで1分，もしくは運動に耐えられる範囲で繰り返す．

準備物品
全身振動装置，足置き台，手すり，メトロノーム，ストップウォッチ．

手順1
①50 mなどの短距離走のタイムを測定する．
②足置き台を利用して，踏み台昇降運動を行う（**図3**）．
③全身振動装置を用いたバイブレーションマッサージを行う．
④振動周波数を50 Hzに調節し，10分実施する．
⑤短距離走のタイムを再度測定し，踏み台昇降運動前後におけるタイム差を算出し，運動パフォーマンスの低下を確認する．

手順2
①手順1と患者役を変更し，50 mなどの短距離走のタイムを測定する．
②足置き台を利用して，踏み台昇降運動を行う．
③踏み台昇降運動終了後，10分，安静にして待機する．
④短距離走のタイムを再度測定し，踏み台昇降運動前後におけるタイム差を算出し，運動パフォーマンスの低下を確認する．

手順3
①手順1における運動前後におけるタイム差と，手順2における運動前後におけるタイム差を比較し，全身振動装置を用いたバイブレーションマッサージの効果を確認する．

リスク管理
● 翌日，もしくは翌々日の遅発性筋痛に注意する．

実習課題3
● 全身振動による運動パフォーマンスの回復を体験する．

試してみよう
全身振動装置がない場合は徒手的マッサージで代用する．

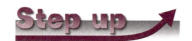

マッサージでやせることは可能か？

　全身振動装置を用いたバイブレーションマッサージは，微細な高速の振動が生じているプレートの上に立つことで，筋力増強や運動パフォーマンスの向上など，その機械的負荷への運動器の適応を期待するものである．全身振動装置を用いたバイブレーションマッサージに関する 2021 年のシステマティックレビュー[1]では，動脈スティフネス（動脈壁硬化）や拡張期血圧の改善，および下肢の機能向上などを示唆するいくつかの研究結果が紹介されており，全身振動によるマッサージは，肥満症やその慢性合併症に対する治療法としても近年注目されている．

　Maddalozzo ら[2]は，7 か月齢の雌性ラットに対して，1 日 30 分，週に 5 日，12 週間，30～50 Hz の全身振動装置を用いたバイブレーションマッサージを実施することで，身体組成に対する効果を検証している．その結果，マッサージを実施した動物は非実施の動物と比較して体重，体脂肪量，体脂肪率が有意に低いことが報告されている．また，前述した 2021 年のシステマティックレビュー[1]におけるメタアナリシスの結果，過体重や肥満に対する週に 2～3 回，10 週間の全身振動装置を用いたバイブレーションマッサージは，体脂肪率をほんのわずかではあるが減少させることが明らかになった．一方，体重や BMI，体脂肪量といった身体組成，および中性脂肪や LDL コレステロールなどの血液指標に関しては有効性を示さなかった．

　腹部マッサージはさまざまなマッサージ手技の一つであり，ベッド上で仰臥位となった対象者の腹壁にセラピストが軽度の圧を加えて，腹部臓器などへの効果を期待するものである．これは種々の消化器疾患，泌尿器疾患，生殖器疾患，代謝性疾患，精神疾患などに対する非侵襲的な治療として，古くから広く用いられている．

　腹部マッサージに関する 2022 年のシステマティックレビュー[3]では，肥満に対する腹部マッサージの有効性を示唆するいくつかの研究結果が紹介されており，臨床研究の結果として，体重，腹囲，皮下脂肪厚の減少が示されている．また，Han ら[4]は，高脂肪食を給餌することによって肥満を伴う 2 型糖尿病モデル動物を作製し，その動物に対して 1 日 15 分，4 週間，腹部マッサージを実施することで，肥満関連の健康障害に対するマッサージの効果を検証している．その結果，マッサージの有無は体重には影響を与えないものの，マッサージを実施した動物では中性脂肪や LDL コレステロール，および IL-6 や TNF-α などの血液指標の改善が確認されている．ただし，これらの研究結果は，肥満症に対する腹部マッサージの有効性を一部で示唆しているものの，無治療のコントロール群との比較がなされていなかったり，マッサージに使用した機器が超音波や赤外線との併用であったり，研究デザインとしていくつかの限界が認められ，確実な根拠としては決め手に欠けている．

　振動装置を用いた全身性のマッサージも，腹部に対する局所的なマッサージも，それを実施しただけでやせるのか，という問いに対しては否定せざるを得ない．すでに肥満している対象者を運動療法だけ，もしくはマッサージのような物理療法だけでやせさせるのは困難であり，摂取エネルギーの調整など，食事療法との併用が望ましいと思われる．一方，全身振動による動脈スティフネスや拡張期血圧の改善など，血管系に対する効果は期待できるため，美容の観点からやせるためではなく，長期的な肥満に起因する血管症などの合併症予防という観点からマッサージを実施することが，肥満症に対しては望まれる．

■引用文献

1) Rubio-Arias JÁ, Martinez-Aranda LM, et al.：Effects of whole-body vibration training on body composition, cardiometabolic risk, and strength in the population who are overweight and obese：a systematic review with meta-analysis. Arch Phys Med Rehabil 2021；102（12）：2442-53.
2) Maddalozzo GF, Iwaniec UT, et al.：Whole-body vibration slows the acquisition of fat in mature female rats. Int J Obes 2008；32（9）：1348-54.
3) Wang G, Zhang Z, et al.：Abdominal massage：A review of clinical and experimental studies from 1990 to 2021. Complement Ther Med 2022；70：102861.
4) Han Y, Lu Z, et al.：Abdominal massage alleviates skeletal muscle insulin resistance by regulation the AMPK/SIRT1/PGC-1α signaling pathway. Cell Biochem Biophys 2021；79（4）：895-903.

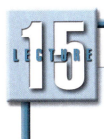

新規の物理療法

到達目標

- 反復末梢性磁気刺激の効果と，神経筋電気刺激との違いを理解する．
- 高気圧酸素の分類と効果を理解する．
- 低酸素刺激の効果と運動との併用方法を理解する．
- 体外衝撃波療法の分類と効果を理解する．
- ロボットを用いた治療の分類と理学療法介入を理解する．

この講義を理解するために

物理療法は絶えず進化しており，新しい治療手法や技術が次々に生まれています．この講義では，これまでの研究に基づいて，特に注目されている新しい物理的刺激に焦点を当て，その機序や効果について理解を深めることを目的としています．

この講義を学ぶにあたり，以下の項目を学習しておきましょう．

- □ 神経筋電気刺激の効果について復習しておく（Lecture 11 参照）．
- □ 呼吸生理学について学習しておく．
- □ 医療機器のクラス分類を復習しておく（Lecture 2 参照）．

講義を終えて確認すること

- □ 反復末梢性磁気刺激の効果について理解できた．
- □ 反復末梢性磁気刺激と神経筋電気刺激の違いが理解できた．
- □ 高気圧酸素治療と軽度高気圧酸素処置の違いが理解できた．
- □ 高気圧酸素が血液中の酸素濃度に与える影響について理解できた．
- □ 低酸素刺激が血液中の酸素濃度に与える影響について理解できた．
- □ 低酸素刺激を負荷した運動方法とその効果について理解できた．
- □ 集束型衝撃波療法と拡散型圧力波療法の違いが理解できた．
- □ 体外衝撃波療法の効果と適応について理解できた．
- □ リハビリテーションロボットの分類と特徴，活用方法について理解できた．

講義

1. 新規の物理療法の概要

さまざまなエネルギーの特性への理解や物理的エネルギーの高度な制御技術、さらに生体に与える物理的刺激の反応メカニズムの解明が進み、物理療法の発展を推進している。本講義では、特筆すべき物理的刺激として、パルス磁気刺激、高気圧酸素、低酸素刺激、体外衝撃波を紹介する。これらの刺激方法のなかには、すでに実際の治療に取り入れられているものもあれば、生体における作用機序の研究が行われているものもある。これらの概念を理解することで、研究や臨床の現場においてその可能性や制約を明確にし、物理療法の継続的な進化と高い治療品質を確立することができる。また、ロボットを用いた治療についても紹介する。

2. パルス磁気刺激

1) パルス磁気刺激とは

刺激コイルのパルス電流により磁束をつくり、生体内で渦電流を生み出す技術である。この渦電流により、神経や筋組織の脱分極が生じ、結果として筋収縮や中枢神経が賦活される。磁気刺激としては、頭蓋内の中枢神経に対して行われる反復経頭蓋磁気刺激（rTMS）や末梢の神経や筋肉に対して行われる反復末梢性磁気刺激（rPMS）が知られている（**図1**[1]〜**3**）。これらは近年、ニューロモデュレーション技術（**表1**）として関心が高まっている。

2) 反復末梢性磁気刺激 (rPMS)

末梢の神経や骨格筋を刺激コイルから発生した磁場により誘導された渦電流でパルス刺激する方法である。末梢神経や筋肉の興奮を通じて生体へ刺激を与えるため、神経筋電気刺激（NMES）と類似した効果が期待される。また、電極を用いないため、電気刺激療法よりも刺激時の疼痛が少ないとされている。

(1) 生理的効果

rPMSは、プローブのコイル内のパルス電流により磁束をつくり、筋内で渦電流を発生させる（**図1**）[1]。この渦電流により運動神経のα運動ニューロンや固有感覚神経のIa群線維を刺激する。これらの神経線維は電気刺激でも刺激ができるが、電気刺激では抵抗の高い皮膚を経由して筋や神経を刺激するため、疼痛を伴う場合がある。rPMSの磁場は皮膚抵抗の影響が小さく、痛覚の求心性線維であるAδ線維（Ⅲ群）やC線維（Ⅳ群）を刺激しないため、電気刺激と比べて疼痛が少ない。

rPMSの作用機序として、NMESと同様に、運動神経の興奮による筋収縮を引き起

パルス磁気刺激
(pulsed magnetic stimulation)

反復経頭蓋磁気刺激
(repetitive transcranial magnetic stimulation : rTMS)

反復末梢性磁気刺激
(repetitive peripheral magnetic stimulation : rPMS)

MEMO

ニューロモデュレーション
(neuromodulation)
国際ニューロモデュレーション学会（International Neuromodulation Society：INS）は、「神経に直接影響を与えるテクノロジーで、目的とした部位に対して電気刺激もしくは薬剤を用いて神経調節や神経活動を変調すること」と定義している。

神経筋電気刺激
(neuromuscular electrical stimulation : NMES)
▶ Lecture 11 参照.

神経線維の分類と機能
▶ Lecture 10・表1 参照.

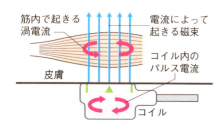

図1　末梢性磁気刺激
（酒井医療：磁気刺激装置パスリーダー PL-CTA, PL-UC[1]）

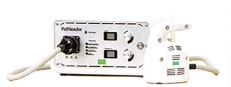

図2　末梢性磁気刺激装置の本体（左）とコイル（右）
磁気刺激装置 パスリーダー PL-CTA（酒井医療）．

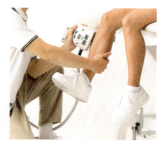

図3　下腿部への末梢性磁気刺激
磁気刺激装置 パスリーダー PL-CTA（酒井医療）．

表1 ニューロモデュレーション技術の例

	中枢神経を刺激する手法	末梢神経を刺激する手法
電気刺激	経頭蓋直流電気刺激 (transcranial direct current stimulation：tDCS)	治療的電気刺激 (therapeutic electrical stimulation：TES) 機能的電気刺激 (functional electrical stimulation：FES)
磁気刺激	反復経頭蓋磁気刺激 (repetitive transcranial magnetic stimulation：rTMS)	反復末梢性磁気刺激 (repetitive peripheral magnetic stimulation：rPMS)

表2 末梢神経・筋に対する反復末梢性磁気刺激 (rPMS) と神経筋電気刺激 (NMES) の比較

	rPMS	NMES
刺激時の疼痛	少ない	時にあり
高強度の刺激	ある程度可能	時に困難
刺激準備の時間	短時間	ある程度の時間が必要
電極の貼付	不要	必要
衣服の上からの刺激	可能	不可能
深部筋の刺激	ある程度可能	困難
選択的な筋刺激	困難	ある程度可能
長時間の刺激	困難	可能
刺激時の音	クリック音	無音
機器	大型で電源が必要	小型で充電式のものもある

(加賀谷 斉：Jpn J Rehabil Med 2022；59〈5〉：461-6[2] をもとに作成)

こす遠心性の効果や，感覚神経の興奮による求心性の効果，脊髄や脳におけるニューロモデュレーションの効果が考えられている．rPMS には，筋力の向上，筋萎縮の予防，神経筋の再教育などが期待される．

(2) 神経筋電気刺激 (NMES) との比較

rPMS と NMES の違いと特徴を**表2**[2] に示す．rPMS の最大の利点は，刺激時の疼痛が少ないことで，この特性により高強度の刺激が可能となる．電極の貼付は不要であり，最適な刺激部位の探索が効率的に行える．コイルを皮膚に接触させなくてよいため，着衣のままや露出が難しい部位への刺激も電気刺激より容易である．rPMS の刺激は深部にも届くとされるが，コイルのサイズや重さ，電源の必要性から，持ち運びや使用場所に制約がある．また，長時間使用するとコイルが熱を帯びる可能性があり，推奨されない．これらの課題を解決するための新たな装置やコイルの開発が進められており，今後も rPMS の臨床応用が進むと思われる．

3) 適応

筋力の低下，痙性，疼痛などを示す病態や疾患に使用される．作用機序は神経筋への電気的刺激によるものであり，NMES と同様とされる．

(1) 運動器疾患

人工股関節置換術や人工骨頭置換術後で，外側広筋の筋力の向上，立位時のバランス，歩行速度の改善が報告されている．

(2) 内部障害

重度の COPD（慢性閉塞性肺疾患）に対して，大腿四頭筋の筋力や 6 分間歩行距離の向上が確認されている．

(3) 神経疾患

脳卒中や外傷性脳損傷において，痙縮の軽減や急性期の筋萎縮を予防する効果がみられる．また，脳卒中片麻痺において，棘上筋や三角筋への rPMS により肩関節の

MEMO
ニューロモデュレーションと物理療法
電気刺激や磁気刺激などの体外からの物理的アプローチによるニューロモデュレーションは，物理療法の一環として考えることができる．中枢神経や末梢神経に対して電気や磁気を用いて刺激を与えることで，疾患による異常な神経調節や活動を正常化させ，損なわれた機能の回復を促進する．特に，中枢系リハビリテーションの分野での利用の拡大が期待されている．

COPD（chronic obstructive pulmonary disease；慢性閉塞性肺疾患）

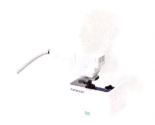

図4 小型コイルによる舌骨上筋群への磁気刺激
磁気刺激装置 パスリーダー IF-PL1001（IFG）.

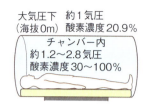

図5 高気圧酸素の概要

表3 高気圧酸素の分類

	高気圧酸素治療（HBO）	軽度高気圧酸素処置（mHBO）
気圧	2.0〜2.8気圧	1.2〜1.5気圧
酸素濃度	100%	30〜40%
装置 1名用	第1種装置	酸素カプセル
複数名用	第2種装置	酸素ルーム
用途	治療	健康増進，トレーニング

亜脱臼の改善が確認されている．

（4）嚥下障害

従来，rPMSに使用されるコイルは大型で，小さな筋群への刺激は困難であったが，近年開発された小型コイルにより，舌骨上筋群への狙いの定まった刺激が実現した（**図4**）．特に，誤嚥性肺炎後の廃用症候群を有する高齢者では，嚥下時の舌骨挙上距離や舌骨上筋の筋力の向上が確認されている．

4）禁忌と注意事項

禁忌として，①ペースメーカ植込み患者，②刺激部位に近接する部位に取り外せない磁性体がある場合が該当する．相対禁忌には，①妊婦，②てんかんの既往がある場合があげられる．その他の点として，体内に金属があってもMRI撮影ができる場合はrPMSが可能である．rPMSの安全性はrTMSよりも高いとされているが，「磁気刺激法の安全性に関するガイドライン」[3]を遵守する．

3. 高気圧酸素

 1）高気圧酸素とは

密閉されたチャンバー内で加圧条件のもと，高濃度の酸素を吸入させる治療および処置をいう（**図5**）．高気圧高酸素環境で呼吸することにより，血液中に溶け込む酸素量が増加し，全身で効果を得ることができると考えられている．

 2）分類

高気圧酸素は，使用する気圧と酸素濃度に応じて，医療用の高気圧酸素治療（HBO）と軽度高気圧酸素処置（mHBO）に区分される（**表3**）．

（1）高気圧酸素治療（HBO）（**図6**）

日本臨床高気圧酸素・潜水医学会により「高気圧環境下で患者に高濃度酸素を呼吸させ，これにより病態の改善を図る治療法」[4]と定義されており，専門医のもとで実施される保険適用の治療である．2気圧以上で100%の純酸素を1時間以上呼吸させる．

使用する装置には，1名の患者を収容する第1種装置と，患者や医療者など複数名を収容できる第2種装置がある．純酸素を吸入させる方法は，装置内を純酸素で加圧する方式（酸素加圧方式）と，装置内を空気で加圧し，マスクを介して患者にのみ純酸素を吸入させる方式（空気加圧・酸素吸入方式）がある．第1種装置では前述の両方式とも使用可能であるが，第2種装置では空気加圧・酸素吸入方式のみを用いる．

（2）軽度高気圧酸素処置（mHBO）（**図7**，**8**）

主にスポーツジムなどのトレーニング施設や自由診療などにおいて用いられる．医療機関で用いられるHBOと比べて，気圧や酸素濃度が低く設定されており，1.2〜1.5気圧で30〜40%の酸素で呼吸させる．

使用する装置としては，1名を収容する酸素カプセル（**図7**），複数名やトレッドミルなどのトレーニング機器を収容できる酸素ルーム（**図8**）が普及している．mHBO

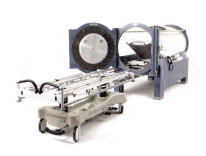
図6 高気圧酸素治療(HBO)に用いる第1種装置
セクリスト 高気圧酸素治療装置 Model 3300HJ(エア・ウォーター・メディカル).

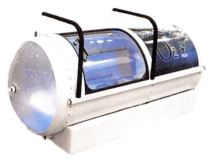
図7 酸素カプセル
OXYGEN CAPSULE O2+(日本気圧バルク工業).

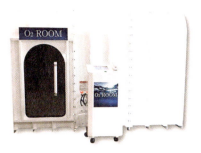
図8 酸素ルーム
ブレッドBタイプ(日本気圧バルク工業).気圧や酸素濃度を調整することで,高気圧高酸素環境や低気圧低酸素環境に切り替えることができる機器もある.

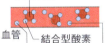
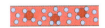

図9 高気圧酸素による血中酸素量増加の作用機序

は,高気圧酸素の単独効果やトレーニングとの併用効果を期待して用いられている.

3) 効果

(1) 高気圧酸素の原理

　酸素は,主に赤血球のヘモグロビンに結合して運ばれる.この結合して運ばれる酸素を結合型酸素とよぶ.酸素飽和度の正常値は96〜98%であり,大気圧下(約1気圧,酸素濃度20.9%)ではヘモグロビンのほとんどが酸素と結合した状態にある.そのため,気圧や酸素濃度が増加しても,血液中における結合型酸素の増加は限られる(図9).

　一方,酸素は血漿中に溶解した状態としても存在する.これを溶解型酸素とよぶ.通常の大気圧下では,溶解型酸素の量は少ないが,高気圧高酸素環境では,気圧の増加と酸素濃度の上昇に伴って酸素の分圧も増大する.そのため,ヘンリーの法則に基づき,酸素の溶解度が向上することで血液中の溶解型酸素は顕著に増加する.具体的には,高気圧高酸素環境での溶解型酸素の量は,大気圧下と比較して,mHBOで約3倍,HBOで約15〜20倍に達するとされている.このように,高気圧酸素は,特に体内の溶解型酸素を増加させることで,多岐にわたる生理的効果を及ぼす.

(2) 高気圧酸素による生理的作用

　主な生理的作用は,血液中に溶解する酸素の影響によって生じる.使用する気圧と酸素濃度によって,血液に溶解する酸素の量は増加する.mHBOはHBOに比べて血液中に溶解する酸素の量が少ないため,生理的作用が限定的で,単なるプラセボ効果しか期待できないとする意見もあった.しかし,最近ではmHBOに関する基礎研究や臨床研究が増えており,mHBOでも十分な生理的効果があることが示されつつあ

MEMO
ヘモグロビン1gは1.34mLの酸素と結合することができる.ヘモグロビン濃度15g/dL,酸素飽和度98%の場合,血液100mLに含まれる結合酸素は,「1.34mL×15g×0.98=19.7mL」になる.高気圧高酸素環境でも酸素飽和度が100%で頭打ちになり,結合型酸素量はほとんど増加しない.

MEMO
酸素飽和度
血液中の全ヘモグロビン中,オキシヘモグロビン(酸素を結合したヘモグロビン)が占める割合をいう.

MEMO
ヘンリー(Henry)の法則
温度と液体の量が一定のとき,液体に溶ける気体の量はその気体の分圧に比例するという法則である.

表4 高気圧酸素治療（HBO）と軽度高気圧酸素処置（mHBO）の効果

HBO	mHBO
● 活性酸素種の産生	● 末梢血流量の増加
● 抗酸化酵素の増加	● 血管新生
● 血管新生	● 抗炎症作用
● 神経新生	● ミトコンドリアの機能向上
● 抗炎症作用	● 血糖降下
● ミトコンドリアの機能向上	● 脂肪の減少
● 抗アポトーシス作用	● 交感神経活動の鎮静
● 滅菌	● 副交感神経活動の亢進
● 体内のガス容積の圧縮（ボイルの法則による気体の圧縮）	● 血中ナチュラルキラー細胞（NK細胞）の増加

> **MEMO**
> ボイル（Boyle）の法則
> 気体の量と温度が一定であるとき，気体の体積は圧力に反比例するという法則である．

表5 高気圧酸素治療（HBO）と軽度高気圧酸素処置（mHBO）の適応

HBO の適応		mHBO の期待される適応
● ガス塞栓症または減圧症	● 骨髄炎	● 2型糖尿病
● 一酸化炭素中毒その他のガス中毒	● 皮膚移植	● 糖尿病性白内障
● 重症軟部組織感染症（ガス壊疽，壊死性筋膜炎）または頭蓋内膿瘍	● 熱傷または凍傷	● パーキンソン（Parkinson）病
	● 突発性難聴	● リウマチ
	● 急性心筋虚血	● 高血圧症
● 急性外傷性血流障害（挫滅症候群またはコンパートメント症候群）	● 放射線または抗がん剤と併用される悪性腫瘍（頭頸部がん，子宮頸がん，悪性脳腫瘍）	● 脂質異常症
		● 不妊症
● 末梢血管障害	● 腸閉塞	● 肥満
（イ）網膜動脈閉塞症	● 低酸素脳症	● 筋損傷
（ロ）難治性潰瘍（糖尿病，動脈または静脈性血流障害，脱疽等）	● 脊髄・神経疾患	● 廃用性筋萎縮
	● 急性頭部外傷（開頭術後の脳浮腫）	● 加齢に伴う筋代謝障害
● 放射線障害（下顎骨を含めた頭頸部，下部消化管，膀胱，脳）	● 脳梗塞	

（日本高気圧環境・潜水医学会：高気圧酸素治療の適応疾患[5]をもとに作成）

る．HBOとmHBOの効果を**表4**に示す．

4）適応 （表5）[5]

日本高気圧潜水医学会により推奨されているHBOの適応を**表5**[5]に示す．さらに，近年では加齢に伴う運動器や呼吸・循環器の退行性変化，耐糖能異常や認知機能の低下[6]，アスリートのパフォーマンスに及ぼす効果[7]が報告されている．

一方，mHBOは，健康や体力の維持・向上を目的に使用されており，治療目的で使用されていないため（2025年1月現在），これまでの研究結果から期待される適応を**表5**[5]に示す．mHBOはHBOより安全性が高く，汎用性にすぐれているため，今後さらなる研究とエビデンスの集積を通じて，幅広く普及し，さまざまな臨床場面での活用が期待される．

5）禁忌と注意事項

（1）禁忌[8]

①自然気胸または気管支喘息，開胸手術などの既往を有し急性の換気障害が発生するおそれがある場合，②誤嚥または窒息，重篤な不整脈その他重大な呼吸・循環障害が発生するおそれがある場合である．また，3気圧以上での医療用酸素は使用してはいけない．

（2）副作用

気圧障害（耳痛，歯痛，頭痛，胸痛，呼吸障害など）や酸素中毒（眼瞼・口唇周囲のけいれん，指先のしびれ，冷感など）などがあげられる．mHBOは，HBOに比べて気圧や酸素濃度が低いため，これらの副作用のリスクは低いと考えられている．

(3) 実施上の注意事項

高気圧酸素の処置中，患者は加圧装置という閉鎖的な空間で長時間を過ごすことになる．そのため，処置前に閉所恐怖症や不安感を確認し，耳抜きの方法を指導する．酸素は強い支燃性をもつため，加圧装置内に火気や火花のリスクを伴う物品を持ち込まない．マッチ，ライター，電子機器類の持ち込みや，油脂を含有する整髪料・化粧品の使用，帯電性のある羊毛や合成繊維などの着用は制限されている．さらに，加圧中の異常時に備えて，装置内の緊急連絡手段の確認も必須である．mHBO に関しては，HBO に比べて酸素濃度が低く安全性が高いため，装置内でスマートフォン，テレビ，エアコンなどの電子機器や，トレッドミル，エルゴメータなどのトレーニング機器の使用が許容されている．

4．低酸素刺激

1) 低酸素刺激とは

吸入酸素量や血流の変化により，血液中の酸素濃度が通常より低下することで生体に及ぼされる刺激を指す．自然界でも高地においては，気圧が低くなるため呼吸で取り込まれる酸素量が低下する．現代では，このような低酸素環境を人工的に再現することができるようになり，特定のトレーニング目的で低酸素室が利用されている．さらに，四肢の基部に加圧カフを取り付け，局所的に血流を制限することで特定の部位を低酸素状態にする手法も導入されている．

生体は，酸素の供給が低下すると，さまざまな生理的反応をもって対応する．かつては低酸素がもたらす症状や障害が中心的に研究されていたが，近年は低酸素がもつ可能性や影響がスポーツ医学やフィットネスの領域で注目を集めている．この動きを背景に，低酸素を活用した新しい医療手法の開発も期待される．

2) 生体への影響

高気圧酸素は，気圧と酸素濃度を上昇させることで肺胞気酸素分圧を増加させ，特に血中の溶解型酸素濃度を上昇させる．一方，低酸素環境では肺胞気酸素分圧が減少し，結合型酸素濃度が低下する．これにより，身体内の細胞に低酸素負荷がかかり，さまざまな適応性変化を引き起こす（**図10**）．

(1) 赤血球，ヘモグロビンの増加

腎臓でのエリスロポエチンの分泌が促進され，赤血球やヘモグロビンの生成が増える．これは酸素運搬能を増大させ，全身持久力が向上する．

(2) 毛細血管の新生

低酸素環境で細胞が低酸素状態になると，血管を呼び込み酸素供給を得ようと低酸素誘導因子 1α（HIF-1α）の発現が増加し，新しい毛細血管が形成される．筋内でこの現象が生じると，筋細胞への酸素供給能力が増大し，筋持久力が向上する．

(3) 食欲の低下

低酸素環境は，食欲増進ホルモンであるグレリンの分泌を抑制し，食欲が低下することがある．

(4) 運動効果の増強

低酸素環境で運動することで，運動により得られる効果が強化される．
- 持久性運動の場合：赤血球・ヘモグロビンの増加，毛細血管の新生，ミトコンドリアの新生，有酸素代謝酵素活性の亢進，糖代謝能の向上，脂肪量の減少などが促進される．
- 抵抗性運動の場合：成長ホルモンや乳酸の生成が増加し，筋肥大や筋力の増強，筋の緩衝作用が促進される．

MEMO
- 支燃性
可燃性物質の燃焼を助ける性質をいう．
- 帯電性
静電気をためる性質をいい，静電気を発生する原因となる．

低酸素刺激
（hypoxic stimulation）

MEMO
- 酸素分圧
気体の中で酸素が占める圧力を指す．大気中の酸素の割合は約 21％のため，酸素分圧は 1 気圧（760 mmHg）×0.21≒160 mmHg となる．
- 肺胞気酸素分圧
吸気が肺胞に達したときの酸素分圧を指す．通常，大気圧下では酸素分圧は 160 mmHg であるが，肺胞に達したときには水蒸気や二酸化炭素分圧などの影響により約 100 mmHg にまで低下している．

低酸素誘導因子 1α（hypoxia inducible factor 1α：HIF-1α）

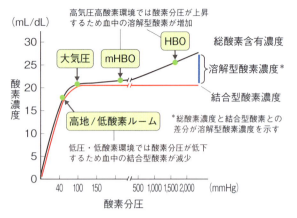

図10 低酸素と高気圧酸素が血中酸素含有量に及ぼす影響
大気圧下での酸素飽和度は96〜98%となっており、高気圧高酸素環境では結合型酸素量に大きな変化は認められない。しかし、低酸素環境においては結合型酸素の著しい減少が観察される。
HBO：高気圧酸素治療，mHBO：軽度高気圧酸素処置．

	高地トレーニング	血流制限トレーニング	低酸素室トレーニング
低酸素刺激の誘導方法	例：標高3,000 m　0.7気圧，14.5% O_2 相当	平地　1気圧，21% O_2	例：標高3,000 m 設定　0.7気圧，14.5% O_2 相当
効果	●骨格筋の運動応答性が高まる（低強度でも効果的な運動が可能） ●運動強度を下げることができ，けがの予防や関節負荷の軽減が可能		
問題点	●高地への移動，滞在 ●高地滞在による健康問題（食欲低下など）	●体幹や四肢基部への介入が困難 ●めまいや血栓のリスク	●設備導入のコスト

図11 低酸素刺激を利用したトレーニングの例

MEMO
標高3,000 mの空気における酸素濃度は約21%であり，標高0 mと変わらない．一方，標高3,000 mでは気圧が約0.7気圧に低下するため，酸素分圧は標高0 mにおける酸素濃度約14.5%の空気の酸素分圧に相当する．気圧の低減により肺胞気酸素分圧が顕著に減少し，酸素飽和度は90%以下にまで低下する．

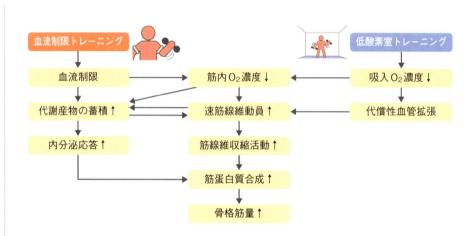

図12 血流制限と低酸素室でのトレーニングが骨格筋量に及ぼす効果
(Scott BR, et al.：Sports Med 2014；44〈8〉：1037-54[9])をもとに作成)

3) 低酸素刺激を利用したトレーニング （図11）

(1) 高地トレーニング
　高地での低酸素環境を活かしたトレーニングの一つであり，主に持久力を要する競技で行われている．高地での運動によって，より効率的に持久力を増進できるが，高地環境への移動や滞在が伴うためコストや時間がかかり，食欲低下や高山病のリスクなどの潜在的な副作用にも留意する必要がある．

(2) 血流制限トレーニング
　加圧カフを四肢の基部に巻き，局所的に血流を遮断しながら行うトレーニング手法で，リハビリテーションやスポーツ医学の領域で注目されている．主に抵抗性運動を併用し，成長ホルモンであるインスリン様成長因子I（IGF-I）の分泌促進や乳酸の産生を増加させることで，筋肥大や筋力増強の効果が得られる（図12）[9]．適切な加圧技術や血流遮断による循環器系への影響を考慮し，安全に運用する．また，体幹や四肢の基部の筋へは適用できない．

インスリン様成長因子I
(insulin-like growth factor I：IGF-I)

(3) 低酸素室トレーニング
　人工的な低酸素環境を提供する低酸素室で行われるトレーニング手法で，適切な運

MEMO
低酸素室には，高地環境の気圧と酸素濃度を再現した低圧低酸素室や酸素濃度のみを低下させた常圧低酸素室がある．

動メニューを組み合わせることで、高地トレーニングや血流制限トレーニングと類似の効果が期待できる。この方法の利点としては、高地トレーニングの際の移動や宿泊の必要がなく、食欲低下や筋量減少のリスクが低減される点があげられる。さらに、加圧カフの使用や管理が不要で、血圧への影響が最小限であり、体幹や四肢基部の筋への適用が可能である。

低酸素室に入るだけで実施できるこのトレーニング手法は、高齢者や疾患を有する患者にも適用できる。脂質代謝の向上、体脂肪の減少、耐糖能の改善、筋肥大や筋力増強などを促進する有益な効果が確認されており、生活習慣病やサルコペニアの予防策としての応用が期待される。

4）今後の展望

低酸素刺激（血流制限、低酸素チャンバー、低酸素室）は、主にスポーツ医学やフィットネスの領域で普及しており、その生体への効果も次第に明らかとなっている。しかし、高齢者や特定の疾患を有する患者を対象とした医療分野では、その効果やリスクの確認が不十分であるため、活用は限定的である。将来的には、効果や安全性のエビデンスが増えることで、医療分野でもこの手法が広がることが期待される。

5. 体外衝撃波療法（ESWT）

体外衝撃波療法（extracorporeal shock wave therapy：ESWT）

1）体外衝撃波療法（ESWT）とは

ショックウェーブを利用した治療法である。ここでいうショックウェーブは、音速を超える速度で伝播する圧力の変動波（衝撃波や圧力波）である。ESWTにおいては、特定の医療機器を用いてショックウェーブを治療部位へ照射する。ショックウェーブが標的組織にもたらす物理的刺激は、組織の破壊や微細な損傷を引き起こす。これにより、主に痛みの軽減や組織の修復を促進する効果が期待されている。

2）分類

ESWTには主に集束型衝撃波療法（FSWT）と拡散型圧力波療法（RPWT）の2つの方法がある。FSWTは衝撃波、RPWTは圧力波を用いた治療法であり、それぞれ集束型衝撃波治療器と拡散型圧力波治療器（図13）が用いられる。

集束型衝撃波療法（focused shock wave therapy：FSWT）
拡散型圧力波療法（radial pressure wave therapy：RPWT）

FSWTは電磁気、電気油圧式、圧電という3つの方式で衝撃波を発生し、深部の特定領域に強力なエネルギーを集束させて集中的に放射する（図14）[10]。そのため、エネルギーの強度が高く、使用時のリスクが高いため、医師のみに使用が限られている。

一方、RPWTは、コンプレッサーで圧縮された空気を瞬時に放出し、ピストンが衝撃体に激突することで発生した圧力波を、広範囲にエネルギーを拡散させて放出す

MEMO
医療機器のクラス分類において、集束型衝撃波治療器は高度管理医療機器（クラスⅢ）に、拡散型圧力波治療器は管理医療機器（クラスⅡ）に分類されている。
▶ Lecture 2・表1参照.

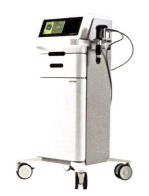

図13 拡散型圧力波治療器
拡散型ショックウェーブフィジオショックマスター SHM-S2（酒井医療）.

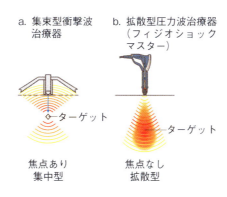

図14 集束型衝撃波療法（FSWT）と拡散型圧力波療法（RPWT）のエネルギー伝搬の違い
（酒井医療：拡散型ショックウェーブフィジオ ショックマスター SHM-S2[10] をもとに作成）

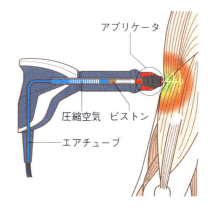

図15 拡散型圧力波療法（RPWT）の原理
（酒井医療：拡散型ショックウェーブフィジオ ショックマスター SHM-S2[10]）

表6 体外衝撃波療法（ESWT）の適応

推奨される適応疾患	● 石灰沈着性腱板炎 ● 上腕骨外側上顆炎（テニス肘） ● 偽関節 ● 疲労骨折 ● 膝蓋腱炎（ジャンパー膝） ● アキレス腱炎 ● 足底筋膜炎 ● 皮膚創傷の遷延治癒 ● 皮膚潰瘍　など
経験的な適応疾患	● 脳卒中後の痙縮や肩関節痛 ● 凍結肩 ● 変形性関節症 ● 急性腰痛 ● 筋筋膜疼痛症候群　など

（International Society for Medical Shockwave Treatment：Introduction and prerequisites and minimal standards of performing ESWT[11] をもとに作成）

表7 拡散型圧力波療法（RPWT）の禁忌

絶対禁忌	● 治療領域の悪性腫瘍（基礎疾患としてではない） ● 治療領域の胎児
相対禁忌	● 治療領域の骨端線 ● 治療領域の脳または脊髄

（International Society for Medical Shockwave Treatment：Introduction and prerequisites and minimal standards of performing ESWT[11] をもとに作成）

MEMO
FSWT は，尿路結石の破砕を目的として開発された技術である．その後，主にヨーロッパの整形外科分野でFSWTやRPWTの使用が増え，日本では2008年にFSWT，2015年にRPWTが医療機器として認可された．現在，リハビリテーションやスポーツ医学の領域での利用が進んでいる．

MEMO
ESWT による治療後は，組織修復を待つために1週間程度間隔をあける．

国際衝撃波治療学会（International Society for Medical Shockwave Treatment：ISMST）

る（空気圧方式；図15）[10]．RPWT は FSWT と比較して治療領域は広いが，侵襲性が低いため，保険の適用範囲内で理学療法士が使用できる．RPWT は FSWT よりも出力が低く，エネルギーが表層にしか届かないため，筋肉や腱など皮膚表面近くの組織に対して効果がある．

3）効果
FSWT は，高出力のエネルギーを深部にピンポイントで照射し，変性組織を破壊することができるため，特に深い位置にある変性組織の治療に適している．RPWT は，浅い位置の変性組織，特に筋や腱に対する治療に有用である．

ESWT の臨床効果は，即時的な痛みの軽減と，遅発的な組織修復の促進に大別されるが，その詳細な作用機序は完全には解明されていない．これまでの研究から，痛みを軽減するメカニズムには，末梢の自由神経終末の破壊や下行性抑制系の賦活が関与するとされている．組織修復の促進には，血管新生因子の発現増加に伴う血管新生による変性組織の血流改善，炎症性サイトカインの発現抑制による炎症の軽減，トランスフォーミング増殖因子の発現誘導によるコラーゲン産生の促進などが関与すると考えられている．この組織修復を促進する作用は，長期的な痛みの軽減にも寄与する可能性があるとされている．

4）適応
国際衝撃波治療学会（ISMST）による ESWT の適応を表6[11] に示す．スポーツ医学やフィットネスの領域での利用においては，主に筋や筋膜の滑走性と柔軟性の改善，筋疲労の回復促進，パフォーマンスの向上のためのリラクセーションなどに活用されている．基礎研究の段階では，関節の固定に起因する筋性拘縮や筋萎縮の改善にも効果があるとの報告がある．これらのエビデンスが増えることで，今後，適応疾患の範囲はさらに広がると考えられる．

5）禁忌と注意事項
ISMST による RPWT の禁忌を表7[11] に示す．

注意事項は，メーカー発表のものとして，①心臓ペースメーカなどの植込み型機器，②悪性腫瘍，③心臓疾患，④妊婦中または出産直後，⑤感覚障害，⑥骨粗鬆症，脊椎骨折，捻挫，肉離れなどの急性疼痛，⑦治療部位に創傷，⑧体温38℃以上（有熱期），⑨安静が必要な場合や顕著な体調不良，⑩脊椎の異常，彎曲，⑪椎間板ヘルニア症，⑫その他，身体に違和感がある場合などがあげられている．

15 新規の物理療法

表8 リハビリテーションロボットの分類と特徴

種類	主な目的	使用場所	対象	使用者	使用例	特徴
自立支援ロボット	日常生活動作を支援し自立度を高める	社会,自宅	自立度が比較的高い患者	患者本人	歩行,移動,食事など	患者が特定の活動を実行できるように支援するが,機能改善は目的ではない.安全で簡単に操作できることが求められ,使用者の体力や生活環境に合わせた調整が重要である
練習支援ロボット	動作習得やリハビリテーション練習を支援	病院,施設	理学療法士の管理下で訓練を行う患者	理学療法士,患者本人	歩行練習,上肢運動練習,バランス練習など	効果的な動作習得を目的とし,理学療法士が適切な補助設定を行うことで安全で効率的な練習が可能となる.患者ごとに異なる動作能力や回復目標に応じた調整が重要である
介護支援ロボット	介護者と被介護者の負担軽減	施設,自宅	身の回りの動作が困難で介護を要する者	介護者,家族	移乗,移動,入浴など	介護動作を補助し,介護者と被介護者の身体的・精神的負担を軽減する.安全性と利便性が重視され,特に高齢の介護者や家庭内での使用を想定し,狭い空間でも扱いやすい操作性と安全面の配慮が求められる

表9 人とロボットの特徴

	人	ロボット
柔軟な対応	可能	不十分
複雑な動作	容易	困難
正確さ	状況により変化	不変
疲労	個人差あり	ほぼしない

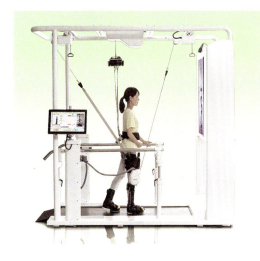

図16 歩行練習支援ロボットの1例
ウェルウォーク(トヨタ自動車)は,低床トレッドミル,転倒防止・体幹支持ハーネス,脚免荷ハーネス,正面モニタ,操作パネル,ロボット脚,カメラで構成され,運動学習理論に基づく訓練を可能にする練習支援ロボットである.

6. ロボットを用いた治療

1) リハビリテーションロボットとは

近年,ロボット技術の発展により,リハビリテーションの現場でロボットを活用する取り組みが進んでいる.リハビリテーションロボットは,理学療法士が行う治療や訓練を補助する役割を担い,患者の運動機能の向上や日常生活の自立支援を目的とした機器である.これらのロボットは理学療法士に代わるものではなく,補助のためのツールとして,使用目的の理解と適切な使用が重要である.

2) リハビリテーションロボットの分類

リハビリテーションロボットには明確な定義はないが,リハビリテーション医療を支援するロボット群として,活動支援ロボットともよばれている[13].リハビリテーションロボットにはいくつかの分類方法が提案されており,田辺[14]は,ロボットの役割に応じて自立支援,練習支援,介護支援,認知情動支援の4つに分類している.理学療法士がかかわることが多いと考えられるロボットの特徴を表8に示す.

3) リハビリテーションロボットを用いた理学療法介入

(1) リハビリテーションにおけるロボットの活用

ロボットを効果的に活用するためには,「人にしかできないことは人が,ロボットにしかできないことはロボットが担う」という役割分担が重要である[15].ロボットは一定の力や軌道で精密な動作を繰り返し,疲労せず多くの回数の運動が可能であるため,効率的な練習が実現する.また,負荷の細かな調整や即時フィードバック機能に

MEMO
ロボットとは,「センサー,知能・制御系,駆動系の3つの要素技術を有する,知能化した機械システム」と定義されている[12]

活動支援ロボット
(activity assist robot : AAR)

MEMO

ウェルウォーク（図16）には，ロボット脚の膝関節部分にモーターが搭載されており，膝関節角度センサーと足底部の荷重センサーによって歩行のタイミングを検知し，膝関節の屈曲・伸展を制御することができる．

より，練習の効果を客観的に把握できる．一方で，患者の体調や麻痺による個別の動きへの柔軟な対応や複雑な動作への対応はロボットには難しい面がある．理学療法士は，ロボットの特性と限界を理解し，患者の状態に応じた適切な活用方法を選択することが求められる（表9）．

（2）歩行練習における支援ロボットの活用

「脳卒中治療ガイドライン2021（改訂2023）」[16]では，「歩行ができない発症後3か月以内の脳卒中患者に対する歩行補助ロボットによる訓練は妥当（推奨度B，エビデンスレベル中）」とされ，脳卒中片麻痺患者の歩行練習に練習支援ロボットが有用である．図16に示す歩行練習支援ロボットは，運動学習理論に基づいて設計された練習支援型のリハビリテーションロボットで，理学療法士の管理下で患者が基本的な歩行動作を繰り返し練習でき，運動機能の回復を促進する．

■引用文献

1) 酒井医療：磁気刺激装置パスリーダー PL-CTA，PL-UC．
   https://www.sakaimed.co.jp/rehabilitation/speech-therapy/pathleadergenngo/
2) 加賀谷 斉：末梢神経磁気刺激法．Jpn J Rehabil Med 2022；59（5）：461-6．
3) 臨床神経生理学会 脳刺激法に関する小委員会編：磁気刺激法の安全性に関するガイドライン（2019年版）．臨床神経生理学 2019；47（2）：126-30．
   https://www.jstage.jst.go.jp/article/jscn/47/2/47_126/_pdf/-char/ja
4) 日本臨床高気圧酸素・潜水医学会：高気圧酸素治療のガイドライン．version 1.
   https://square.umin.ac.jp/jachod/pdf/guide_line.ver1.pdf
5) 日本高気圧環境・潜水医学会：高気圧酸素治療の適応疾患．
   https://www.juhms.net/file/side/hbo-tekiou.pdf
6) Fu Q, Duan R, et al.：Hyperbaric oxygen therapy for healthy aging：From mechanisms to therapeutics. Redox Biol 2022；53：102352.
7) Hadanny A, Hachmo Y, et al.：Effects of hyperbaric oxygen therapy on mitochondrial respiration and physical performance in middle-aged athletes：a blinded, randomized controlled trial. Sports Med Open 2022；8（1）：22.
8) 石原昭彦：軽度高気圧酸素の仕組みと効果．ファルマシア 2017；53（3）：241-4．
9) Scott BR, Slattery KM, et al.：Hypoxia and resistance exercise：a comparison of localized and systemic methods. Sports Med 2014；44（8）：1037-54.
10) 酒井医療：拡散型ショックウェーブフィジオ ショックマスター SHM-S2.
    https://www.sakaimed.co.jp/rehabilitation/physio-therapy/pressure_wave/physioshockmaster/
11) International Society for Medical Shockwave Treatment：Introduction and prerequisites and minimal standards of performing ESWT.
    https://shockwavetherapy.org/?page_id=174
12) ロボット政策研究会：ロボット政策研究会報告書―RT革命が日本を飛躍させる．2006.
    https://www.jara.jp/various/report/img/robot-houkokusho-set.pdf
13) 才藤栄一，平野 哲ほか：運動学習と歩行練習ロボット―片麻痺の歩行再建．Jpn J Rehabil Med 2016；53（1）：27-34．
14) 田辺茂雄：理学療法に役立つロボットの開発（医療分野）．物理療法科学 2022；29（1）：1-5．
15) 伊藤直樹，相本啓太ほか：理学療法で有効活用するための医療ロボットの基礎知識．理学療法 2024；41（7）：596-605．
16) 日本脳卒中学会脳卒中ガイドライン委員会編：脳卒中治療ガイドライン2021（改訂2023）．協和企画；2023．

■参考文献

1) 加賀谷 斉，土山和大，谷川広樹：末梢磁気刺激を利用した筋力増強治療．MB Med Reha 2022；280：58-63．
2) Li S, Li S, et al.：The effect of blood flow restriction exercise on angiogenesis-related factors in skeletal muscle among healthy adults：a systematic review and meta-analysis. Front Physiol 2022；13：814965.
3) Jung WS, Kim SW, et al.：Resistance training in hypoxia as a new therapeutic modality for sarcopenia-a narrative review. Life (Basel) 2021；11（2）：106.
4) 中村潤二：体外衝撃波療法．庄本康治編：PT・OTビジュアルテキスト エビデンスから身につける物理療法．第2版．羊土社；2023．p.325-34．
5) 山田将弘，羽木本宗俊：衝撃波療法．吉田英樹編：Crosslink理学療法学テキスト 物理療法学．メジカルビュー社；2020．p.279-91．

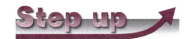

炭酸ガス経皮吸収療法

1) 概要

炭酸ガス経皮吸収療法は，皮膚を通じて炭酸ガス（CO_2）を吸収させ，薬理効果を引き出す治療法である．天然炭酸泉浴が起源であり，現代では人工炭酸泉が広範に普及している．血行増大の有効性は示されているが，入浴の必要性があるなど，臨床現場へ普及させるにはいくつかの問題点があった．近年，吸収促進剤であるハイドロゲルと純炭酸ガスを用いて，CO_2 の吸収を高める新たな炭酸ガス経皮吸収システムが開発された．

実施方法は，局所に吸収促進剤としてのハイドロゲルを塗布し，その上をプラスティック製のアダプターで覆った後，純炭酸ガスを供給し，経皮吸収を促進する（図1）[1]．この手法は，非侵襲的であり，CO_2 の効果を効率よく広い範囲で体内に取り込むことができ（図2）[2]，病棟のベッド上などでも実施可能である．主に四肢の整形外科的疾患や皮膚創傷などに対しての適応がある．

2) 生理的機序

CO_2 は，内呼吸により常に体内で産生される代謝産物である．筋肉の活動が増加すると CO_2 の産生も増大するが，この CO_2 の産生増大により活動筋などの酸素をより多く必要としている部分に酸素が効率的に供給されるような生理的反応が生じる．炭酸ガス経皮吸収療法は，CO_2 を外部から経皮的に吸収させることで，標的組織への酸素供給を増大させる治療法である．CO_2 上昇は，以下に示す機序により治療組織への酸素供給を高めると考えられている．

(1) ボーア効果による酸素供給の増加

血液中の CO_2 濃度が上昇すると，赤血球内の pH は低下し，ヘモグロビンが酸素を組織に放出しやすくなる（図3）[1]．この現象はボーア（Bohr）効果として知られており，炭酸ガス経皮吸収療法によって標的組織への酸素供給が増加する機序の一つと考えられている．

ボーア効果は，酸性環境（pH の低下）や CO_2 濃度の上昇などの状況で，ヘモグロビンの酸素親和性が低下する現象を指す．具体的には，CO_2 濃度の上昇や pH の低下は，ヘモグロビンの構造を変化させることで，酸素を放出しやすくする．

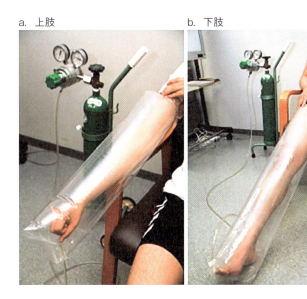

図1　高濃度の炭酸ガス経皮吸収療法
ハイドロゲルを塗布した四肢を袋に入れ，その袋内に純炭酸ガスを充填すると，皮膚を通じて炭酸ガスが体内に取り込まれる．
(Sakai Y, et al. : PLoS One 2011 ; 6 (9) : e24137[1])

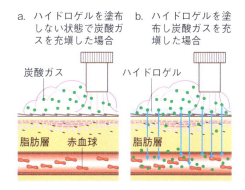

図2　炭酸ガス経皮吸収療法のイメージ
ハイドロゲルの塗布と純炭酸ガスの充填を組み合わせることで，炭酸ガスの吸収が劇的に促進される (b)．一方，それぞれを単独で使用した場合，皮膚からの炭酸ガスの吸収はきわめて少ない (a)．
(CO2TECH：CO2 経皮吸収技術とは[2])

(2) 血管の拡張と血流量の増加

血液中のCO_2濃度の上昇は,血管を拡張する効果がある.その結果,組織への血流量が増加し,酸素や栄養素の供給が促進され,代謝産物が除去される.CO_2濃度の上昇に伴う血流量の増加も,炭酸ガス経皮吸収療法による酸素供給を増加する機序として考えられている.

3) 効果

炭酸ガス経皮吸収療法は,四肢の末梢組織の酸素供給を増大させることが可能であり,多くの研究によりその有効性が示されている.具体的な効果としては以下があげられる.

- 骨折の治癒促進[3]
- 拘縮の進行抑制[1,4]
- 筋力の増強[5]
- 筋代謝能の促進(毛細血管の新生,ミトコンドリアの新生)[6]
- 筋損傷の回復促進[7]
- 遅発性筋痛の回復促進[8]
- 創傷治癒の促進[9]

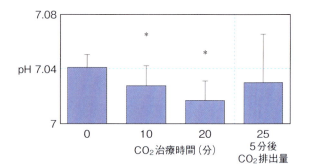

図3 炭酸ガス経皮吸収療法実施時における上腕三頭筋内のpH変化
炭酸ガス経皮吸収療法の実施により筋内のpHの低下が認められ(10分後と20分後),炭酸ガス経皮吸収療法を中断して5分後には,pHが定常状態に戻る傾向が確認された(25分後).
(Sakai Y, et al.:PLoS One 2011;6〈9〉:e24137[1])

4) 今後の展望

新システムによる炭酸ガス経皮吸収療法は,処置のための身体動作が必要なく,ベッド上で実施できるため,寝たきりや動作が困難な患者や高齢者にとって有用性が高い.また,筋機能や疲労回復,筋損傷などにも効果がみられることから,アスリートに対するコンディショニングや筋損傷の治療など,スポーツ医学の領域での応用も可能であると期待されている.今後もさらなるエビデンスの構築が進み,本システムの臨床活用が広がることが期待される.

■引用文献

1) Sakai Y, Miwa M, et al.:A novel system for transcutaneous application of carbon dioxide causing an "artificial Bohr effect" in the human body. PLoS One 2011;6〈9〉:e24137.
2) CO2TECH:CO2経皮吸収技術とは.
https://co2tech.jp/?page_id=17
3) Koga T, Niikura T, et al.:Topical cutaneous CO_2 application by means of a novel hydrogel accelerates fracture repair in rats. J Bone Joint Surg Am 2014;96〈24〉:2077-84.
4) Inoue S, Moriyama H, et al.:Transcutaneous application of carbon dioxide improves contractures after immobilization of rat knee joint. Phys Ther Res 2020;23〈2〉:113-22.
5) 酒井良忠:健常ヒトボランティアにおける炭酸ガス経皮吸収による脂肪量,筋肉量の変化.デサントスポーツ科学 2014;35:107-12.
6) Oe K, Ueha T, et al.:The effect of transcutaneous application of carbon dioxide (CO_2) on skeletal muscle. Biochem Biophys Res Commun 2011;407〈1〉:148-52.
7) Hirota J, Hasegawa T, et al.:Local application of a transcutaneous carbon dioxide paste prevents excessive scarring and promotes muscle regeneration in a bupivacaine-induced rat model of muscle injury. Int Wound J 2023;20〈4〉:1151-9.
8) 酒井良忠,大江啓介ほか:炭酸ガス経皮吸収の筋肉への効果.日整会誌 2014;88〈1〉:34-9.
9) Amano-Iga R, Hasegawa T, et al.:Local application of transcutaneous carbon dioxide paste decreases inflammation and accelerates wound healing. Cureus 2021;13〈11〉:e19518.

■参考文献

1) 酒井良忠:炭酸ガス経皮吸収の筋肉に対する効果.Jpn J Rehabil Med 2017;54:776-80.

TEST 試験

到達目標

- 各Lectureで学んだ知識について，各自がどの程度理解できたかを知る．
- 各Lectureで示された重要なポイントを整理する．
- 試験結果を踏まえて，各自が各Lectureに示された内容について再確認し，より深く理解する．

この試験の目的とするもの

これまでの講義で，個々の物理療法の基本的事項，適応ならびに禁忌について学習してきました．この知識を臨床場面で応用して生かすには，各Lectureの内容について，単に覚えるだけでなく，深く理解することが重要になります．

この章は，5択の選択式問題，かっこ内に適切な用語を書き込む穴埋め式問題，質問に対して文章で解答する記述式問題，解答からなります．

試験問題は，各Lectureで記述されている内容を理解しているかどうかを，自分自身で確認するためのものです．単に正解を答えられたかどうかを問うものではありません．正解であったとしても，それに関する周辺の知識まで広く知ることを目標に再確認してください．もし，不正解であったとしたら，それは自分が理解できていなかったことを知るチャンスだと思って，関連するLectureをもう一度確認してください．

試験の結果はどうでしたか？

- □ 自分自身の理解している部分と理解が不十分な部分がわかった．
- □ 今後，取り組むべき課題が確認できた．
- □ 物理療法の基礎と各モダリティの基本的知識がわかった．
- □ 臨床で応用するための，基礎的知識について自信がついた．

---

comment

物理療法は，理学療法の基本的な技術であり，運動療法と両輪をなすものです．これまでの学習を通じて，各物理療法の基本的事項はもちろんのこと，それぞれのモダリティの適応や禁忌，さらに作用機序について理解できたと思います．また，単にスイッチ操作をするだけではなく，設定条件などを状態に応じて決定することの重要性についても理解が深まったものと思います．理学療法士として，患者の状態に応じた適用ができるように，さらに，各物理療法の特徴について理解を深めるとともに，各物理療法の使用に慣れるようにしてください．

問題

問題Ⅰ　選択式問題

以下の問いについて，該当するものをそれぞれ2つ選びなさい．

問題1
熱力学で誤っているものはどれか．
1. 比熱とは物質1kgの温度を1℃だけ上げる熱量である．
2. 熱容量とは物質の温度を1℃高めるのに必要な熱量である．
3. 熱容量とは物質の比熱に質量を乗じたものである．
4. 熱伝導率とは熱の移動の速さのことである．
5. 物体に外部から熱が入ると物体の内部エネルギーは増加し，物体が外部に仕事をすると物体の内部エネルギーは減少する．

問題2
熱に対する生体反応について誤っているものはどれか．
1. 軸索反射は皮膚血管を拡張させる．
2. 動静脈シャントで熱放散を促進する．
3. NO（一酸化窒素）は皮膚血管を拡張させる．
4. ダストル・モラーの法則とは，消化器系の血流が増加することである．
5. 筋血流の増加は皮膚血量と比較して少ない．

問題3
温熱療法の作用として誤っているのはどれか．2つ選びなさい．
1. 血流量増加
2. 代謝の亢進
3. 筋緊張の上昇
4. 軟部組織の柔軟性向上
5. 浮腫の増進

問題4
寒冷療法の作用として誤っているのはどれか．2つ選びなさい．
1. 神経伝導速度の低下
2. 疼痛閾値の低下
3. 自覚的感覚の低下
4. 代謝の抑制
5. 組織の粘性の低下

問題 5
水治療法の種類と水温との関係で正しいのはどれか．2つ選びなさい．
1. 冷温浴 ──── 25℃ 以下
2. 不感温浴 ──── 30～34℃
3. 微温浴 ──── 34～37℃
4. 温浴 ──── 39～42℃
5. 高温浴 ──── 42～45℃

問題 6
極超短波療法で正しいのはどれか．
1. 生殖器に照射できる．
2. 浅層部の加熱に適している．
3. 着衣の上から照射できない．
4. 熱作用は水分含有量に依存する．
5. 人工関節術後の部位に照射できる．

問題 7
図BのX点に照射される極超短波強度は図Aの何％か．
1. 62.5%
2. 50%
3. 37.5%
4. 25%
5. 12.5%

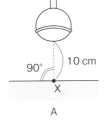
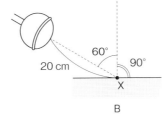

問題 8
超音波療法について正しいのはどれか．
1. 超音波の強度は5～10 W/cm² を用いる．
2. 3 MHz は 1 MHz に比較して深部まで到達する．
3. 金属挿入部位への照射は禁忌である．
4. 成長期の子供も骨端線への照射は避ける．
5. 治療範囲は有効照射面積の4倍とする．

問題 9
図について誤っているのはどれか．
1. 筋収縮に必要な通電時間と電流の強さとの関係を示している．
2. Aは脱神経筋の反応を示している．
3. Bは阻血筋の反応を示している．
4. Cは部分的脱神経筋の反応を示している．
5. Dは正常筋の反応を示している．

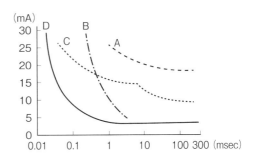

問題 10

電気刺激法に用いるパルス電流図を示す．周波数で正しいのはどれか．

1. 5 Hz
2. 10 Hz
3. 20 Hz
4. 50 Hz
5. 100 Hz

問題 11

筋電図バイオフィードバック療法について誤っているのはどれか．

1. 筋再教育に使用する．
2. 筋のリラクゼーションに効果がある．
3. 巧緻性運動に使用する．
4. 筋力増強に効果がある．
5. 知的能力に関係なく用いることができる．

問題 12

レーザー光線について誤っているのはどれか．

1. レーザー光線は熱作用があるものが存在する．
2. 創傷治癒促進の効果がある．
3. コヒーレンスが高い．
4. 励起状態から基底状態に戻るときに加えられたエネルギーを放出する．
5. レーザー光は多波長の光線を含む．

問題 13

歩行浴槽の深さで体重負荷が体重の約 30％になる水位はどれか．

1. 頸部
2. 鎖骨
3. 剣状突起
4. 臍部
5. 大転子

問題 14

直線偏光近赤外線治療器について誤っているのはどれか．

1. 複合波長を使用している．
2. 神経節ブロック作用がある．
3. 光学フィルターを使用している．
4. 体内に金属が挿入されていても，赤外線は基本的に使用可能である．
5. 炎症性疼痛に対しては効果がない．

問題 15
紫外線について誤っているのはどれか.
1. 短波長紫外線はオゾン層で吸収される.
2. 長波長紫外線は表皮で吸収され，真皮層に到達しない.
3. 中波長紫外線は直接的に DNA 遺伝子に作用し，細胞分裂に影響を及ぼす危険がある.
4. ランゲルハンス細胞は皮膚免疫細胞であり，紫外線で障害をうける.
5. 長波長紫外線により真皮の弾性線維の構造に変化が生じる.

問題 16
ロシアンカレントで使用されている搬送波の周波数は何 Hz か.
1. 100 Hz
2. 500 Hz
3. 1,000 Hz
4. 2,500 Hz
5. 4,000 Hz

問題 17
マッサージを実施する際の注意について正しいのはどれか.
1. 理学療法士がマッサージを実施する場合，医師の指示なく実施できる.
2. 身体の中枢部から末梢部に向けて実施する.
3. 軽擦法はゆっくりとリズミカルに，つかみ，圧迫し，もみほぐす手技である.
4. 間欠的機械的圧迫療法は深部静脈血栓症の予防には効果がない.
5. バイブレーションマッサージで遅発性筋痛の軽減や回復の促進が期待できる.

問題 18
34 歳の女性．頸椎捻挫．受傷後 2 か月経過．受傷直後から頸椎カラーを装着．上肢に筋力低下はない．頸部痛と両前腕尺側から小指へのしびれ感とが残存している．頸椎牽引で適切でないのはどれか.
1. 座位で行う.
2. 間欠牽引で行う.
3. 牽引力は体重の 1/3 から開始する.
4. 頸部を軽い屈曲位にする.
5. 1 回の治療時間は 15〜20 分にする.

問題 19
35 歳の男性．前腕骨折でプレートを用いた観血的整復固定術後，前腕から手指にかけて浮腫と手関節の拘縮を認める．物理療法で適切でないのはどれか.
1. ホットパック
2. 極超短波
3. 渦流浴
4. 間欠機械的圧迫
5. 超音波

問題 20

次の各種法則と物理療法でみられる関係の組み合わせで正しいのはどれか．2つ選びなさい．

1. シュテファン・ボルツマンの法則 —— 物質の温度と赤外線の強度との関係
2. ウィーン変位則 —— 媒質の密度と光や音波の入射角と屈折角，伝播速度との関係
3. アルント-シュルツの法則 —— 刺激強度と生体の反応との関係
4. スネルの法則 —— 物質の表面温度と赤外線の波長との関係
5. スターリングの法則 —— 水深と免荷量との関係

問題Ⅱ　穴埋め式問題

かっこに入る適切な用語は何か答えなさい．

1) 物理療法機器の点検は大きく，(1.　　　　)，(2.　　　　)と(3.　　　　)の3つに区分される．
2) 熱の移動形態には，(4.　　　　)，(5.　　　　)，(6.　　　　)がある．
3) 光線療法において光源と照射部位とのあいだには，(7.　　　　)，(8.　　　　)の2つの法則が成立する．
4) 超短波療法の加温方法には，アプリケーターの種類によって，(9.　　　　)，(10.　　　　)，(11.　　　　)の3種類がある．
5) 超音波導子の性能を示す指標には，(12.　　　　)と(13.　　　　)がある．
6) 紫外線照射を行う前に実施するテストは(14.　　　　)である．
7) $A\beta$線維，$A\delta$線維，C線維，a運動ニューロン（運動神経線維）が興奮するのに必要な電気刺激強度を低いほうから並べると，(15.　　　　)，(16.　　　　)，(17.　　　　)，(18.　　　　)となる．
8) 頸椎牽引の牽引方向は，上位頸椎では(19.　　　　)，中位頸椎では(20.　　　　)，下位頸椎では(21.　　　　)とされる．
9) 腰椎牽引の牽引時の股関節の屈曲角度は，L_5～S_1では(22.　　　　)，L_4～L_5では(23.　　　　)，L_3～L_4では(24.　　　　)が推奨されている．
10) マッサージ療法の手技は，(25.　　　　)，(26.　　　　)，(27.　　　　)，(28.　　　　)，(29.　　　　)，(30.　　　　)に分類される．

問題Ⅲ　記述式問題

問いに従って答えなさい．

問題 1
パラフィン浴の特徴について説明せよ．

問題 2
微弱電流刺激が組織の修復に効果をもたらせる機序について説明せよ．

問題 3
寒冷療法時にみられる乱調反応ついて説明せよ．

解答

I 選択式問題　　配点：1問（完答）2点　計40点

問題1　1

ある一定量の物質温度を，所定の温度まで上昇させるのに必要なエネルギー量を比熱（比熱容量）という．一般的には1gの水を1℃上昇させるのに必要な熱エネルギー量を1 cal（カロリー）と定義し，このときの比熱が1 cal/g・℃（＝4.18 J/g・K）となる（Lecture 3）．

問題2　4

内臓などの深部の循環と皮膚の循環とのシャントもあり，体温が上昇したときに内臓の血液量を減少させ，皮膚の循環量を増加させる（ダストル・モラー〈Dastre-Morat〉の法則，Lecture 3 Step up）．

問題3　3，5

1．温熱刺激によって皮膚内の血流量は2倍以上に増加する（Lecture 3）．2．組織内での代謝は亢進する（Lecture 3）．3．γ運動線維を温め，γ運動線維の活動の低下をもたらすので筋緊張は低下する（Lecture 3）．4．軟部組織の温度が上昇することで組織の粘性や弾性が小さくなり，液体の流動性が増加することで伸張性が高まる（Lecture 3）．5．温熱で滲出物の吸収が促進され，組織間隙に貯留している組織液を静脈へ吸収を促す作用がある．しかし，熱傷を起こしやすい状態でもあるので，実施には注意が必要である（Lecture 3）．

問題4　2，5

1．末梢神経伝導速度は，1℃低下するごとに1.1～2.4 m/秒低下する（Lecture 8）．2．寒冷刺激によって疼痛閾値が上昇することで痛覚が鈍麻し，痛みが軽減する（Lecture 8）．3．寒冷刺激によって自覚的感覚は時間とともに変化し，最終的には感覚の鈍麻（無痛覚）へと変化する（Lecture 8）．4．寒冷刺激によって血流量は減少し，組織・細胞における酸素需要やエネルギー消費量が減少することによって，代謝は抑制される（Lecture 8）．5．組織温度の低下は組織の粘性を高める（Lecture 8）．

問題5　4，5

25℃以下を冷水浴，25～34℃を冷温浴，30～34℃を低温浴，34～37℃を不感温浴，37～39℃を微温浴，39～42℃を温浴，42～45℃を高温浴と呼ぶ（Lecture 3）．

問題6　4

極超短波療法等のエネルギー変換熱は電磁波の周波数による分子の回転運動が周波数に追従できなくなる誘電喪失による発熱である．誘電喪失は分子により異なるので，分子の振動や回転がずれることで衝突による摩擦で熱が発生する．生体内で影響を受けるのは水分子であるために発熱は水の含有量に依存する（Lecture 5）．

問題7　5

逆二乗の法則とランバートの余弦則により，距離が2倍になることで，$1/2^2$で1/4の照射強度になり，角度が60度に傾くことで$\cos 60° = 1/2$になる．BはAに比較して，$1/2^2$に1/2を掛けた強度（1/8＝12.5％）に減弱する（Lecture 4）．

問題8　4

　温熱効果を目的とする場合は照射時間率100％にて1.0〜2.0 W/cm^{2}の出力強度に，非温熱効果を目的とする場合は照射時間率5〜50％にて0.1〜1.0 W/cm^{2}の出力強度に設定する．物理療法に用いられる超音波は，主に1 MHz（メガヘルツ）か，3 MHzの2種類が選択でき，周波数が低いほど深部まで到達する．プローブの出力値の5％を超えて出力されている面積を有効照射面積（ERA）という．ERAは100％に近いほど良好な導子である．移動法で治療する場合，ERAの2倍以内の面積で照射する．金属挿入部位に照射できることや急性期から介入できるという点が，他の温熱療法と大きく異なるが，インプラント処置部や成長期の骨端線において注意が必要である．インプラントのなかでも，骨セメントや合成樹脂に代表される合成高分子化合物のインプラントは禁忌である．3 W/cm^{2}以上の高強度の場合は，骨端線を損傷し，発育を抑制するという報告がある成長期の骨端線は原則的には避けたほうがよい（Lecture 6）．

問題9　3

　その神経線維がどれだけの刺激強度とパルス持続時間で興奮するかを表したものが，強さ-時間曲線（SD曲線）である．脱神経筋を収縮させる場合，α運動ニューロンではなく，筋線維自体を直接刺激して興奮させるため，長いパルス持続時間と強い刺激強度が必要となる．そのため，SD曲線は図中の右上方に描かれる（Lecture 10）．

問題10　4

　図の刺激は0.2ミリ秒+19.8ミリ秒=20ミリ秒に一回刺激が出力される．1秒（1,000ミリ秒）あたりで換算すると，50回出力されため50 Hzになる（Lecture 10）．

問題11　5

　バイオフィードバックとは，生体に生じる生理学的現象を，視覚や聴覚などの知覚可能な信号に変換し，その情報を再び生体に戻す操作をいう．バイオフィードバック療法は，筋活動，脈拍，血圧，体温，関節角度，過重負荷などを視覚や聴覚の感覚刺激に変換することによって，身体運動などを獲得する治療法である（Lecture 12）．

問題12　5

　原子や分子は，外部からエネルギーが加わると，高エネルギー状態（上準位）に変化する．この状態は不安定なため，容易に低エネルギー状態（低準位）に戻ろうとするが，その際にエネルギー差相当の光線を放出する．レーザーの特徴は，単色性，指向性（直進性），可干渉性（コヒーレンス），収束性（高輝度性）である（Lecture 7）．

問題13　3

　Lecture 9 図1 浸水深度による荷重量の変化を参照．

問題14　5

　光のなかで最も深達性が高い近赤外線を，スポット状に高出力（最大2.2〜5 W）で照射できる．直線偏光近赤外線は，レーザー光のような単一波長ではなく，複合的波長である．また，直線偏光により光の拡散を防止し，直線的に進むように調整されている．穏やかな温熱効果や鎮痛効果が得られることが知られている（Lecture 4）．

問題15　2

　紫外線は波長の長さによってUVA（長波長紫外線），UVB（中波長紫外線），UVC（短波長紫外線）の3つに分類される．UVCはほとんどがオゾン層で吸収され地表までは到達しない．UVAは皮膚透過性が高いことから真皮層付近の深部まで浸透する．UVAは真皮血管内のナチュラルキラー細胞（NK細胞）を損傷し，自然免疫能を低下させる．UVBとUVCは，表皮の有棘層の樹状細胞であるランゲルハンス細胞を損傷し，獲得免疫能を低下させる（Lecture 7）．

問題 16　4

ロシアンカレントは，ロシア人のヤコブ・コッツによって開発された EMS（神経筋電気刺激療法）の刺激電流の1つである．筋力強化を目的として，2,500 Hz の搬送波形で刺激をする方法である（Lecture 11）．

問題 17　5

理学療法士がマッサージを実施する場合，医師の指示のもとに，理学療法における一つの手段として行うことができる．マッサージを実施する際には，身体の末梢（遠位部）から中枢（近位部）に向けて手を動かし，皮下の静脈の流れやリンパの流れを促進させる．軽擦法，揉捏法（揉捏法），強擦法，叩打法，振戦法，圧迫法などの手技があり，軽擦法は手を治療部位に密着させ，軽い力でリズミカルに摩擦する手技である．間欠的機械的圧迫療法は深部静脈血栓症の予防を目的に実施され，バイブレーションマッサージは感覚受容器への刺激の増加による遅発性筋痛の軽減や回復の促進が期待される（Lecture 14）．

問題 18　3

頸椎牽引は筋スパズムの軽減や軟部組織の伸張を目的とする場合は，5〜8 kg の牽引力が必要である．椎間関節の離開を図る場合，それ以上の強い牽引力が求められるが，頸部の筋や関節の損傷を考慮し，13.5 kg（あるいは体重の 20％）を超える力での牽引は避ける（Lecture 13）．

問題 19　2

超短波療法や極超短波療法では金属が挿入されている部位（髄内釘，人工骨頭，ペースメーカなど）は禁忌である（Lecture 5）．

問題 20　1，3

1．単位時間あたり物質の単位表面積から放出される熱エネルギーは物質の表面温度の4乗に比例する（Lecture 4）．2．物質の表面温度とその物質が発する赤外線の波長には一定の法則があり，波長（μm）＝2,898/表面温度（K）となる（Lecture 4, 7）．3．刺激が弱ければ生体の生理的反応を高め，中程度の刺激であればさらに高め，強い刺激であれば生体の反応を抑制し，より強い刺激はこれを制止させるという法則である（Lecture 7）．4．媒質の密度が異なる面に光や音波が斜めに入射する場合，入射角 θ_1 と屈折角 θ_2 は，媒質内の伝播速度 C_1，C_2 とのあいだにおいて，$\sin\theta_1/\sin\theta_2 = C_1/C_2$ が成立する（Lecture 6）．5．心筋の収縮エネルギーは心筋線維の初期長に比例する．水治療法における静水圧により静脈還流量が増加するため，循環器系への影響を考えるうえで大切な法則である（Lecture 9）．

Ⅱ 穴埋め式問題　　　配点：1問（完答）1点　計30点

1. 日常点検　　　　　　　　　　　　　　Lecture 2 参照
2. 定期点検　　　　　　　　　　　　　　Lecture 2 参照
3. 随時点検　　　　　　　　　　　　　　Lecture 2 参照
4. 伝導　　　　　　　　　　　　　　　　Lecture 3 参照
5. 対流　　　　　　　　　　　　　　　　Lecture 3 参照
6. 輻射（放射）　　　　　　　　　　　　Lecture 3 参照
7. 逆二乗の法則　　　　　　　　　　　　Lecture 4 参照
8. ランバートの余弦則　　　　　　　　　Lecture 4 参照
9. コンデンサー電界法　　　　　　　　　Lecture 5 参照
10. らせん電界法　　　　　　　　　　　　Lecture 5 参照
11. パンケーキ法（らせん電界放射法）　　Lecture 5 参照
12. 有効照射面積（ERA）　　　　　　　　Lecture 6 参照
13. ビーム不均等率（BNR）　　　　　　　Lecture 6 参照
14. 最小紅斑量（MED）テスト　　　　　　Lecture 7 参照
15. Aβ線維　　　　　　　　　　　　　Lecture 10 参照
16. α運動ニューロン（運動神経線維）　Lecture 10 参照
17. Aδ線維　　　　　　　　　　　　　Lecture 10 参照
18. C線維　　　　　　　　　　　　　　　Lecture 10 参照
19. 約 0～15°　　　　　　　　　　　　　Lecture 13 参照
20. 約 15～30°　　　　　　　　　　　　　Lecture 13 参照
21. 約 30～40°　　　　　　　　　　　　　Lecture 13 参照
22. 45～60°　　　　　　　　　　　　　　Lecture 13 参照
23. 60～75°　　　　　　　　　　　　　　Lecture 13 参照
24. 75～90°　　　　　　　　　　　　　　Lecture 13 参照
25. 軽擦法　　　　　　　　　　　　　　　Lecture 14 参照
26. 揉捻法（揉捏法）　　　　　　　　　　Lecture 14 参照
27. 強擦法　　　　　　　　　　　　　　　Lecture 14 参照
28. 叩打法　　　　　　　　　　　　　　　Lecture 14 参照
29. 振戦法　　　　　　　　　　　　　　　Lecture 14 参照
30. 圧迫法　　　　　　　　　　　　　　　Lecture 14 参照

Ⅲ 記述式問題　　　　配点：1問（完答）10点計　30点

問題1
以下の内容をおおむね記載できれば，正答とする．

　パラフィンは比熱が高く，熱伝導率が低い物質（水の0.42倍）で熱容量が大きい特徴を有する．そのため，50℃を超えた高温に治療部位を浸けても，それほど熱く感じず，熱傷などのリスクも少ない．また，パラフィン表面に被膜ができ，皮膚とのあいだに薄い空気の層ができるので，パラフィンと皮膚とは直接接しておらず，熱容量が大きいので浴槽から取り出しても冷えにくい．パラフィン浴は乾熱であるが，温熱に伴う発汗が促進されてもパラフィン内では汗の蒸発を妨げることから，湿熱的な性格も併せもつという特徴がある．

問題2
以下の内容をおおむね記載できれば，正答とする．

　組織損傷時にはマクロファージや白血球などの集積，修復段階に移行すれば線維芽細胞などの集積が起こる．これらの治癒に関係する細胞や化学伝達物質は，生体内でイオン化した状態で存在している．損傷部位には損傷電流が発生しており，この電流が組織修復にかかわるとされる．この状態の損傷部位に対する微弱電流刺激通電は，組織修復に関与する細胞や化学伝達物質の遊走を補助するため，組織修復を促進することになる．したがって，集積を補助したい物質の帯電状態に応じて通電の極性を変更する．炎症期には陰極帯電しているマクロファージや白血球を集積させるため陽極刺激とし，創修復期には陽極帯電している線維芽細胞を集積させるため陰極刺激を行う．

問題3
以下の内容をおおむね記載できれば，正答とする．

　長時間や急激な寒冷刺激後には，血管の収縮に続いて血管拡張を引き起こす現象がみられる．このことを乱調反応と呼ぶ．冷却時間が8～15分経過し，皮膚温が10℃以下になると不規則な温度変化を呈するようになる．この現象は，体温低下を防ごうとする生体の防御反応であり，血管壁の平滑筋収縮が過度の寒冷により抑制されて起こるとされている．

索引

数字・欧文索引

数字
Ib 抑制	145
4M5E 分析	18
5W1H	12

A
ATP	79

B
BNR	69, 74

C
CRPS	103

D
DOMS	158
DVT	161

E
EMC 規格	15
EMG	138
ERA	69, 76
ESWT	175
ETMS	111, 129, 142

F
FES	110, 134, 140
FSWT	175

H
HBO	170
HVPC	113, 120

I
ICU-AW	13
IFC	113
IL-6	160

J
JMDN コード	15

K
KYT	21

L
LIPUS	73
LLLT	83

M
MED	80, 85
MES	111, 128
mHBO	170

N
NK 細胞	32, 79
NMES	111, 122, 130, 169

P
P-mSHELL モデル	17

R
RICE 処置	88
rPMS	168
RPWT	175

S
SD 曲線	113, 118
SSP	126

T
TENS	111, 124, 131
TES	110
TRP チャネル	29

U
UVA	79
UVB	79
UVC	80

α
α 運動ニューロン	39

γ
γ 運動ニューロン	39

和文索引

あ
アイスパック	88
アイスマッサージ	88
アクシデント	16
圧バイオフィードバック療法	139, 140
圧迫法	159
圧迫マッサージ	163
アルキメデスの原理	98
アルント・シュルツの法則	2, 78
罨法	5

い
イオン導入法	111, 132
イオントフォレーシス	111, 115, 132
移動法	72
医療過誤	16
医療機器	13, 15
医療事故	12, 16
インシデント	12, 16
インシデント・アクシデントレポート	16
インターロイキン6	160
インピーダンス	114
インフォームド・コンセント	12

う
ウィーン変位則	45, 86
ウォータージェット付き水中マッサージ	161
埋め込み電極	136
運動機能	94
運動点	123
運動麻痺筋	138
運動用プール	104
運動療法	76, 120, 130
運動レベル TENS	126

え
エネルギー変換熱	54
塩化銀	4
嚥下障害	170
炎症性サイトカイン	160

お
温罨法	33
音響インピーダンス	67
オン時間	115
温度感受性 TRP チャネル	29
温熱効果	68
温熱療法	3, 6, 26
オン・オフ時間	115

か
介達牽引	7, 144
可干渉性	82
拡散型圧力波療法	175
下行性疼痛抑制機構	125
可視光線	2
活性型ビタミン D_3	30
活動支援ロボット	177
活動電位	111
カップリング剤	69
家庭用治療機器	13
渦流浴	100, 103, 105
カルボーネン法	102
感覚レベル TENS	126
眼球保護	82
間欠液浸法	42
間欠牽引	144
間欠的圧迫ポンプ	161
干渉低周波	7
干渉波電流	113
関節角度計バイオフィードバック療法	139
関節モビライゼーション	145
関節リウマチ	47
関電極	116

195

管理医療機器	9, 13
寒冷過敏症	92
寒冷療法	3, 88

き

危険予知トレーニング	21
キセノン光治療器	46
機能的電気刺激	110, 134, 140
気泡浴	100, 103, 105
逆圧電効果	66
逆二乗の法則	44, 82
逆ピエゾ効果	66
キャビテーション	67, 68
強擦法	159
局所陰圧閉鎖処置	7
極性	115
極性分子	55
極超短波治療器	14
極超短波療法	59, 62
極低温刺激装置	89
キルシュナー鋼線	144
キルヒホッフの法則	86
筋衛星細胞	160
筋温	91
禁忌	23
筋緊張	39
筋硬結	34
筋再生	96
筋損傷	95
筋電図	138
筋電図バイオフィードバック療法	138
筋電誘発電気刺激	111, 129
筋電誘発電気刺激療法	142
筋ポンプ作用	156

く

矩形波	113
屈折の法則	66
クラッチフィールド牽引	144
クリッカー	89
くる病	81
クロスコンタミネーション	129
クロナキシー	114
グローブ法	42

け

経穴点	126
軽擦法	158
形状抵抗	98
携帯型電気刺激装置	118, 134
頸椎屈曲角度	146
頸椎牽引	144, 151
頸動脈洞	117
軽度高気圧酸素処置	170
経皮的電気神経刺激	111, 124, 131
血管拡張	39
血管壁	156
血栓性静脈炎	117
血流制限トレーニング	174
ゲートコントロール理論	32, 124, 145

ケルススの四徴候	90
牽引時間	148
牽引装具	149
牽引方向	146
牽引療法	144
牽引力	147
減衰率	70

こ

高閾値機械受容器	111
光エネルギー	44, 51
高気圧酸素	170
高気圧酸素治療	170
高輝度性	82
交差汚染	129
高周波	54
高周波アプリケータ	56
高周波電流	54
光線	44, 51, 78
光線療法	3
交代浴	100, 103, 105
叩打法	159
高地トレーニング	9, 174
高電圧パルス電流	113, 120
行動マニュアル	22
紅斑	80
抗利尿ホルモン	103
交流	112
股関節屈曲角度	146
呼吸・循環調節	40
国際疼痛学会	126
固定法	72
コヒーレンス	82
ゴルディロックスの原理	78
コールドスプレー	89
コールドパック	88
コンデンサー電界法	57
コンビネーション治療	120
コンビネーション治療器	120

さ

最小紅斑量	80, 85
サイトカイン	160
サーモスタット	35
サルコペニア	122
酸素分圧	173
酸素飽和度	171
サンバーン	80

し

紫外線	2, 79
紫外線療法	79
時間的変化率	114
色素沈着	80
軸索反射	31
刺激間隔	115
指向性	82
自重牽引	144, 152
自然免疫機能	32
持続液浸法	43

持続牽引	144
持続的冷却装置	89
時値	114
湿布処置	6
自動的マッサージ	160
支燃性	173
磁場	54
重錘牽引	144
縦走平滑筋	156
集束型衝撃波療法	175
収束性	82
揉捏法(揉捏法)	158
周波数	70, 114
シュテファン・ボルツマンの法則	45
順応	117
消炎鎮痛等処置	6
照射時間	72
照射時間率	71
静脈	156
ショックウェーブ	175
侵害受容器	111
神経過誤支配現象	124
神経筋電気刺激	111, 122, 130, 169
神経再生	123
神経伝導速度	91
人工炭酸泉浴	101, 103, 106
振戦等刺激装置	7
振戦法	159
心臓ペースメーカ	134
深達度	69
新陳代謝	39
深部静脈血栓症	161
鍼様 TENS	126
診療報酬	6

す

水中運動	107
水中運動療法	101
水中法	72
スクレロトーム	126
スターリングの法則	102
スネルの法則	66
スポンジ電極	115

せ

正弦波	113
静止電位	111
星状神経節	46
星状神経節ブロック	46
静水圧	99
赤外線	2, 44, 86
赤外線温熱治療器	46, 47
赤外線療法	44, 49
脊髄損傷	134
舌骨挙上距離	170
絶対禁忌	12
絶対不応期	111
ゼロスタート機能	21
全身振動装置	164

そ

双極法	115
相交換物質	88
相対禁忌	12
相対不応期	111
相反抑制	120
損傷電流	128

た

体温調節	30, 40
体外衝撃波療法	175
帯電性	173
タイプⅠ線維	123
タイプⅡ線維	123
対流	27
ダストル・モラーの法則	39
脱分極	111
単極法	115
炭酸ガス経皮吸収療法	179
単色性	82
短波長紫外線	80

ち

遅発性筋痛	158
注意事項	23
中波長紫外線	79
超音波	66
超音波療法	3, 69, 120
超短波ジアテルミー	57
超短波療法	57, 62
長波長紫外線	79
直進性	82
直線偏光	46
直線偏光近赤外線	83
直線偏光近赤外線照射	50
直線偏光近赤外線治療器	46, 48
直達牽引	144
直流	112
治療的電気刺激	110

つ

通電設定	118
強さ-時間曲線	113, 118

て

低温火傷	35
定期点検	20
抵抗	114
低酸素刺激	173
低酸素室	174
低酸素室トレーニング	174
低出力超音波パルス療法	73
低出力レーザー	14
低出力レーザー照射	7
低出力レーザー治療	83
定電圧刺激装置	114
定電流刺激装置	114
適応と禁忌	8
デューティ比（デューティサイクル）	148
デルマトーム	126

電気	112
電気刺激治療器	14
電気刺激療法	3, 110
電極	115, 119
点検項目	19
電源プラグ	20
点検マニュアル	22
電磁波	51, 59, 78
伝導	27
電動牽引	144
伝導率	69
電場	54
電波	66

と

導子	71
凍傷	92
動水圧	99
疼痛	39
動脈	156
徒手牽引	152
徒手的マッサージ	160
塗布法	43
トラッキング現象	15, 20
トラブルシューティング	22
トリガー	134

な

内因性オピオイド	125
ナチュラルキラー細胞	32, 79

に

日常点検	18
日本医療機器名称	15
ニューロモデュレーション	168

ね

熱エネルギー	26
熱ショック蛋白質	31, 39
熱点	59
熱電子	56
熱伝導率	26
粘性	98

の

脳血管障害	134

は

バイオフィードバック療法	138
媒介物質	69
肺活量	102
排泄調節	40
バイタルサイン	13
ハイドロコレータ	33
ハイパーサーミア	64
バイブレーションマッサージ	160, 163, 166
肺胞気酸素分圧	173
パイロン	45
ハインリッヒの法則	16
波形	113

発がん作用	81
発光性スポット赤外線治療器	46
パッチクランプ法	28
ハバードタンク	15, 101, 104
パラフィン	4
パラフィンパック	43
パラフィン浴	42, 49
パルス磁気刺激	168
パルス持続時間	113
パルス波	112
パルス幅	113
パンケーキ法	58
半導体レーザー	83
反応性充血	31
反復末梢性磁気刺激	168

ひ

ピエゾ効果	66
光化学作用	79
比吸収率	54
微弱電流刺激	111, 128
比重	98
ビタミンD	30, 81
比熱（比熱容量）	26
皮膚	28, 51
皮膚温	90, 93, 105
皮膚科光線療法	7
皮膚色	93
皮膚損傷	47
皮膚分節	126
ビーム不均等率	69, 74
ヒヤリ・ハット	16
表在性疼痛	47
表面電極	136

ふ

ファント・ホフの法則	32
フィンゼンの人工光線	4
フェイルセーフ	21
フォノフォレーシス	73
不関電極	116
複合性局所疼痛症候群	103
輻射（放射）	27
輻射熱	44
浮腫	34, 47, 88, 156
物質の三態	27
ブラウン運動	26
浮力	98
フリーラジカル	67
プローブ電極	116
分子間力	26
分子シャペロン	31

へ

平滑筋	156
ベネフィット	12, 23
ヘモグロビン	171
変調	117
ヘンリーの法則	171

197

ほ

ボーア効果	101, 179
ボイルの法則	172
膀胱等刺激法	7
報告	16
歩行運動処置	7
歩行練習	178
ホットスポット	59
ホットパック	14, 33
ポリモーダル受容器	30, 112

ま

マイオカイン	160
マイクロウェーブジアテルミー	59
マイクロストリーミング現象	68
マグネトロン	56, 59, 64
マクロショック	14
摩擦抵抗	98
マッサージ	6
マッサージ療法	156
末梢神経損傷	137

み

ミクロショック	14
水治療法	3, 98
水とナトリウムの再吸収	103
ミラーセラピー	129

め

迷走神経電気刺激治療	7
メカノセラピー	3
免疫機能	30
免疫抑制	81

も

毛細血管	157
モーターポイント	123

ゆ

有効再吸収圧	157
有効照射面積	69, 76
有効濾過圧	157
誘電加熱	56
誘電率	54
誘導加熱	56
誘導コイルアプリケータ	56

よ

腰椎牽引	144, 151
腰椎椎間板ヘルニア	153
腰椎椎間板ヘルニア診療ガイドライン	153
腰痛診療ガイドライン	154
容量板アプリケータ	56

ら

らせん電界法	57
らせん電界放射法	58
ラノリン効果	42
ランバートの余弦則	44
ランプアップ時間	115
ランプダウン時間	115

り

リスク	12, 23
リスク管理	12
リハビリテーションロボット	177
流水プール	102
リンパ	157

れ

励起	57
冷却時間	90
冷水浴	89
レイノー現象	92
レイノー病	34
レーザー	82
レーザー療法	82

ろ

ロシアンカレント	113, 123
ロシアン電流	113, 123

中山書店の出版物に関する情報は，小社サポートページを御覧ください．
https://www.nakayamashoten.jp/support.html

 本書へのご意見をお聞かせください．
https://www.nakayamashoten.jp/questionnaire.html

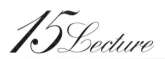 15レクチャーシリーズ

理学療法テキスト
物理療法学・実習 第2版

2014年 2月25日	初　版第1刷発行
2016年10月20日	第2刷発行
2020年12月10日	第3刷発行
2025年 3月15日	第2版第1刷発行

総編集　　　　石川　朗

責任編集　　　藤野英己

発行者　　　　平田　直

発行所　　　　株式会社 中山書店
　　　　　　　〒112-0006　東京都文京区小日向4-2-6
　　　　　　　TEL 03-3813-1100（代表）
　　　　　　　https://www.nakayamashoten.jp/

装丁　　　　　藤岡雅史

印刷・製本　　株式会社　真興社

ISBN978-4-521-75128-3

Published by Nakayama Shoten Co., Ltd.　　　　　　　　Printed in Japan
落丁・乱丁の場合はお取り替えいたします

・本書の複製権・上映権・譲渡権・公衆送信権（送信可能化権を含む）は株式会社中山書店が保有します．

・**JCOPY** ＜出版者著作権管理機構委託出版物＞
本書の無断複製は著作権法上での例外を除き禁じられています．複製される場合は，そのつど事前に，出版者著作権管理機構（電話 03-5244-5088, FAX 03-5244-5089, e-mail：info@jcopy.or.jp）の許諾を得てください．

本書をスキャン・デジタルデータ化するなどの複製を無許諾で行う行為は，著作権法上での限られた例外（「私的使用のための複製」など）を除き著作権法違反となります．なお，大学・病院・企業などにおいて，内部的に業務上使用する目的で上記の行為を行うことは，私的使用には該当せず違法です．また私的使用のためであっても，代行業者等の第三者に依頼して使用する本人以外の者が上記の行為を行うことは違法です．

"基礎教育"現場の要望に応える 新"教科書シリーズ"!

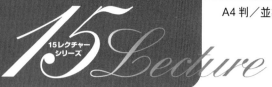

A4判／並製／2色・4色刷／各巻約170〜240頁／定価(本体2,400〜2,600円+税)

- 各教科の学習目標が一目瞭然
- 多くの養成校で採用されているカリキュラム"1レクチャー(90分)×15"にのっとった構成
- レクチャーごとに到達目標と確認事項を明記し、学生のモチベーションもアップ

国家試験への合格だけでなく臨床につながる教育を可能にする

シリーズの構成と責任編集

理学療法テキスト　　　　　総編集 石川　朗

- ■理学療法概論　　　　　　　　　　　　　　　　◎浅香　満
- ■内部障害理学療法学 呼吸 第3版　　　　　　　　◎玉木　彰
- ■内部障害理学療法学 循環・代謝 第3版　　　　　◎木村雅彦
- ■義肢学 第2版　　　　　　　　　　　　　　　　◎永冨史子
- ■装具学 第2版　　　　　　　　　　　　　　　　◎佐竹將宏
- ■運動器障害理学療法学Ⅰ 第2版　　　　　　　　◎河村廣幸
- ■運動器障害理学療法学Ⅱ 第2版　　　　　　　　◎河村廣幸
- ■神経障害理学療法学Ⅰ 第2版　　　　　　　　　◎大畑光司
- ■神経障害理学療法学Ⅱ 第2版　　　　　　　　　◎大畑光司
- ■理学療法評価学Ⅰ　　　　　　　　　　　　　　◎森山英樹
- ■理学療法評価学Ⅱ　　　　　　　　　　　　　　◎森山英樹
- ■物理療法学・実習 第2版　　　　　　　　　　　◎藤野英己
- ■運動療法学　　　　　　　　　　　　　　　　　◎解良武士・玉木　彰
- ■理学療法管理学　　　　　　　　　　　　　　　◎長野　聖
- ■地域理学療法学　　　　　　　　　　　　　　　◎鈴木英樹
- ■予防理学療法学　　　　　　　　　　　　　　　◎木村雅彦
- ■小児理学療法学　　　　　　　　　　　　　　　◎奥田憲一・松田雅弘・三浦利彦
- ■理学療法評価学・実習　　　　　　　　　　　　◎森山英樹
- ■スポーツ理学療法学　　　　　　　　　　　　　◎加賀谷善教

理学療法・作業療法テキスト　　総編集 石川　朗・種村留美

- ■運動学 第2版　　　　　　　　　　　　　　　　◎小島　悟
- ■臨床運動学　　　　　　　　　　　　　　　　　◎小林麻衣・小島　悟
- ■運動学実習　　　　　　　　　　　　　　　　　◎小島　悟・小林麻衣
- ■ADL・実習　　　　　　　　　　　　　　　　　◎長尾　徹・長野　聖

リハビリテーションテキスト　　総編集 石川　朗・種村留美

- ■リハビリテーション統計学 第2版　　　　　　　◎対馬栄輝
- ■がんのリハビリテーション　　　　　　　　　　◎立松典篤・玉木　彰
- ■高次脳機能障害　　　　　　　　　　　　　　　◎杉本　諭
- ■画像評価学　　　　　　　　　　　　　　　　　◎東本有司・玉木　彰

作業療法テキスト　　　　　総編集 石川　朗・種村留美

- ■作業療法概論　　　　　　　　　　　　　　　　◎仙石泰仁・野田和恵
- ■内部障害作業療法学 呼吸・循環・代謝　　　　　◎野田和恵
- ■高次脳機能障害・実習　　　　　　　　　　　　◎酒井　浩・渕　雅子
- ■義肢装具学　　　　　　　　　　　　　　　　　◎白戸力弥

中山書店　〒112-0006 東京都文京区小日向4-2-6　TEL 03-3813-1100　FAX 03-3816-1015
https://www.nakayamashoten.jp/